生殖医学中心精益管理

主　编　刘睿智

副主编　孙爱军　孙正怡　张红国　杨　潇

LEAN
MANAGEMENT
IN
REPRODUCTIVE MEDICINE
CENTERS

人民卫生出版社
·北京·

图书在版编目（CIP）数据

生殖医学中心精益管理 / 刘睿智主编 . -- 北京 ：
人民卫生出版社，2025. 8. -- ISBN 978-7-117-38421-6

Ⅰ. R197. 32

中国国家版本馆 CIP 数据核字第 2025Z68M85 号

人卫智网	www.ipmph.com	医学教育、学术、考试、健康，购书智慧智能综合服务平台
人卫官网	www.pmph.com	人卫官方资讯发布平台

生殖医学中心精益管理

Shengzhi Yixue Zhongxin Jingyi Guanli

主　　编：刘睿智

出版发行：人民卫生出版社（中继线 010-59780011）

地　　址：北京市朝阳区潘家园南里 19 号

邮　　编：100021

E - mail：pmph @ pmph.com

购书热线：010-59787592　010-59787584　010-65264830

印　　刷：北京盛通印刷股份有限公司

经　　销：新华书店

开　　本：787 × 1092　1/16　　印张：13

字　　数：316 千字

版　　次：2025 年 8 月第 1 版

印　　次：2025 年 9 月第 1 次印刷

标准书号：ISBN 978-7-117-38421-6

定　　价：69.00 元

打击盗版举报电话：010-59787491　E-mail: WQ @ pmph.com

质量问题联系电话：010-59787234　E-mail: zhiliang @ pmph.com

数字融合服务电话：4001118166　E-mail: zengzhi @ pmph.com

编者名单（按姓氏汉语拼音排序）

耿冬峰　吉林大学第一医院

何　晶　吉林大学第一医院

胡祝明　吉林大学第一医院

李磊磊　吉林大学第一医院

李琳琳　吉林大学第一医院

刘睿智　吉林大学第一医院

刘思邈　北京协和医院

刘彦红　吉林大学第一医院

罗丽丽　吉林大学第一医院

潘　袁　吉林大学第一医院

孙爱军　北京协和医院

孙正怡　北京协和医院

唐瑞怡　北京协和医院

陶　陶　北京协和医院

田　甜　吉林大学第一医院

奚　琦　吉林大学第一医院

熊　巍　北京协和医院

杨　潇　吉林大学第一医院

于　洋　吉林大学第一医院

张多多　北京协和医院

张红国　吉林大学第一医院

张洪洋　吉林大学第一医院

张巧利　北京协和医院

张馨月　吉林大学第一医院

甄璟然　北京协和医院

周远征　北京协和医院

朱继红　吉林大学第一医院

前　言

自 20 世纪 90 年代 "精益生产" 的概念被提出以来,精益管理已发展成为管理学中一种重要的理念和方法,应用也越来越广泛。

那么,精益到底是什么? 仅是一种思想理论,还是生产方式? 管理模式? 思维方式? 文化理念? 是创新,还是改善? "精" 即投入少,消耗少,时间少,质量高;"益" 即经济效益产出增加,更加精益求精。精益管理专注于改善与消除所有形式的浪费。制造业、服务业、建筑业、销售业、运输业等企业,以及政府相关部门,都广泛应用精益工具进行运营与管理,尽可能使用最少的资源做到最好的水平,以实现长期的盈利与发展。在不同的行业领域,应用精益管理的场景也不尽相同,例如,以制造现场改善为主的精益现场,以生产系统改善为主的精益工厂,以企业体制改善为主的精益企业,以提升整体竞争力为主的精益供应链、精益运营等。

随着精益管理的应用与普及,很多医疗机构尝试在诊疗管理中应用精益管理的方法。因此,精益医疗也得到了迅速发展。目前,精益医疗体系初见成效,其核心理念是关注患者、注重价值、缩短诊疗时间和持续改善。关注患者,即确认患者的需求,围绕患者开展医疗服务,而不是以医疗机构的利益或者员工的方便为出发点;注重价值,即以患者为中心,改善就医服务流程(即价值流),消除浪费,实现患者利益最大化;缩短诊疗时间,即减少患者等待时间等,缩短每个价值流的时间,创造更多的价值;通过持续改善,追求精益求精的诊疗效果。

生殖医学中心如何实现精益? 本书从精益管理与精益医疗的角度出发,首先详述生殖医学中心的精益管理,包括员工关系管理、绩效管理、物资管理、数据管理、信息化、文化建设等。其次,关于胚胎实验室方面,重点介绍实验室设计、实验室质量精益管理、冷冻配子与胚胎的精益管理、供精精益管理、实验室医疗文书精益管理、信息化在实验室管理中的作用等。

再次,对生殖医学中心精益医疗进行详细阐述,主要包括关注患者、注重价值、缩短诊疗时间、持续改善和多学组协作。最后,展望生殖医学中心精益管理的目标。

本书内容基于生殖医学中心的精益管理实践,结合精益相关理论进行总结,对生殖医学中心的管理具有一定的参考价值,适用于各生殖医学中心运行、管理或从业人员,也适合精益医院管理参考、精益管理领域的学习者与研究者。

本书出版之际,恳切希望广大读者在阅读过程中不吝赐教,欢迎发送邮件至邮箱renweifuer@pmph.com,或扫描下方二维码,关注"人卫妇产科学",对我们的工作予以批评指正,以期再版修订时进一步完善,更好地为大家服务。

刘睿智

2025 年 8 月

目　录

第一章

总　论

随着辅助生殖技术的发展,全国医疗机构相继建立生殖医学中心。截至 2024 年 12 月 31 日,我国经批准开展人类辅助生殖技术的医疗机构已有 633 家。然而,各生殖医学中心的发展却不尽相同,部分生殖医学中心建立多年,周期数进步缓慢、发展迟滞;部分生殖医学中心虽然起步较晚,但是周期数快速增长,发展较快。

如何让生殖医学中心快速发展? 这是各医疗机构领导和生殖医学中心主任需要认真考虑的问题。精益管理经过多年的发展,目前已成为管理学中一种重要的理念和方法,专注于改善和消除所有形式的浪费。尝试应用精益管理的企业或单位,利用精益工具进行管理,尽可能以最少的资源达到最高的水平,实现企业或单位长期的盈利与发展。精益管理应用于医疗行业,已发展成为精益医疗体系,其核心理念是关注患者、注重价值、缩短诊疗时间、持续改善。当前,精益医疗体系建设已初见成效。然而,生殖医学中心的精益管理和精益医疗尚有待深入发展。本书编者通过分析一些生殖医学中心的发展,结合辅助生殖技术的特点,借鉴精益管理在医疗行业的应用方法,将精益管理思想应用到生殖医学中心的管理和发展中,取得了良好的效果。

一、生殖医学中心实施辅助生殖技术的特点

辅助生殖技术(assisted reproductive technology,ART)是通过医学方法帮助人类实现受孕的技术,帮助不孕不育患者实现生育的目标。ART 临床应用的特点主要包括以下方面。

1. 技术管理严格　生殖医学中心开展 ART,需要提出申请,由卫生健康主管部门组织专家评审,获得批准后方可临床开展,且该技术的临床应用须每 2 年校验一次。

2. 涉及学科(专业)多　妇产科学、内分泌学、泌尿外科学、男科学、生殖外科学、胚胎学、遗传学、细胞生物学、分子生物学、医学检验学、免疫学、伦理学等。

3. 专业技术人员新手多　早期生殖医学中心人员多来自妇产科或泌尿外科,实验室技术人员的来源专业则更为复杂。虽然当前各大医学院校已开始培养专业的生殖医学人员,但仍供不应求。因此,各生殖医学中心新手人员多,专业技术能力和水平有待提高。

4. 患者病因多样　不孕不育的原因各异,每一对夫妇都有其特殊的病因,包括女性年龄、性激素水平、女性输卵管因素、男性精子质量、遗传学因素等。因此,ART 需要根据不同的病因制订个性化的治疗方案。

5. 患者心理压力大　社会压力,家庭压力,经济压力,职业压力,焦虑抑郁、失败的心理压力,隐私和伦理问题,缺乏理解和支持,难以寻求情感支持等。

6. 治疗环节多　ART 助孕过程涉及多个环节,如超促排卵、卵泡发育监测、取卵、精子冷冻保存、体外受精、胚胎培养、胚胎移植等,每个环节都需要精确控制和操作。

7. 治疗周期长　ART 的完整过程通常需要数月甚至更长的时间,包括多个周期的激素治疗、卵子采集和胚胎移植等步骤。

8. 治疗流程复杂　每个步骤都有特定的操作流程和技术要求,需要专业技术人员进行管理和监测,确保每个环节都能顺利进行。

9. 治疗环环相扣　每个环节都与其他环节密切相关,某一环节的失败可能会影响治疗的成功率,因此需要精细协调和管理。

10. 技术依赖性强　ART 依赖于先进的实验室设备和技术,如冷冻技术、显微操作技术

等,技术水平直接影响治疗效果。

ART 实施过程中的这些特点,使得实施 ART 不仅要求医疗团队具备高超的专业技能,还需要良好的沟通与协调能力,以改善患者的就诊体验和提高治疗成功率。

同时要求医疗技术人员必须做到诊疗过程精细化,同时要关注患者的需求,优化诊疗流程和缩短患者诊疗时间,减少浪费,实现医疗资源价值最大化。

二、精益管理为生殖医学中心高质量发展提供了可利用的工具和方法

1990 年,詹姆斯·沃马克和丹尼尔·琼斯等学者联合出版了《改变世界的机器》一书,阐述了"精益生产"的概念。随后,《精益思想》这一著作将这种精益生产方式提升到了思想理论高度。

随着精益管理思想理论的发展,精益管理外延到制造业以外的领域,涉及企业生产和活动的各个方面,这促使管理人员必须重新思考企业发展与工作流程。精益管理的发展如图 1-0-1 所示。无论哪个行业,都可以用一句话凸显精益管理思想的本质追求——"用尽善尽美的过程,为用户创造尽善尽美的价值"。

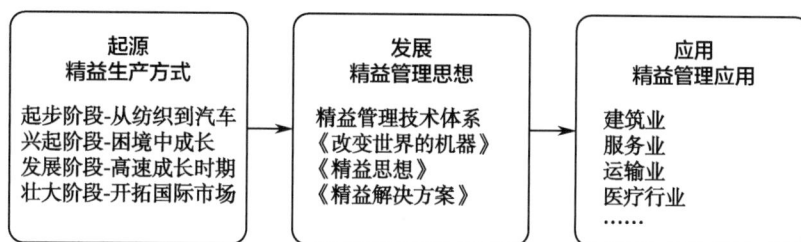

图 1-0-1 精益管理的发展

精益思想理论基础是由精益生产发展而来的,而精益生产在不断发展过程中形成了五项基本原则。这五项基本原则为:①定义价值;②识别价值流;③追求流动;④实施拉动;⑤追求完美。精益思想的关键出发点就是定义价值,首先要明确谁是价值的决定者,谁是价值的创造者。客户的需求是价值的决定者,产品生产者是价值的创造者。定义价值后,就需要识别价值流。一般情况下,价值流分析包括三个步骤:第一步,确定能创造价值的活动;第二步,识别不创造价值但是在现有技术或生产条件下,不可避免的活动;第三步,识别不创造价值,可以立即去掉的活动。这三步对实施精益生产至关重要。精益管理思想的目标就是保留创造价值的活动和不可避免的活动(非增值活动),消除可立即去掉的活动(浪费),这样就可以实现成本降低,获得更多的利益。精益管理思想的方法是让价值流动起来,这符合客户与员工的利益。同时,实施客户需求的拉动,让客户提出要求,客户需要什么样的产品就生产什么样的产品,即客户的实际需求才是产品生产的发令枪。在前期确定价值、识别价值流、客户拉动的基础上,生产企业的每一名员工都要精益求精,追求完美,消除浪费,持续改善,实现不断挑战、不断改善、追求更高水平的发展。

张富士夫进一步扩展了精益生产方式,绘制了精益屋模型(图 1-0-2),主要包括一个目标(质量、成本、交期最优);两大支柱,准时化、自动化;三大基础,标准作业、柔性生产、持续改进。

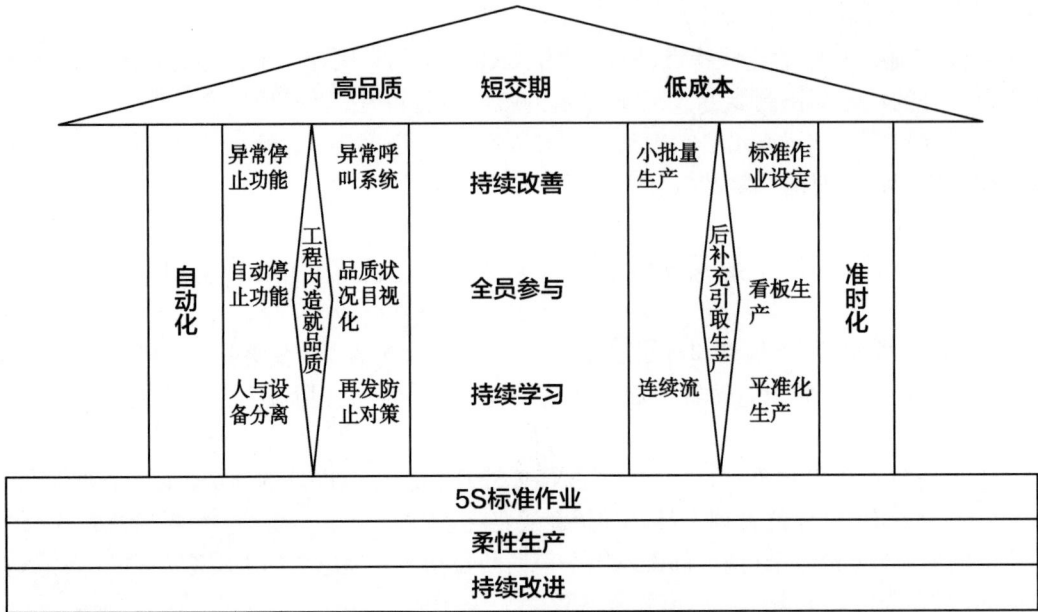

图 1-0-2 精益屋模型

随着越来越多的企业和单位实施精益生产方式,精益管理思想理论已升级为降低成本、改善质量、缩短周期成本。简单地说,精益管理思想是一种致力于消除浪费的思想。"浪费"具体定义为妨碍人们高效工作并且无法增值的一切活动。因此,精益企业或单位如何识别这些浪费,并及时避免就显得非常重要。

精益管理思想在发展的过程中,出现了多种可应用的精益工具。例如,标准操作规程(standard operating procedure,SOP)、全面质量管理、看板法、目视化管理、5S 法 /6S 法、PDCA循环、八何分析法(6W2H)、5WHY 法、鱼骨图分析法等。

通过对精益生产方式的了解,进一步识别浪费,可以总结精益管理思想的核心理念,"精"是投入少、消耗少、时间少、质量高;"益"是多产出经济效益,更加精益求精,以更少的资源投入创造更多的价值。

生殖医学中心在日常工作中组别多,流程多,减少浪费、提高效率是一直追求的目标。精益思想的多种管理工具为生殖医学中心的发展提供了可利用的工具和方法。

三、精益管理为生殖医学中心减少浪费提供了可利用的框架和抓手

自 20 世纪 90 年代开始,世界各地各大医疗机构和医疗体系均已开始接受并尝试精益管理模式。精益管理引领医疗机构不断发展,从而在全球医疗领域取得了更佳的效果,如更好地保障了患者的安全、优化了临床服务质量、减少了患者的等待时间,节约了诊疗成本,并且提升了医疗机构员工的士气。当前,医疗领域绩效管理仍有进步空间,患者对医疗过程和结果的期待往往未能被满足,导致医患关系紧张;同时,医疗机构受到不断增长的外部压力和挑战,因此,实施精益管理是非常必要的。

精益管理思想在医疗行业的应用又被称为精益医疗。精益医疗是一种管理思想或管理

体系,是从患者的需求出发,构建一套精细化的管理体系,不断培养医疗人员解决临床问题的能力,消除诊疗过程中每一个环节的浪费,创建持续改进的医院或科室文化,为患者、员工和医疗机构持续创造价值。精益医疗的核心目标是通过优化诊疗过程、消除不必要的活动(即浪费)、提升患者就诊体验,提高医疗服务质量、安全性和工作效率。简单来说,精益医疗的内涵就是以患者需求(即价值)为出发点,通过就诊和诊疗流程设计优化,避免浪费,持续改进,最终实现医疗机构管理效率的提升。精益医疗的核心目标是少投入、少消耗资源、少花时间,多产出医疗效益和社会价值,达到高质量医疗服务的目的。

在医疗机构的日常诊疗活动中,员工的所有行为可以分为三种。①增值行为:直接为患者服务的活动,如医生接诊、检验检查或手术治疗;②非增值但必要的行为:不直接为患者服务但必要的活动,如设备维修和维护;③浪费行为:不直接为患者服务且不必要的活动,如让患者不必要地等待、员工不必要的会议。仔细审视日常工作就不难发现,浪费无处不在。事实上,在患者满意度、医疗安全质量、医务人员培养、科室发展及医疗机构运营效率的各个方面,都存在大量浪费。精益管理的关键在于如何识别浪费、消除浪费,这不是某个部门的事情,而是整个医疗机构、全体员工的事情。

在精益术语中,反复出现的、干扰日常工作、影响患者就医的事件等都被称为浪费。贝尔维克博士将浪费概括为"不必要的麻烦事"和"医疗系统中无意义的事",并将浪费分为8种类型:①缺陷浪费;②运输浪费;③行动浪费;④加工浪费;⑤等待浪费;⑥生产过剩浪费;⑦库存浪费;⑧人才浪费。表1-0-1展示了8种浪费类型与医疗机构中的实例。

表1-0-1 8种浪费类型与医疗机构中的实例

浪费类型	说明	实例
缺陷浪费	不当操作、检查错误所花费的时间	开立处方剂量、频次的错误
运输浪费	非必要的患者、材料等移动	不适当的配置,如批价柜台离药房很远
行动浪费	非必要的人员走动	调剂台配置不合理,药师必须大量来回地行走
加工浪费	没有价值或不符合标准的活动	门诊患者药品咨询的记录或统计未使用报表
等待浪费	等待下一个流程的时间	流程设计导致患者等待时间过长
生产过剩浪费	不需要或暂时不需要的事情	非必要的诊断流程
库存浪费	不必要的储存、损坏造成库存成本增加	采购过量的试剂、耗材,而形成过期品
人才浪费	未充分利用人才、人才的知识与技能	让医师等专业人员执行非专业性工作

精益医疗作为一种医疗机构中应用精益思想和方法的管理模式,其核心理念是关注患者、注重价值、缩短诊疗时间、持续改善;其目标是改进工作流程、提高诊疗效率和质量,降低成本,提高服务水平和患者满意度。一个精益医疗机构能够真正应用精益工具来管理,以患者的需求为中心,通过分析和优化医疗资源配置、改进内部诊疗流程,一定能提高医护人员的工作效率、实现高效运作,提高医疗质量和管理水平。通过持续改进和优化,将能进一步降低成本,提高诊疗效率,增加医疗服务的利润和价值。同时,精益医疗还能提高患者就医体验和满意度,提升医疗机构的声誉,有助于提高医护人员的工作安全性,保证医疗服务的

安全和质量,促进正向健康发展。精益医疗不是为了实施精益而精益、只做表面工作,而是要回归医疗机构管理的本质,消除浪费、解决问题,更好地为患者、医务人员、医疗机构或科室创造价值。

生殖医学中心在医疗机构中是较为特殊的科室,专业性较强,技术环节多,涉及多个专业或组别,管理难度较大;而且因涉及生育下一代,就诊患者心理压力较大。因此,无论对医疗人员还是患者的管理,传统的科室管理模式可能不适合生殖医学中心的快速发展。精益医疗基于精益管理思想的管理模式,具有相应的管理方法和工具,符合现代生殖医学中心的快速发展需要。

(刘睿智、孙爱军)

第二章

精益管理如何提高生殖医学中心的运营效率

　　精益管理思想的核心理念是"用尽善尽美的过程,为用户创造尽善尽美的价值"。无论哪个行业,实施精益管理都会追求这一本质。精益管理思想在多个行业的应用经验揭示了精益管理实施的主要目标是降低成本、改善质量、缩短周期成本。因此,生殖医学中心实施精益管理,总结起来就是一个目标——提高中心的运营效率。编者多年来在生殖医学中心推行和落实精益管理,取得了一些经验,本章主要介绍员工关系管理、绩效管理、物资管理、数据管理、信息化的应用和文化建设。

第一节　良好的员工关系是精益管理的重要基础

　　"人"作为精益管理的核心因素,直接参与各项精益管理活动,推动精益管理理念的实施。在精益管理实践中,组织内部会形成一种互动与制约的关系,即员工关系。生殖医学中心患者就诊周期长,内设组别多,与之相配备的人员岗位也相对复杂。因此,如何正确管理员工关系,发挥全体员工的积极性,正向推进精益管理活动实施,是生殖医学中心精益管理的基础。

一、员工关系管理的重要性

　　员工关系管理是科室精益管理体系中的关键环节,良好的员工关系不仅能够增强员工的凝聚力、向心力和战斗力,还具有以下三大作用(图 2-1-1):提高工作效率、充分发挥团队优势以及反向促进优化管理。良好的员工关系不仅有助于增强员工对用人单位的认同感,提高员工的满意度和归属感,促进内部的有效沟通与协作,推动共同目标的实现;而且会对用人单位的发展产生深远影响,使团队更加和谐、有活力,提升用人单位的形象并保持核心竞争力,为其可持续发展奠定坚实基础。

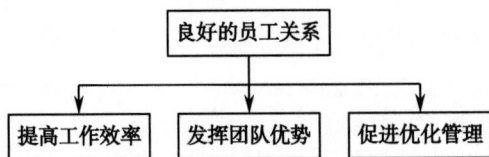

图 2-1-1　良好员工关系的作用

　　在医疗机构人力资源管理体系中,员工关系的精益管理更具特殊性,在营造积极和谐的员工关系、优化工作氛围的同时,充分发挥医务工作者专业潜能和创新能力,从而全面提升医疗服务质量和患者满意度。生殖医学中心作为医院中的特殊科室,由于诊疗周期长涉及组别多,做好员工关系管理更为重要。良好的员工关系能充分发挥出员工的优势,优化团队合作,为高效完成诊疗工作、提升中心整体服务水平、优化患者就医体验奠定更加坚实的基础。

二、生殖医学中心员工关系精益管理

生殖医学中心诊疗涉及生育力评估、超促排卵用药、取卵、取精、胚胎培养、胚胎移植和妊娠确定等多个环节;涉及组别众多。生殖医学中心员工的理想状态为每一名员工都努力向上、工作踏实、积极正向,可以简单概括为"人好""活好""事少",这是中心的员工管理和员工关系管理的核心基础。例如,某医院生殖医学中心根据工作内容分为几个大组,如生殖妇科组、生殖男科组、生殖免疫组、生殖遗传组、生殖外科组、护理组等;每个大组,又根据具体的工作性质,分为若干小组,便于实现精益化管理。另外,中心还设立了科室安全发展委员会,用以决策科室的重大决定和发展规划。基于科学的员工分组管理体系,中心员工关系管理具体包括制订各项管理措施,落实各项管理制度,管理中心和员工、员工与员工之间的相互联系。通过一系列管理实践,既提升了员工满意度和归属感,又推动了诊疗服务的精益化改进,达到双赢的效果。

(一) 有效沟通是员工关系精益管理的基础

沟通是工作的基础,有效沟通是保持良好员工关系的重要基石。沟通机制的构建与优化在中心员工关系管理中具有重要意义。一方面,要通过沟通建立共识,以期提升工作效率,最终有效解决工作过程中出现的问题;另一方面,要完善沟通交流机制,营造和谐工作氛围,以增强员工参与度。中心可建立的内部沟通渠道包括线上线下会议、电子邮件、即时通信工具等,落实有效沟通。如图 2-1-2 所示为落实有效沟通的五个途径。

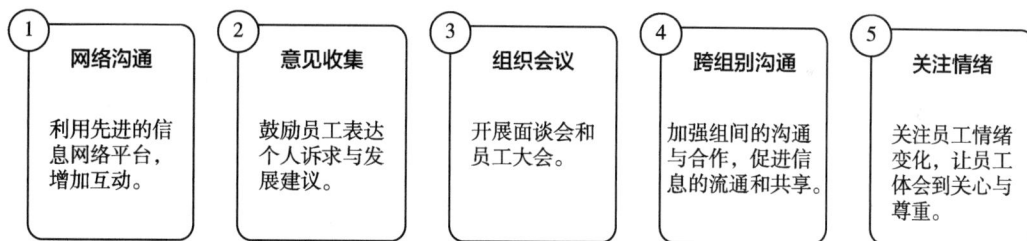

① 网络沟通	② 意见收集	③ 组织会议	④ 跨组别沟通	⑤ 关注情绪
利用先进的信息网络平台,增加互动。	鼓励员工表达个人诉求与发展建议。	开展面谈会和员工大会。	加强组间的沟通与合作,促进信息的流通和共享。	关注员工情绪变化,让员工体会到关心与尊重。

图 2-1-2　落实有效沟通

1. 网络沟通　借助现代各种网络信息平台,鼓励员工"零延迟"沟通,及时解决工作中出现的问题,避免问题积压,提升整体工作效率。中心根据不同工作环节、不同岗位创建工作沟通群,有效促进员工之间的信息交流和协作。

2. 意见收集　中心鼓励员工充分表达个人诉求与发展建议,建立常态化的意见征集机制,为中心发展建言献策;同时,重视反馈驱动,建立从意见收集、讨论到落实的完整闭环管理,确保员工意见和建议得到及时反馈和有效落实。中心设有收集员工建议和意见的兼岗,定期通过网络信息工具收集各组别员工的意见和建议,汇总后召集小组长线下或线上会议,集中逐条讨论各员工的意见和建议,并进行标注,会议结束后将所有意见和建议在工作群中公示,全体员工均可以查看所有意见、建议及采纳情况。

3. 组织会议　中心定期组织面谈会及召开员工大会。通过面谈会促进管理者与员工之间的交流,增进相互了解与信任。通过员工大会系统性地向员工汇报目前工作进展情况,并布置下一步工作安排。员工大会一般会总结并展示上一阶段工作成果,明确阶段性目标和工作安排,使全体员工了解中心目前医、教、研情况和未来发展方向,增强内部凝聚力。

4. 跨组别沟通　中心鼓励组间协同工作,加强组间的沟通与合作,促进信息的流通和共享。中心每周组织小组长线下会议,集中处理近期诊疗过程中遇到的问题,跨组沟通探讨如何有效解决问题,确保问题得到及时解决和反馈。

5. 关注情绪　管理者与员工保持沟通,加强交流,不仅关注员工的工作表现和职业发展,还要关注员工的情绪状态,让员工体会到中心的关心与尊重。

(二) 激励机制是员工关系精益管理的重要组成部分

合理的激励制度可以激发员工的工作动力,有效提高工作效率,是员工关系精益管理的重要组成部分。激励方式包括物质激励和非物质激励。

1. 物质激励　物质激励是基于结构化的薪酬管理体系,给予员工合理的薪资报酬。合理的薪资报酬也是员工工作价值的实际体现。中心应遵循公开、公正、透明的原则,按工作性质划分不同岗位类别(医生、医技、护理、实验技术等),以岗位工资为基准,设定不同的系数;同时,结合职称、工作年限、学历等其他因素,对员工的薪资报酬进行相应的调整,保证合理性和公平性。

2. 非物质激励　非物质激励在员工关系管理中也不容忽视,管理者要给予员工工作上充分的支持、尊重和肯定。非物质激励包括:①职业发展激励,通过搭建学术性平台、组织技能培训、邀请专家讲座、组织疑难病例研讨和鼓励短期外出参会研学等方式,助力员工职业发展。中心可创建学科发展中心,邀请高年资人才加入,邀请业内学术权威来院授课,营造良好学术氛围和学术环境,为员工提供学习进步的机会。同时,中心应鼓励员工参加生殖医学领域内学术交流会议,支持参会发言或报告。②目标激励,实行年度绩效考核,评定先进,推举“最美医生”“最美护士”“最美员工”等称号。中心每年可根据不同岗位类别人员比例,评选优秀员工并予以表彰。③精神激励,对员工工作过程中的优秀做法进行表扬。例如,中心医助组定期组织服务患者心得体会交流会,对热心服务患者的员工予以着重表扬,鼓励大家相互学习,为解决患者需求问题、服务好患者共同努力。

(三) 个人发展是员工关系精益管理的核心驱动力

中心的发展进步与员工个人发展紧密相连。重视员工个人发展,让员工感受到中心的关注、支持和认同,以此来促进中心不断向前发展。首先,要提供适当的培训和发展机会,使其工作能力得到提高;其次,需要尊重与认同员工的想法;此外,还需要关注员工个人问题(图 2-1-3)。

1. 员工培训和发展　为员工提供培训和发展的机会,不仅可以提升其专业技能和综合素质,使其有充足的学习和成长空间,激发学习热情和工作积极性,使其从中获得工作的成就感,还可以使员工感受到中心对其职业发展的重视,有助于增加员工的向心力和工作满意度。通过为员工提供培训和发展的机会,在提高员工综合能力的同时,中心综合实力也得到提升,有助于在业内保持核心竞争力。

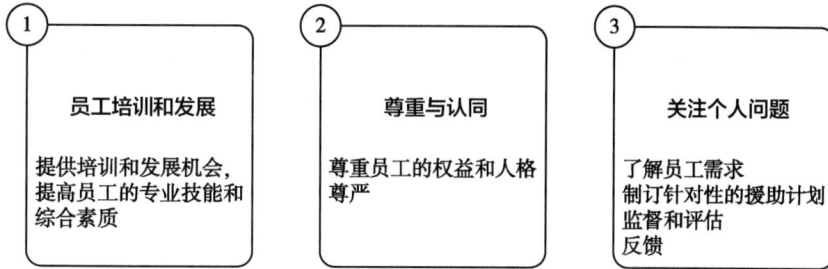

图 2-1-3　关注个人发展

中心对新进员工进行全方位的管理培训,制订详细的培训考核方案。培训考核档案包括培训内容、培训时间、操作例数、考核结果、带教老师等内容,详细记录新进员工岗位培训的全过程。中心创建"一人多岗、一岗多人"的培训体系,既保证工作稳定性不受员工调动影响,又避免人员浪费。中心还鼓励并支持员工参加继续教育,鼓励员工不断提升自身业务水平。

2. 尊重与认同　尊重和认同是员工情感管理中最重要的部分。中心秉承"以人为本"的管理理念,尊重员工权益和尊严,认同员工的见解和观点,营造和谐有序的工作环境。同时,管理者应积极倾听员工的观点和意见,运用"换位思考"的方式,使员工感受到足够的重视,增强员工的归属感和成就感。

3. 关注个人问题　管理者应关注员工的工作和生活状况,积极为员工解决工作和生活中的问题,还应实时关注员工的心理状况,并定期综合评估。中心对员工制订切合实际的员工援助计划,运用精益管理方法 PDCA 原理不断优化计划(图 2-1-4)。

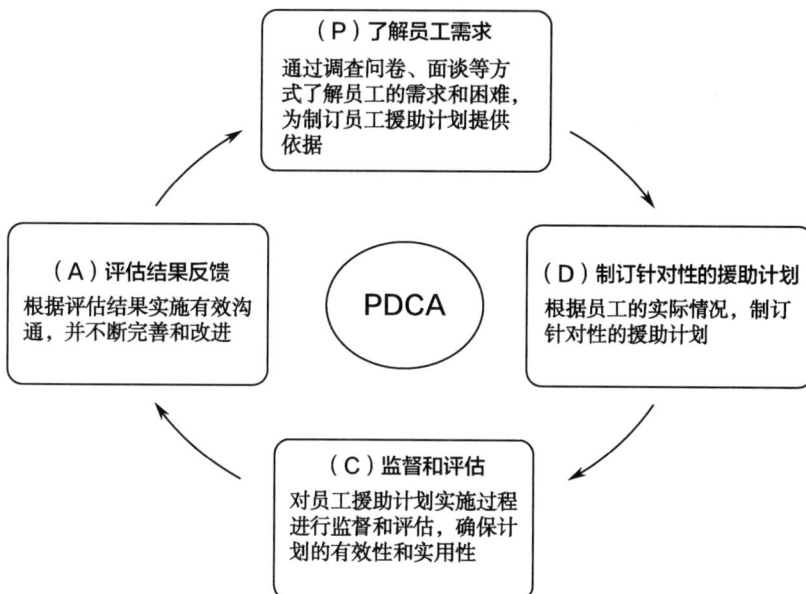

图 2-1-4　员工援助计划

PDCA 具体做法包括:①了解员工需求(P):通过调查问卷、面谈会等方式了解员工的需求和困难,为制订员工援助计划提供依据;②制订针对性的援助计划(D):根据员工的实

际情况,制订针对性的援助计划,如提供工作问题解决方案、生活问题帮助、心理咨询等;
③监督和评估(C):对员工援助计划实施过程进行监督和评估,确保计划的有效性和实用性;
④评估结果反馈(A):根据评估结果实施有效沟通,并不断完善和改进。

(四) 构建共同方向是员工关系精益管理的首要任务

构建共同方向是团队协作共赢的首要条件,也是保证中心可持续发展的首要任务。构建共同方向需要以创建共享信息和沟通交流双向渠道为前提,以便更好地达成共识,具体措施包括树立共同愿景、认同中心文化、培养团队精神和鼓励创新与学习(图 2-1-5)。

1. 树立共同愿景　员工关系管理的起点是让员工认同共同愿景。树立中心共同愿景,明确统一的核心价值观,引导员工认同并遵循,同时引导员工个人职业规划与中心发展目标相融合,在这一过程中,帮助员工树立主人翁意识,增强凝聚力,为中心的发展群策群力。员工入职后,中心开展新员工岗前培训,在培训中向员工传达中心的价值观念,积极引导员工与中心建立相契合的价值理念。另外,在中心员工大会中提出下一阶段的工作目标,使全员了解到中心未来的发展方向和共同创建的中心愿景,使核心价值理念深入人心。

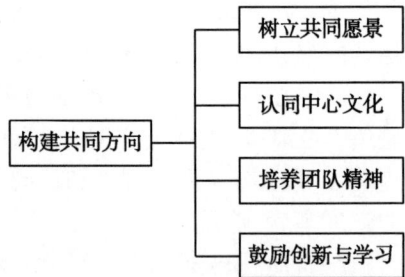

图 2-1-5　构建共同方向

2. 认同中心文化　中心文化是中心建设的重要部分,也是构建和谐员工关系的重点内容。中心利用走廊、宣传栏、布告栏等,宣传中心的文化思想和文化体系,培养员工形成乐观向上、团结协作的工作作风。中心充分利用中心文化这一纽带,将员工的价值观和中心的文化体系紧密融合在一起。中心不定期组织主题文化学习活动,采用集中学习和分散学习相结合的方式,全体员工学习、讨论,并撰写学习心得,选取优质的学习心得共享给全体员工,从而达到主题文化短期内快速深入每一个员工内心的效果。

3. 培养团队精神　通过团队建设系列活动,增强员工的团队协作精神,增强员工对中心的认同感和归属感。同时,在团队精神的培养过程中,逐步形成中心文化和中心价值观,并提升员工之间的相互信任和配合能力。此外,在团队建设过程中,管理者应保证合理分工和动态调整,激发合作动力,及时解决合作中出现的问题,维护团队的和谐稳定。制作中心创建发展心路历程回忆片,引导员工回忆中心发展历程,使员工意识到中心发展离不开每一个人的努力和团队的凝聚力,使团队精神得到进一步的升华。

4. 鼓励创新与学习　持续学习和保持创新能力是中心保持竞争优势和实现可持续发展的重要动力。中心鼓励员工不断学习和创新,注重培养其专业素养和创新能力,在提高员工个人能力的同时,推动中心不断向上发展。具体措施为中心给员工提供必要的学习资源和培训机会,激发员工的积极性和创造力。

(五) 重视反馈驱动是员工关系精益管理不断优化的重要工具

中心的成功发展离不开员工的积极参与和持续改进。员工反馈作为管理环节中的重要工具,相当于中心发展的永动机,对于发现问题、改进流程以及提高工作效率起到了至关重要的作用。具体实施过程将根据如下措施进行(图 2-1-6)。

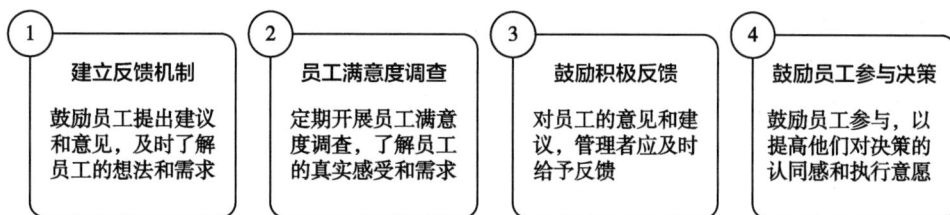

图 2-1-6　重视反馈驱动

1. 建立反馈机制　中心鼓励员工提出建议和意见，及时了解员工的想法和需求，并根据反馈持续改进。良好的反馈机制可以帮助管理者及时对工作进行调整和改进。反馈机制包括不定期面谈和定期收集。此外，中心还可组织专题研讨，鼓励员工之间进行互相反馈，共同进步。与此同时，中心对员工提出的每一条建议均会予以回复，使员工体会到中心对员工建议的重视，得到有效反馈。

2. 员工满意度调查　员工满意度调查是进行科学人力资源管理的重要工具，通过标准化问卷调查或访谈等方式，了解员工的真实感受和期望，为中心的持续改进提供依据。问卷一般定期开展，围绕中心的文化、价值观、管理效果三个维度，通过专业的统计和分析，真实反映中心管理现状。每一轮员工满意度调查均基于精益管理方法中的 PDCA 原理（图 2-1-7）。具体做法包括：①调查设计（P），基于三个维度涵盖文化、价值观、管理效果等方面设计调查问卷；②调查实施（D），定期进行员工满意度调查，采用匿名问卷的形式；③调查结果分析与反馈（C），对调查结果深入分析，从不同维度发现问题，对反映较多的问题制订切实可行的改进措施，并将改进措施及时反馈给员工；④持续改进（A），根据满意度调查结果，持续优化管理措施，并及时反馈给员工，如优化管理方案、改善工作环境等，最终提高员工满意度。

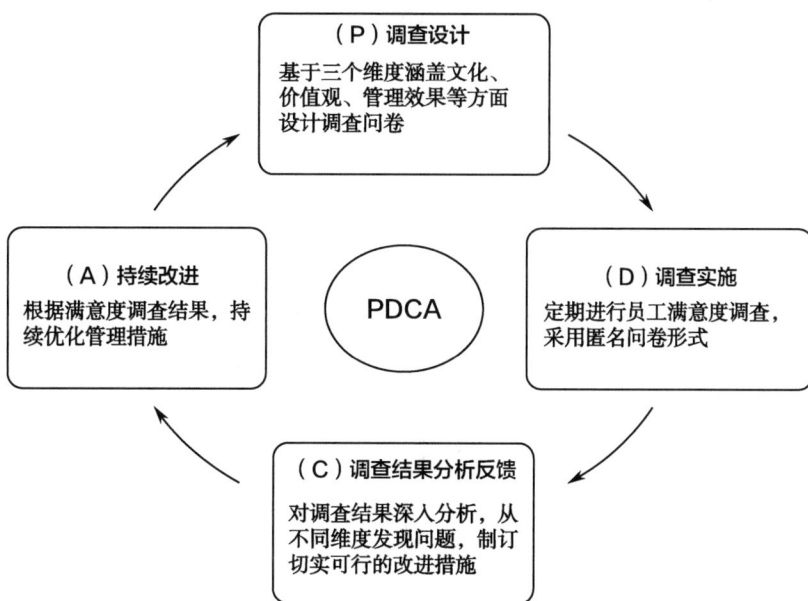

图 2-1-7　员工满意度调查

3. 鼓励积极反馈　中心鼓励员工提出宝贵意见和建议,帮助员工树立主人翁意识,促进员工更好地融入集体,增加员工的参与度。针对员工的意见和建议,管理者应积极给予反馈,通过透明、高效的沟通机制和反馈内容的闭环管理,确保员工切实感受到中心对其意见、建议的关注和重视。反馈分为及时反馈和定期反馈。与中心发展密切相关的意见和建议需要及时反馈,其他内容可以根据具体情况收集后定期反馈。

4. 鼓励员工参与决策　中心在制订决策时,鼓励员工参与决策,提供切实可行的建议和意见,充分发挥其积极性,增强其对决策的认同和执行意愿。员工参与决策也是提高工作满意度、增强归属感和提升工作效率的重要途径。鼓励员工参与决策,一方面,可以提升员工独立思考能力和创造力;另一方面,还有助于管理者集思广益,做出正确决策。鼓励员工参与决策的渠道包括员工大会、组建工作小组等。

第二节　绩效管理是精益管理的重要目标

绩效是业绩与效率的综合,指员工按照职责所达到的阶段性结果以及在达到阶段性结果过程中的行为表现。"现代管理学之父"彼得·德鲁克曾说过"非营利机构更需要借助管理,使机构充分掌握本质与使命。"医疗机构的本质与使命是服务广大群众、造福人群。在保障医疗机构公益属性的基础上,引入绩效管理将有利于完善一系列管理机制,有效推动医疗质量的路径化、技术的精准化、服务流程的标准化以及运营管理的精细化,为实现战略目标提供有效的支持(图 2-2-1)。

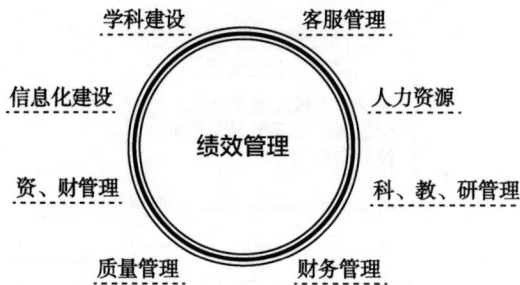

图 2-2-1　绩效管理将推动完善一系列管理机制

从管理学的角度,绩效可分为组织绩效和个人绩效。具体到我国公立医院体系中,政府对三级公立医院进行一级绩效考核和管理,确保医院的公益导向和整体运营质量;医院内部各科室接受二级绩效考核和管理,以评估和提高各科室的服务质量和运作效率;科室对员工个人进行三级绩效管理,旨在激励员工提升工作表现,确保医疗服务质量和提高患者满意度。通过这种层层绩效管理机制,能够有效促进医院的全面发展和员工的专业成长(图 2-2-2)。

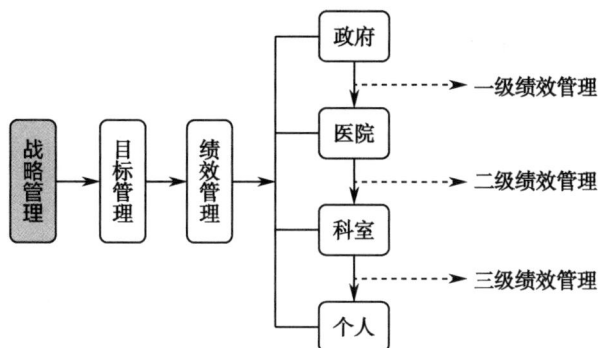

图 2-2-2　从上至下逐级绩效管理

一、绩效管理的政策背景、发展现状与相关体系

(一) 绩效管理相关政策背景

1. 一级绩效管理——国家对医院绩效考核　公立医院绩效考核是国家深化医药卫生体制改革的关键一环,旨在推动医院内部改革,提升服务质量,通过这一考核,医院能够更好地遵循公益性原则,提升医疗质量与服务效率,确保患者获得优质且可负担的医疗服务。

2009 年,我国启动了新一轮医改。同年《中共中央国务院关于深化医药卫生体制改革的意见》明确要求公共卫生机构加强绩效考核,建立以服务质量为核心,以岗位责任与绩效为基础的考核激励制度。同时,随着我国公立医院信息化建设的发展和电子病历的广泛应用,全国统一、权威的公立医院考核指标体系具备了实施的基础条件。2019 年,国务院办公厅印发《关于加强三级公立医院绩效考核工作的意见》,确立了医疗质量、运营效率、持续发展、满意度评价四个关键考核维度。强化绩效考核导向,推动医院落实公益性,实现预算与绩效管理一体化,提高医疗服务能力和运行效率。此后,公立医院绩效考核步入全面实施阶段。各公立医院紧密关注每年更新的《国家三级公立医院绩效考核操作手册》,视"国考"成绩单为重要参照,以此检验自身的服务水平和管理能力,进一步推动公立医院高质量发展。

2. 二级绩效管理——医院对内部绩效管理　公立医院作为医疗服务的主体,其内部绩效管理与分配体系的建立是高质量发展的关键。医务工作者培养周期长、面临风险高和多种技术挑战,同时承担着重大责任。为实现公立医院的公益性目标并激发医务工作者的积极性,建立一个符合医疗行业特性的管理体系显得尤为重要。自 1997 年以来,国家对于公立医院绩效管理与分配制度不断做出调整并提供指导建议,在政策层面持续优化与创新,积极探索有效激励医务人员的措施。表 2-2-1 总结了近十年我国卫生事业单位绩效管理相关文件。

表 2-2-1　2016 年以来我国卫生事业单位绩效管理相关文件回顾

发布时间	文件
2016 年 12 月	《国务院关于印发"十三五"深化医药卫生体制改革规划的通知》国发〔2016〕78 号
2017 年 1 月	《关于开展公立医院薪酬制度改革试点工作的指导意见》人社部发〔2017〕10 号
2018 年 3 月	《关于巩固破除以药补医成果持续深化公立医院综合改革的通知》国卫体改发〔2018〕4 号
2018 年 8 月	《关于坚持以人民健康为中心推动医疗服务高质量发展的意见》国卫医发〔2018〕29 号
2019 年 1 月	《关于加强三级公立医院绩效考核工作的意见》国办发〔2019〕4 号
2021 年 6 月	《关于推动公立医院高质量发展的意见》国办发〔2021〕18 号
2022 年 5 月	《深化医药卫生体制改革 2022 年重点工作任务》国办发〔2022〕14 号
2023 年 7 月	《深化医药卫生体制改革 2023 年下半年重点工作任务》国卫体改发〔2023〕23 号
2024 年 6 月	《深化医药卫生体制改革 2024 年重点工作任务》国办发〔2024〕29 号

(二) 我国医院绩效管理发展与现状

跟随医疗改革进程的推进,我国医院绩效管理实践也在不断发展。2019 年,国务院办公厅印发《关于加强三级公立医院绩效考核工作的意见》指出,通过实施以医疗质量、运营效率、持续发展、满意度评价四个方面指标所构成的绩效考核,推动三级公立医院在管理模式上由粗放的行政化管理转向全方位绩效管理,促使医院从高速发展阶段过渡到高质量发展阶段,实现医疗效率提高和医疗质量提升。

各医院在实践过程中,通过将各个维度分解为具体的管理要素,构建医院内部绩效考核的内容,实施科学合理的绩效管理与分配机制(图 2-2-3)。以某医院为例,其结合自身医疗业务特点,在资源为基础的相对价值体系(resource-based relative value scale,RBRVS)绩效考核模式基础上,提倡降低成本,并引入关键绩效指标(key performance index,KPI),构建了综合绩效管理模式,以期建立全面、公平、公正的绩效管理系统,最大限度地调动员工积极性和创造力,促进医疗服务质量的提升(图 2-2-4)。

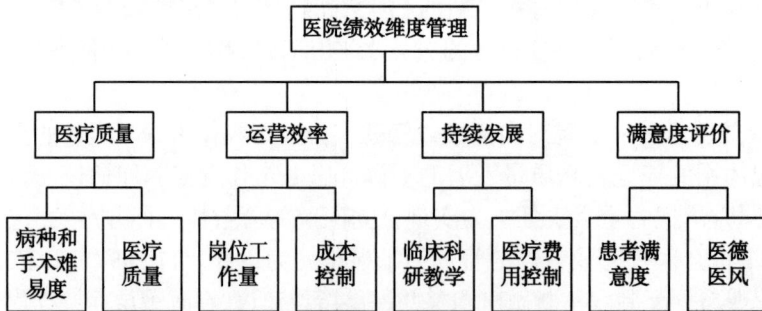

图 2-2-3　医院绩效管理维度划分

当前我国医院绩效管理探索与实践的过程中,诸多问题得以解决。如医院绩效管理与国家的绩效考核相呼应,设置多维度考核指标,引导医院均衡发展;根据不同科室专业特征或业务性质,进行科学的系数区分,确保评估的公平性;加强绩效考核与人力资源管理的关联性,制订整体性和动态性的战略目标,使绩效管理更加科学、合理。总体呈现出从关注经济效益转为重视社会效益、从粗糙分配转向精细化分配、从单一方法评价转向综合评价的发展趋势,为医院发展提供了有力支撑。

$$绩效工资=[\boxed{RBRVS工作量绩效}-绩效成本]\times KPI$$

$$\boxed{RBRVS工作量绩效}=(执行点数+协作点数)\times 点单价$$

图 2-2-4　某医院科室绩效工资分配计算公式

(三) 绩效管理体系

医院对科室进行绩效管理指按照一定的标准,对医护人员的职责和任务进行考察和审核,以确立其工作绩效,并根据考核结果对本院的医护人员进行各种形式的激励和引导。

1. 绩效管理流程　绩效管理体系是一个循环的系统,其基本流程包括绩效计划(医院战略规划、科室业务规划、制订科室 KPI)、绩效沟通与辅导(指标沟通确认,考核后对指标反馈和修正)、绩效考核与反馈(绩效考核报告,评估与分析体系)、绩效考核结果运用(图 2-2-5)。PDCA 循环法也应用在绩效管理的四个阶段中。医院建立绩效管理体系,将绩效考核结果与对医务人员的激励挂钩。在执行过程中,不断监控和评估实际工作效果,及时发现偏差并进行修正。随后,根据反馈信息调整目标和计划,再次实施、反馈和应用,进而形成一个动态变化、不断循环的管理环(图 2-2-6)。

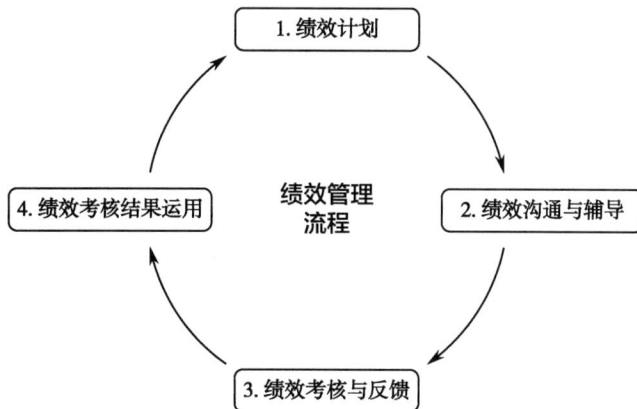

图 2-2-5　绩效管理流程中的四个环节

2. 绩效管理维度　医院绩效管理核心在于将整体的管理目标细化为具体、可量化的指标。KPI 作为这一过程中的重要工具,通过将医院的战略目标分解为可操作的远景目标,是绩效管理系统的基础。不同科室因工作内容和目标各异,其 KPI 也需根据实际情况量身定制。如急诊科更注重患者等待时间和急救处理效率,内科则侧重于治疗效果和患者满意度。因此,制订合理有效的 KPI 不仅能促进各科室高效运作,还能确保医院服务质量的整体提升。

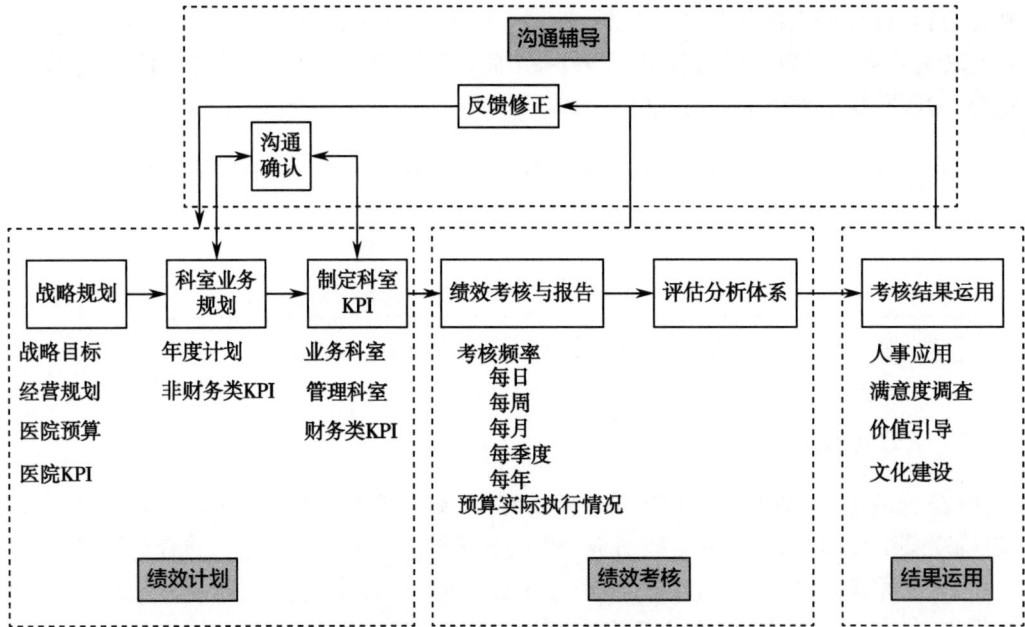

图 2-2-6　建立医院绩效管理体系

以生殖医学中心为例,建立考核 KPI 时,充分考虑到生殖医学中心技术和患者的特征,做出有别于内、外、妇、儿科室的特殊调整。

3. 绩效管理系数　医院在划分绩效指标后,应确定绩效系数以确保评估的公平性。绩效系数包括岗位系数、效率系数、医技科室倾斜系数等,以反映不同岗位和科室的实际贡献;还应设立专项指标、成本控制指标和奖惩机制,以激励员工积极性并控制不合理支出。根据不同科室工作内容的差异,赋予不同的权重,引导正确的发展方向。此外,还需考虑科室间的合作与衔接,避免因一味追求成绩而产生不良竞争,促进医院医疗质量整体提升。

二、生殖医学中心绩效精益管理实践案例

科室作为医院基础的经营单元,既是医院各项工作职责的承载者,又是各项目标任务的执行者,医院的绩效目标必然需要通过科室的经营管理业绩体现出来。某医院生殖医学中心在实践中,形成了对成本控制和绩效管理的一些精益管理经验。

(一) 成本控制

有效控制成本不仅能提升医院的运营效率和服务质量,还可以促进医疗系统可持续发展。生殖医学中心患者就诊周期长,环节多,涉及成本控制的内容也相应增多。精益管理的核心理念即"消除浪费",采用精益化管理模式控制科室运营成本,不仅可以提高医疗资源利用率,还可以为患者提供更高效、优质的服务。

某医院生殖医学中心设立成本控制管理小组,即成本控制品管圈,负责管理与控制科室成本,降低不必要支出,促进科室可持续发展。中心设置了严格的成本控制工作流程(图 2-2-7),分别从成本控制事前、事中、事后三个阶段管理控制成本。当物资库存下降到一

定的数量时,就必须及时申领补充。申领采购后物资陆续到货会使库存增加,而日常工作又会使库存减少,当库存量接近零时,就需再次申领补充。这样反复的流程,使采购量与库存量保持一定的关系。由此通过对采购量的计算,也可以使采购物资的价格成本最低化。

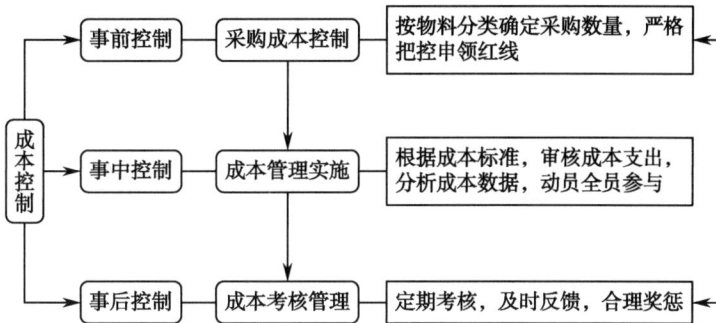

图 2-2-7　生殖医学中心成本控制工作流程

1. 采购成本控制

(1)采购物料分类:中心将所需采购的物料依其本身的重要性进行分类。分三大类,具体内容如下。

A类:全院各科室都需要使用。此类物资,如 A4 纸、中性笔等,库存维持在 3 周或 1 个月左右即可。

B类:中心独立使用。一直供货很好,并不受品牌限制,如普通吸头等,库存维持在 1 个月或 1.5 个月左右即可。

C类:中心独立使用,并且没有替代品牌,一旦缺货,会产生不同程度的后果,如重要进口试剂等。这一类物资,要高度重视,在保证效期的情况下,库存维持在 3 个月及以上。

(2)确定采购数量:中心应确定每月申领物资的红线,各小组每项物资每月申领的数量不应超过本组制订的申领红线。红线设定类似于医院的申领基数,参考前一年的月均申领值,设立本年度每月的申领红线;申领红线由各组自行设定,物资管理组审核合理性。在设定申领红线的基础上,应用精益管理工具中的看板法。通过可视化看板系统来显示物资库存数量、申领红线以及申领流程。当库存量低于申领红线,看板上的信息会提示各小组进行申领操作。每年根据月均申领量变化修订一次。同时,物资管理组按需申领,应抽查申领数量是否超过红线,以确定上报真实性;此外,对不合理的申领落实惩罚制度。物资申领表如表 2-2-2 所示。

表 2-2-2　物资申领表

序号	组别	类别	医院编码	产品名称	规格	单位	单价	物资分类(A类/B类/C类)	(前一年)月均申领	申领红线

注:①申领红线参考月均申领数量设立,遇小数点进位取整;②申领红线超过月均值,需详细说明。

（3）把握采购质量：采购的试剂、耗材和办公用品等，都会成为科室工作所需的一部分且直接影响科室医疗活动的品质。因此，采购管理人员首先应建立相关的质量控制制度和办法，形成一套持续性质量改进方案。当试剂耗材等物资进组后，各组须根据验收标准，立即检查物资外观、包装、生产日期、有效期、规格型号、数量等。确保到货的试剂耗材符合这些标准，以满足实验或医疗需求。到货的试剂耗材应进行质量检查，包括外观检查、性能测试等。对于不合格的产品，应及时沟通退货或换货。在验收时，应检查产品的有效期，若存在有效期短的情况，应立即换货，以免浪费。根据收货的合格情况，计算重点物资的质量达标情况，如有相关产品多次不达标，则需要与相关厂家沟通，避免人员和工作成本的浪费。

2. 成本管理实施　成本管理实施是成本控制的关键环节，应用精益管理 PDCA 循环原理，实施成本管理的具体步骤：制订并发布成本标准，作为成本控制依据；员工全面参与，成本标准的实现需要全体员工的共同努力；审核成本开支，依据成本标准对实际发生的成本进行审核，避免损失和制止浪费；计算差异，计算脱离成本标准的差异，并分析其原因；修订成本标准，根据分析结果修订成本标准，改进成本控制方法（图 2-2-8）。

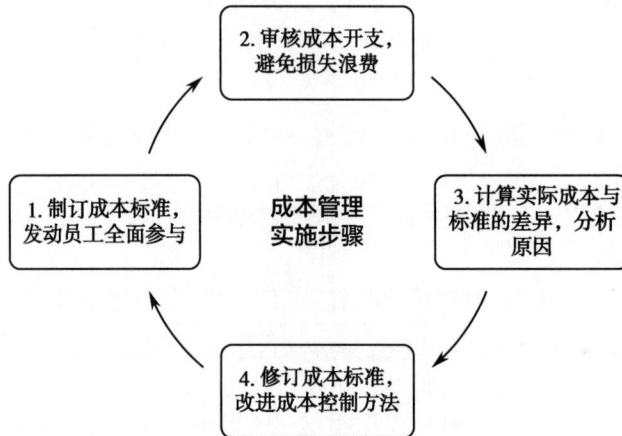

图 2-2-8　成本管理实施步骤

例如，某医院生殖医学中心工作人员根据实际情况分为 5 个大组，37 个小组；相关物资分为 5 类，包括办公、试剂、卫材、感控和供应室。通过计算各类物资的成本耗占比、库存及申领成本对科室的物资成本进行管理，如图 2-2-9 所示。

申领金额是最为准确的数据，也是最需要监测的"真实成本"（控制申领即可控制使用，优于估算的使用成本）。当任一成本耗占比超过去年月均值，可执行奖惩制度，从而控制申领成本。具体管理表格如表 2-2-3 所示。

表 2-2-3　申领成本管理表格

序号	组别	前一年申领成本 / 收入比	当年申领成本 / 收入比	增幅

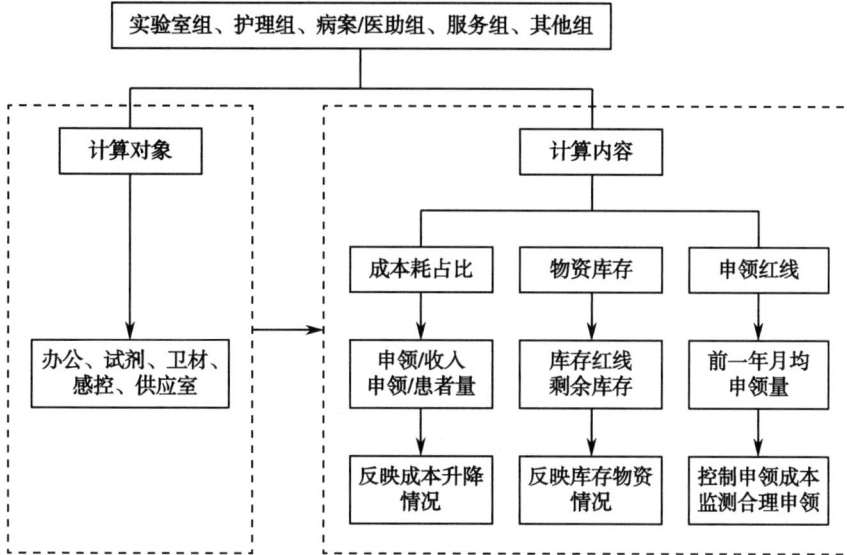

图 2-2-9 生殖医学中心成本管理实施具体流程

3. 成本考核管理 生殖医学中心定期进行成本考核管理,将考核结果反馈给相关组别和物资管理人员,针对存在的问题和不足进行改进,以提高成本管理的效果。及时反馈考核结果,帮助相关物资负责人了解成本绩效情况,并采取奖惩措施。根据考核结果,对表现优秀的组别和个人进行奖励,对表现不佳者进行惩罚,以激励员工积极参与成本控制和降低成本的工作。奖励与惩罚要适度,既要激励员工的积极性,又要避免过度奖励或惩罚带来的负面影响。

(二) 绩效分配方案

生殖医学中心内部进行绩效二次分配方案原则:目标导向以患者为中心,提供高质高效的医疗服务,确保患者的安全和健康;工作绩效应反映多劳多得、优绩优酬;经营绩效应反映科室成本控制的贡献度;个人科内贡献应反映工作量和贡献度。例如,某医院生殖医学中心建设有 10 个临床学组、8 个实验室组(图 2-2-10),人员多、岗位多,在绩效二次分配时更要体现公平性,按质按量,而不是平均分配,在正向激励的同时也需要负向约束。

1. 正向激励 绩效考核的核心是正向激励,也就是通过考核让优秀的员工获得奖励,激发员工的努力和积极性。奖励是对员工努力和贡献的认可和鼓励,有助于增强员工的归属感。同时,奖励机制也能够树立良好的榜样,鼓励其他员工向优秀员工看齐,形成工作上的竞争关系,促进整体绩效的提升。发挥绩效管理的正向激励作用,实现员工与科室双赢,这是绩效管理价值的体现。

(1)合理设置岗位系数:生殖医学中心为患者提供满意的医疗服务,需要不同岗位的人员相互配合才能高效完成,但各岗位人员创造的价值是不同的。合理公平分配制度的重点之一就是要体现员工的贡献,向关键岗位和核心岗位人员倾斜,多劳多得、优劳优得。这就需要设置一个合理的岗位系数,通过量化表示各岗位在科室运营和发展中的贡献度。制订一岗一薪、岗变薪变、按工作年限动态调整的岗位系数,既可以充分体现按劳分配的原则,也

21

能建立有竞争、有激励、有约束的内部运行机制,不断提高科室的技术水平、服务能力和核心竞争力。

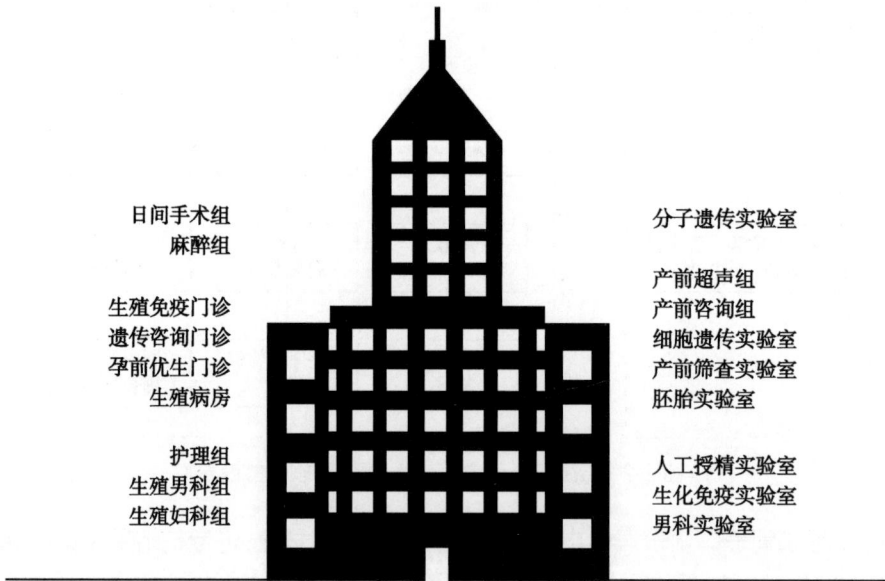

左侧(从上到下):
日间手术组
麻醉组

生殖免疫门诊
遗传咨询门诊
孕前优生门诊
生殖病房

护理组
生殖男科组
生殖妇科组

右侧(从上到下):
分子遗传实验室

产前超声组
产前咨询组
细胞遗传实验室
产前筛查实验室
胚胎实验室

人工授精实验室
生化免疫实验室
男科实验室

图 2-2-10　某医院生殖中心学科分组

随着工作年限的增加,员工积累的经验和技能也会更为丰富,因此生殖医学中心岗位系数需要随工作年限增加。

(2)奖励积分:为保持科室团队文化正向发展,可在岗位和工作量之外,设定积分项目,将积分按一定比例转化为物质激励,奖励员工符合科室团队文化的行为,如行为态度积分、能力提升积分、出勤积分、特殊贡献积分等。积分项目形式的选择具有较强的灵活性,可根据科室阶段性需求的特点来设计。例如,某医院生殖医学中心节假日及周末值班全天计 1 分、半天 0.5 分,节假日值班的员工获得一定补偿;风险未日报扣除 1 积分,推动风险上报机制,及时解决安全隐患。

(3)工作量超额奖励:绩效管理另一个重要方面是医疗资源的有效利用。通过提高资源利用效率,可以降低成本、减少资源浪费,满足更多患者的医疗需求,提供更高效高质的医疗服务。因此对工作任务进行分类后,要对工作任务进行定量和“定价”,计算出人均每日可完成的工作量,对超出的部分进行奖励,并给予一定积分。计算人均每日工作量是这项工作的基础,在保证工作质量的前提下提高工作效率,实现“多劳多得”的理念,也能鼓励员工积极承担一些有难度的工作。

(4)设立特殊岗位及奖励规定:在生殖医学中心主干业务之外,患者宣教、品牌文化建设、物资成本专项管理等工作,虽然对整个科室的运转不可或缺,但无法直接产生价值。员工难以对此类工作产生积极性,往往会成为组织效能的隐形短板。对此,可建立三维激励机制:设立特殊岗,按负责项目实际情况设置特殊岗系数;或设置兼岗,在业务系数之外奖励一定兼岗系数;兼岗完成突发或紧急任务,可按任务难度设置专项补助。特殊岗系数、兼岗系数、兼岗工作量均按规定进行奖励或补助,以提高员工的积极性。

2. 负向约束 正向激励、负向约束均是激励机制的组成部分。绩效管理中的负向约束使员工意识到工作必须符合一定的规定和要求，不能随意敷衍和推卸责任。这种约束有助于督促员工始终保持良好的职业道德与行为习惯，并保证科室的医疗服务质量和患者满意度。

例如，某医院生殖医学中心设置"科室安全发展决策委员会"（简称科安委），选择科室内 7 个不同专业的 13 名员工作为委员会成员，依据《医院医疗缺陷管理的若干规定》《医疗纠纷（事故）处理暂行规定》以及《医院党政联席会议议题会前审核暂行办法》，制定了《科室安全发展决策委员会管理制度》。科室内每一位员工都可以将关于科室发展方向、组内日常管理和工作计划的建议提交和上报，由科安委进行讨论和决定。关于医疗纠纷（事故），也将在科安委会议上讨论，由会议评定责任划分和解决办法，并进行投票，最终纠纷（事故）详情、相关责任人和处罚决定都会在全科进行公示（图 2-2-11）。

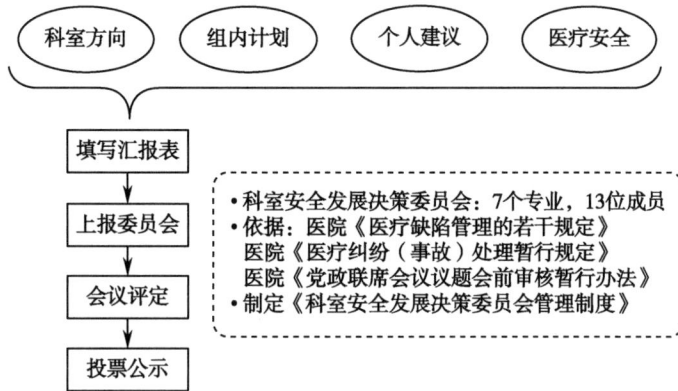

图 2-2-11 生殖医学中心科安委管理体系示例

三、绩效管理展望

（一）绩效管理与战略管理

战略管理是对一个组织在一定时期内全局长远的发展方向、目标、任务和政策，以及资源调配做出的决策和管理艺术。其相关理论最早应用于企业管理领域，后经过迅速发展，逐渐被应用于政府、学校、医院等公共部门及非营利性机构的管理中。制订与医院或科室相匹配的发展战略，并且确保其得到有效实施，是在当前医疗机构竞争中获得发展的关键。

同时，绩效管理体系也需要与战略目标有机地结合起来，战略目标是绩效管理的重要依据，绩效管理是实现战略目标的重要途径。将战略制订和实施有效融入绩效管理体系中，能防止绩效管理与发展战略脱节，符合医院和科室的长期利益，也能充分调动员工的积极性，指引医院、科室以及员工个人拓宽价值创造领域。

医疗机构的发展战略，可分为患者、财务、内部运营与学习成长四个维度。首先，患者是医院一切工作的出发点，医疗机构必须关注患者的需求，提供让患者满意的医疗服务。其次,内部运营流程能够帮助医疗机构确认有价值的内部流程。再次,学习成长提供驱动因素和提升基础,帮助医疗机构可持续发展。最后,财务表现是体现医疗机构运营的关键指标(图 2-2-12)。

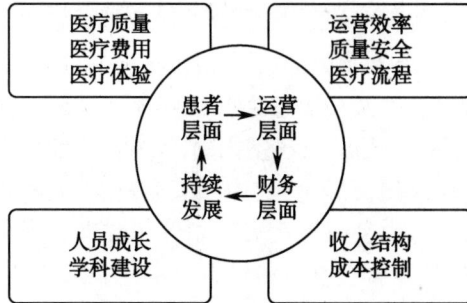

图 2-2-12　发展战略目标分解

将医院的战略目标分解为患者层面、医院运营层面、医院财务层面和持续发展层面四个维度的愿景,制订相符合的绩效指标,由科室根据自身业务特点、资源和能力而制订本科室的目标,每个员工根据自身岗位职责和科室目标再建立个人目标,由此医院的总体战略通过逐层分解后得到传递和落实(图 2-2-13)。

总之,绩效管理与战略管理的结合,能有效解决医疗机构只注重绩效考核、不注重绩效反馈与改进的问题,也能将一些难以有效落实的目标有机转化为科室与个人努力实现的目标,保障医疗机构最终战略目标既能回归公益性,又能兼顾医院可持续发展。

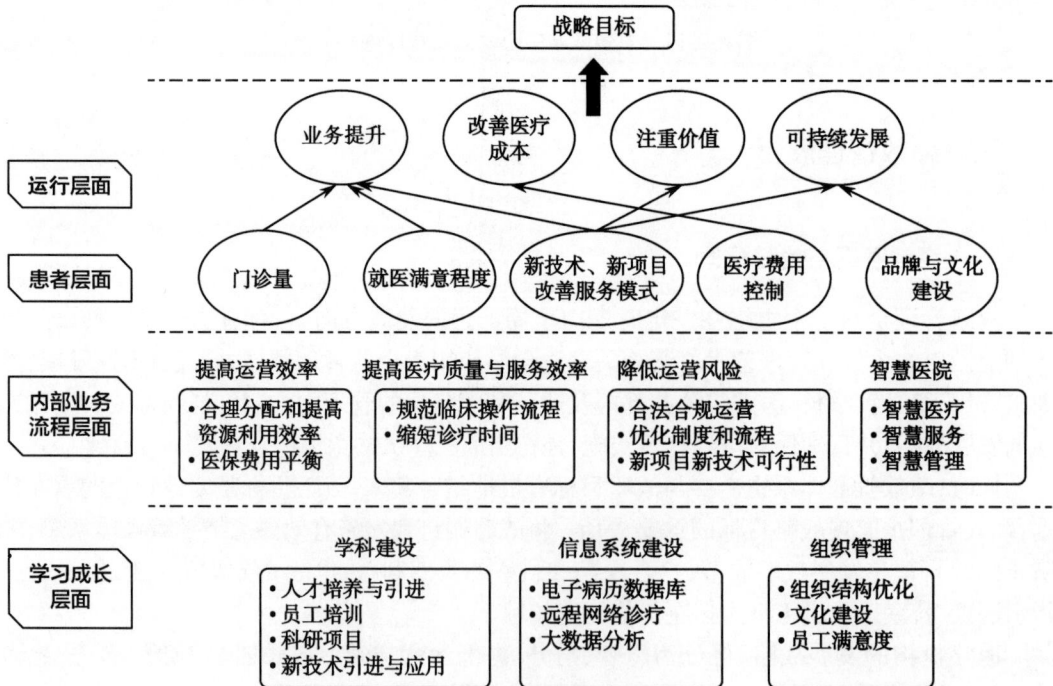

图 2-2-13　发展战略目标体系

（二）绩效管理与文化建设

医疗机构文化不仅包括以人为本的医疗服务理念、精湛的医疗技术、详细的操作运行体系，还包括高效的管理措施与良好的服务态度。文化建设可帮助员工规范日常行为与纠正工作态度，同时形成内部的向心力、凝聚力，使员工产生认同感和归属感。以"文化"引导，以"绩效"激励，使文化管理与绩效管理相互渗透、相互结合，更有利于建立行之有效的工作评价体系，有利于生殖医学中心全面提高运行效率和服务质量，进而保障科室更加稳定且健康发展。

（三）绩效管理与精益管理

精益管理以消除浪费的手段，侧重于"物"的管理，管理于当下。绩效管理面向整体经营效果，侧重于"人"的管理，立足于过去，着眼于未来。这两种方式目的一致、原则相同，且都遵循 PDCA 循环。精益管理离不开绩效管理这个"指挥棒"和"标尺"。绩效管理也需要精益管理这个"超声刀"，识别与消除不合理的流程和环节。绩效管理与精益管理有机结合，促进管理"责、权、利"统一，相互关联、相互作用，发挥"简化、统一、协调"的作用，相互配套才能持续有效（图 2-2-14）。

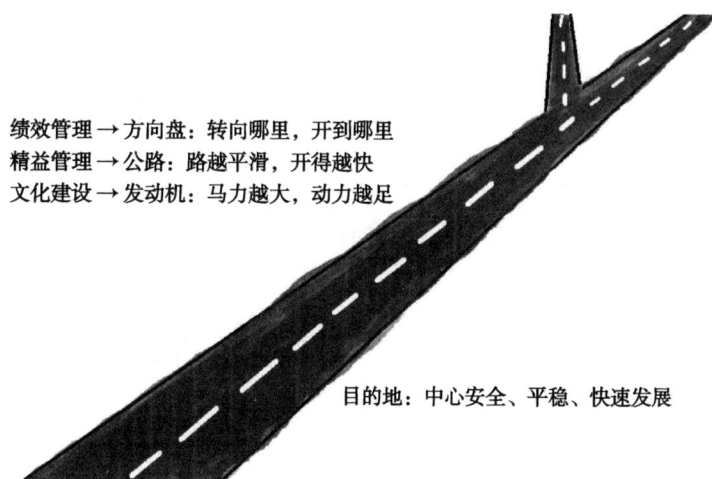

绩效管理 → 方向盘：转向哪里，开到哪里
精益管理 → 公路：路越平滑，开得越快
文化建设 → 发动机：马力越大，动力越足

目的地：中心安全、平稳、快速发展

图 2-2-14　精益管理、文化建设和绩效管理共同保障生殖医学中心发展

第三节　物资管理是精益管理的物质基础

精益管理理念的深入贯彻是生殖医学中心的高效运营的关键，以实现资源利用的最大化和服务的最优化。在这一复杂而严谨的体系中，物资管理占据着举足轻重的地位，是生殖医学中心精益管理的物质基础。生殖医学中心所涉及的各类物资，从精密的医疗设备到

高规格的检验试剂等,每一项都与患者的诊疗体验、治疗效果以及中心的整体运行效率紧密相连。精准且高效的物资管理能够确保所需物资及时供应、合理存储与妥善调配,避免因物资短缺、积压或错配而导致的延误、成本增加以及医疗风险。精益物资管理犹如稳固的根基,是推动生殖医学中心在提升成功率、改善患者满意度等多项目标上不断前行的力量源泉。

仪器设备和试剂耗材是生殖医学中心开展各项核心业务的重要物质依托,下面以这两类重点物资为例,介绍某医院生殖医学中心是如何进行精益管理的。

一、生殖医学中心仪器设备精益管理

(一) 仪器设备管理的发展

随着医疗技术的不断进步,医疗仪器设备也越来越高端和精密。仪器设备管理包括采购评估、安装调试、日常使用、维护保养、故障维修、报废处置等全生命周期管理流程,以确保仪器设备安全有效地运行。现代仪器设备管理借助物联网、云计算等现代信息技术手段,实现了设备管理的智能化升级,显著提升了管理效率和服务质量。然而,面对仪器设备种类繁多、技术更新迅速的挑战,如何持续加强人员培训、优化管理流程,仍是当前医疗仪器设备管理面临的重要问题。

医疗领域精益管理中的"人、机、料、法、环、测"是一个全面质量管理的框架,旨在通过优化人员、机器、物料、方法和环境等关键因素,提高医疗服务的质量和效率。"机"即医疗仪器设备精益管理,在此框架中占据重要位置,其不仅仅是一个环节,也是贯穿整个框架的核心要素。医疗仪器设备精益管理的重要性体现在以下几个方面。①提高仪器设备利用率:通过精益管理,可以优化医疗仪器设备的配置和使用计划,减少仪器设备闲置,提高利用率。②保障医疗安全:医疗设备的质量直接关系到医疗安全。精益管理强调对设备的定期维护、检修和校准,确保设备处于最佳工作状态,从而降低设备故障对患者就诊造成的潜在风险。③降低运营成本:通过精细化的仪器设备耗材管理和成本控制(包括易损件、仪器附件等),减少浪费和损耗,降低医疗设备的运营成本。④提升医疗服务质量:医疗设备是医疗服务的重要支撑。通过精益管理,可以确保医疗设备的可靠性,保证了临床报告发放量和准确性,提升了医疗服务的整体质量和水平。⑤促进持续改进:医疗设备精益管理强调持续改进的理念。通过收集和分析设备运行数据和使用效率等信息,不断优化管理流程和技术规范,推动医疗精益管理持续改进和升级。

根据实际工作情况和需求,生殖医学中心应灵活调整和优化医疗设备精益管理。首先,以彻底的5S活动和每日小组质控活动(品管圈)为基础,关注自我维护、专业维护、单独优化、质量提升、初期优化、流程改进、环境改善、人才发展等八个方面的变化,及时调整运营管理流程,实现设备管理标准"0"化,即零故障、零事故、零废弃。其次,注重团队合作和持续改进,充分发挥员工的积极性,提高报告发放的及时性和准确性。最后,在两大基石、八大支柱、标准"0"化的基础上,发挥设备的最大工作效率,完善设备精益管理,为医疗行业发展提供有力的支撑和保障(图 2-3-1)。

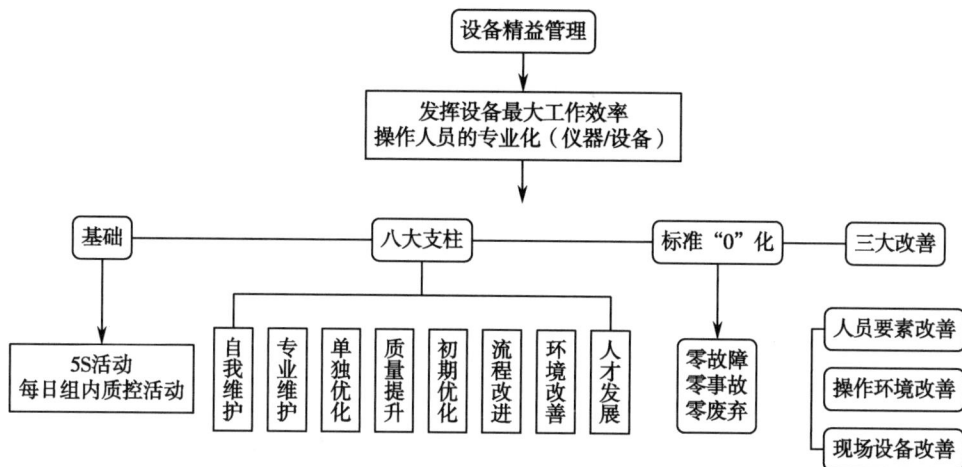

图 2-3-1　生殖医学中心设备精益管理

（二）仪器设备精益管理

1. 仪器设备精益管理框架　生殖医学中心诊疗对象为有生育需求的群体,部分医疗设备区别于其他科室普遍适用的仪器设备,如涉及体外受精、胚胎培养等环节时,要求其使用的仪器设备具备更高的安全性和稳定性,同时还需要高精密度。因此,基于精益管理的理念,生殖医学中心可设立专门的设备资产管理小组(品管圈),即由设备相关使用人员和管理人员组建的品质管理活动小组,负责构建一个高效、透明的设备管理体系,在仪器设备使用过程中运用全面质量管理方法、看板法、PDCA 循环、5S 现场管理法和设备目视化管理法等精益管理的方法,完成闭环管理;优化仪器设备资源配置,降低设备管理成本,增强团队协作与决策能力,做到持续改善设备管理,为生殖医学中心的发展奠定物质基础。具体体现在以下几个方面(图 2-3-2、图 2-3-3)。

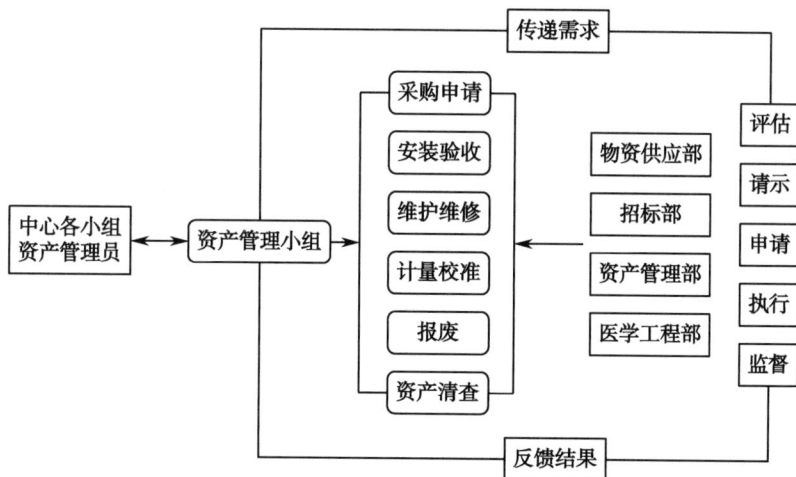

图 2-3-2　生殖医学中心设备精益管理总结

中心设备精益管理体系框架

基础建设

标准

采购流程标准
编码标准
命名标准
配件库存标准
质控标准
维保标准
维修标准
报废标准

制度

采购管理制度
安装管理制度
使用管理制度
维护管理制度
维修管理制度
报废管理制度

业务管理

前期管理

设备选型
设备参数
设备技改升级调机
物料
设备验收

中期管理

基础管理　档案管理　设备分类
量具仪表　特种设备　编码管理
配件管理　培训管理　信息化管理
设备权限　维护保养　故障维修

后期管理

闲置转让
调配置换
报废
停用

指标监控

采购成本
配件库存费用
质控达成率
设备综合效率
维修工作负荷
重故障次数
设备维修响应时间
设备故障间隔时间
维保成本
维保达成率

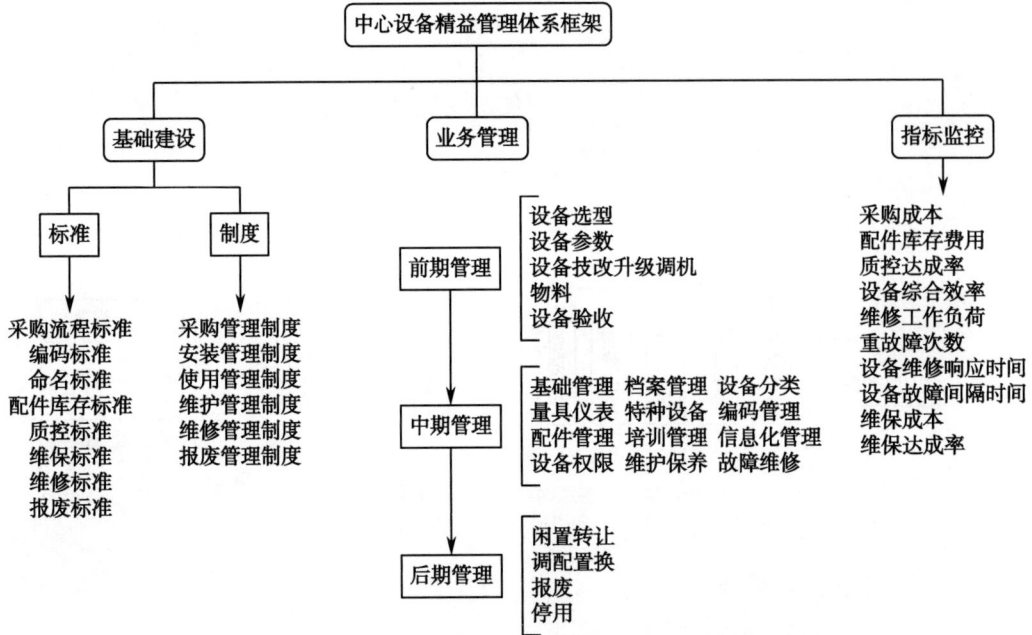

图 2-3-3　生殖医学中心设备精益管理框架示例

（1）闭环管理流程优化：设备资产管理小组利用全面质量管理方法，确保从设备需求的初步提出（如临时采购需求）开始，到审批流程、采购执行、到货验收、日常维护保养、使用反馈、性能评估，直至最终报废处理的每一个环节都紧密相连，形成闭环管理。这种管理模式有效避免了信息孤岛，确保设备管理的连续性和可追溯性。

（2）强化跨部门协作：通过加强中心内部各小组设备资产管理员与医院层面行政部门（如采购部、财务部、设备工程部等）之间的沟通与协作，设备资产管理小组借助精益管理看板法，促进不同部门间信息流有效传递，打破部门壁垒，促进信息共享与资源调配的及时性。这种紧密的跨部门合作机制，不仅降低了沟通成本，还提高了问题解决的效率，为中心的整体运营提供了有力支持。

（3）提升决策效率与精准度：闭环管理流程集合了大量关于设备使用效率、维护成本、报废原因等关键数据，利用 PDCA 循环分析问题，具体反馈设备的使用情况，为设备资产管理小组提供了科学、全面的决策依据。基于这些数据，中心可以更加精准地评估设备利用率，优化采购计划，调整维保、维修策略，提前规划设备更新升级，从而确保中心的仪器设备始终满足临床发展需求。

（4）成本控制与资源优化：通过精细化的设备资产管理，中心能够有效控制不必要的开支，如减少因设备闲置或设备利用率低造成的浪费，优化易损件库存结构，降低维护成本。同时，在设备的全生命周期管理中也有助于识别并减少潜在的安全隐患，保障医疗服务质量与安全。

（5）增强员工责任感与参与度：设备资产管理小组的设立及其有效运作，增强了员工对设备管理的责任感和参与度。明确的岗位职责和清晰的管理流程，使每位员工都能认识到自己在设备管理中的重要作用，同时意识到仪器设备 5S 管理的精神内核，从而更加积极地参与到设备维护、保养及反馈等工作中,共同推动中心仪器设备管理水平的持续提升。

(6)提升设备整体利用率和可靠性:通过优化调整设备管理策略、设备维修维护和设备管理架构来提升设备整体效率和可靠性。重点在于如何从安全性、可靠性、质量和效率角度,贯穿整个设备运行生命周期,对实验进程、临床手术和报告发放进行战略管理。具体做法:加强日常维护和改善维修计划流程,使维护效率和质量得以提升;提高关键设备的平均故障间隔时间和设备整体效率,改善设备运行状态。同时,解决设备瓶颈,提高产出,以实现报告发放量增加和报告准确性的提升。整体效率的提高和设备可靠性增加为中心医疗服务的平稳开展提供了重要保障。

2. 生殖医学中心仪器设备精益管理六个环节　仪器设备精益管理从采购到报废的全流程优化措施主要包括 6 个环节,涵盖 11 个细节。首先,强调在采购时考虑备份高风险设备;其次,在使用阶段确保高效运转,实现人停机器不停;进入维修阶段时,及时维修并通过风险检测评分系统评估;再次,注重高效率运转、易损件购买保险以减少支出;同时,保持环境合理、人机距离合理以降低故障概率和行动浪费;最后,按年限及时报废设备以减少空间占用。所有流程旨在通过精益管理提高设备使用效率并节约成本(图 2-3-4)。

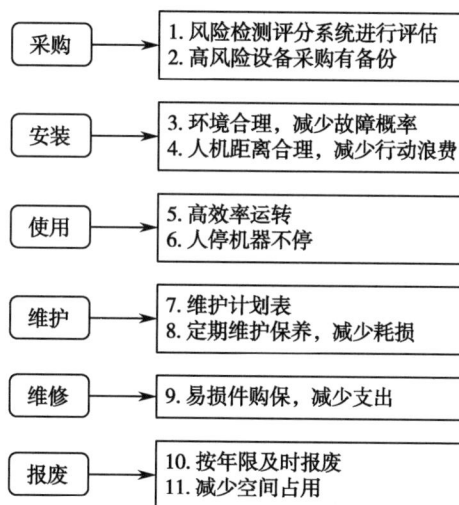

图 2-3-4　生殖医学中心精益管理六个环节

(1)采购管理:生殖医学中心仪器设备的临时采购依托医院办公自动化(office automation,OA)平台进行,图 2-3-5 流程图展示了某医院仪器设备从需求提出到采购完成的过程。首先,各组设备管理员填写《设备申领登记表》,设备管理小组依据此表填写物资申请单并提交中心主任审核签字。其次,OA 平台协同物资保障供应部将申请单送物价办和医务部审批,审批通过后,中心再次确认需求并论证,提交设备参数表。最后,进入议价、招标和院长审批阶段;签订合同并等待到货。所有流程通过 OA 平台协同办公确保设备采购的准确性和及时性。

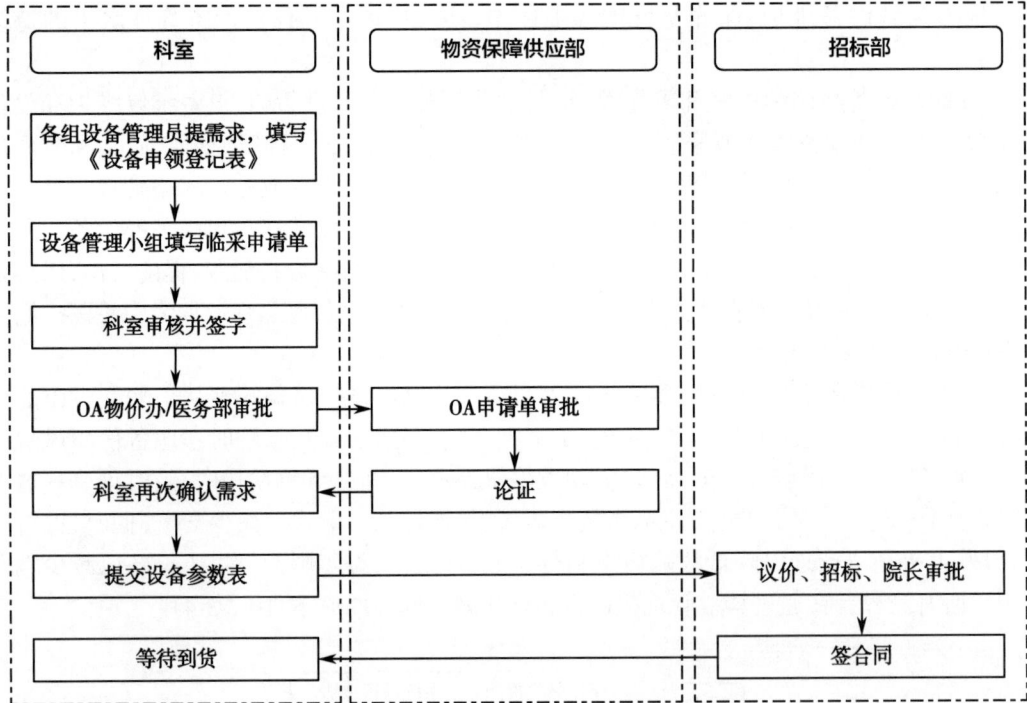

图 2-3-5　生殖医学中心设备精益管理采购流程图

（2）安装管理：图 2-3-6 为生殖医学中心仪器设备到货安装流程图，展示了医疗设备从厂家到院内安装、调试及验收的全过程。首先，设备管理小组与厂家沟通确认设备外包装、安装条件、送货时间等细节，协商解决后正常送货。设备到货后，确定拆箱时间并核实配置清单，无误后签字确认。随后进行设备的安装、调试、试用及培训，中心完成后签署《医疗设备验收报告》。厂家填写《仪器设备信息表》，配合设备资产管理小组完成设备档案卡的建立。设备通过院内验收后，贴上中心资产标签和院内资产标签，两种资产标签均具有唯一性。设备的剩余配件将被统一管理，并设有配件出入登记本跟踪使用情况。

（3）使用管理：生殖医学中心对仪器设备统一管理，针对在设备使用过程中组内无法解决的问题，资产管理小组协助沟通院内医学工程部快速高效处理问题。设备校验流程包括提交校验单、配合并安排校验时间、反馈校验情况与报告明细，最终获取校验证书并存档，流程清晰，职责明确（图 2-3-7）。中心运用 5S 法改善设备使用管理，包括设备摆放、日常维护及规范使用等方面（图 2-3-8）。

（4）维保管理：生殖医学中心设备维保管理主要由设备管理小组与负责绩效管理的小组协同完成设备维保和购买全过程。设备管理小组负责提交设备维保申请、制作设备维保周期内的《设备维保完成情况表》、建立《年度保养计划表》等。绩效管理小组负责汇总年度维保费用。图 2-3-9 展示了两个小组的主要工作环节。

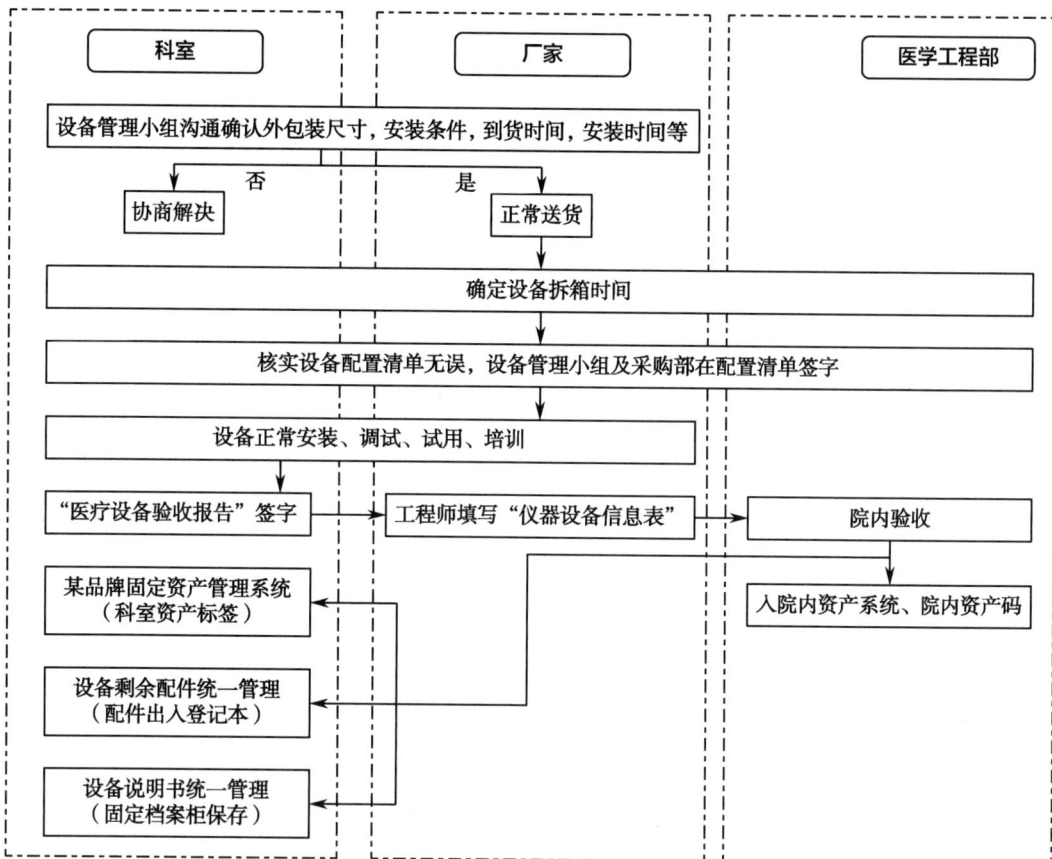

图 2-3-6　生殖医学中心设备精益管理安装流程图

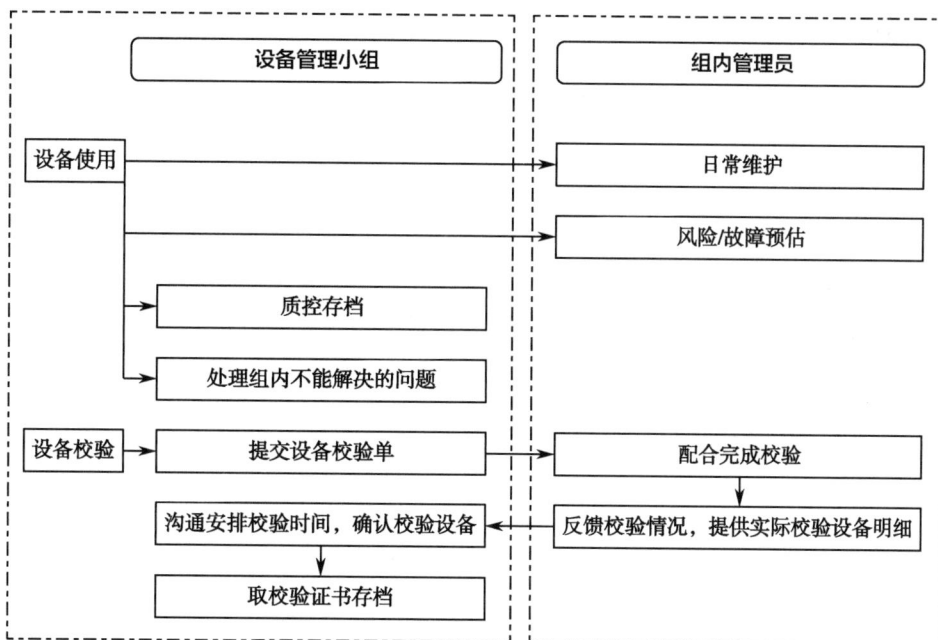

图 2-3-7　生殖医学中心设备精益使用管理流程图

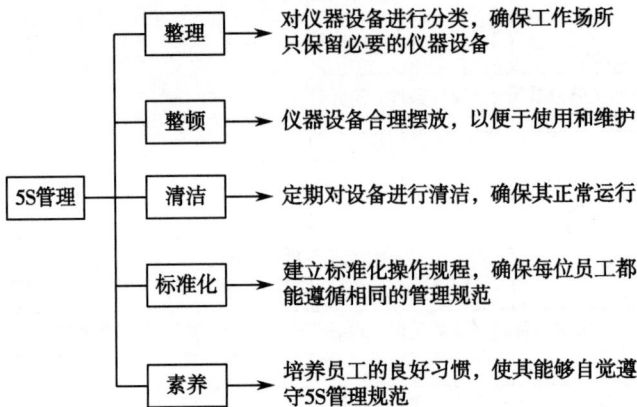

图 2-3-8　生殖医学中心仪器设备 5S 管理图

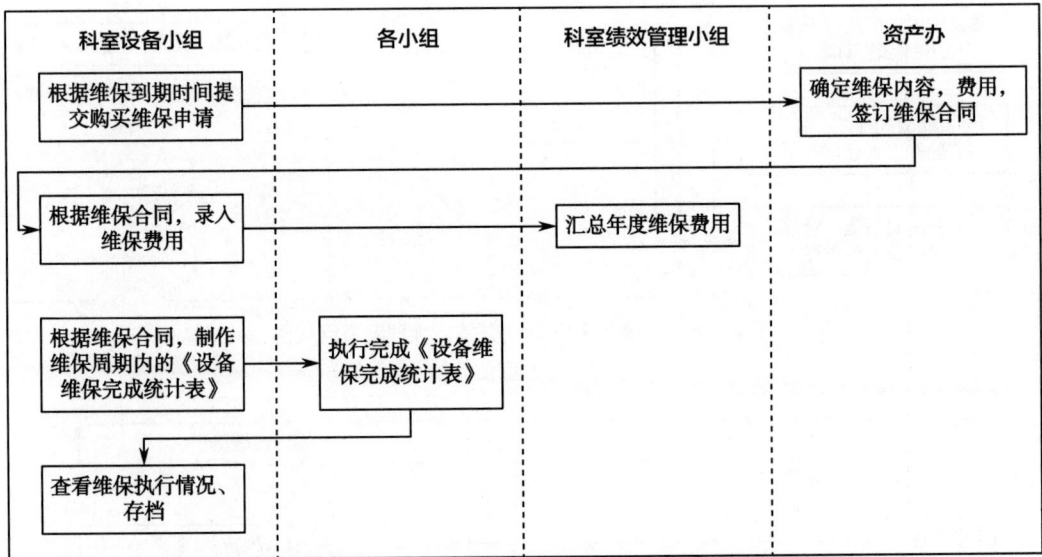

图 2-3-9　生殖医学中心设备精益管理维保流程图

(5)维修管理:生殖医学中心设备故障处理流程涉及从故障发现到维修执行的全过程,包括联合设备厂家工程师、医学工程部、中心资产管理员及组内成员共同协作,制订并执行维修计划,最终确保设备恢复正常运行。设备维修涉及多方协作,流程清晰,旨在快速响应并解决设备故障(图 2-3-10)。

(6)报废管理:生殖医学中心设备管理小组负责确认设备达到报废标准年限并填写报废单,信息中心负责电子设备审核,医学工程部负责医疗设备审核,最后由资产办核销取走设备并进行后续处理。设备报废流程是一个涉及多个部门和步骤的复杂过程,有效执行报废审批各个环节,以确保设备报废合理性(图 2-3-11)。

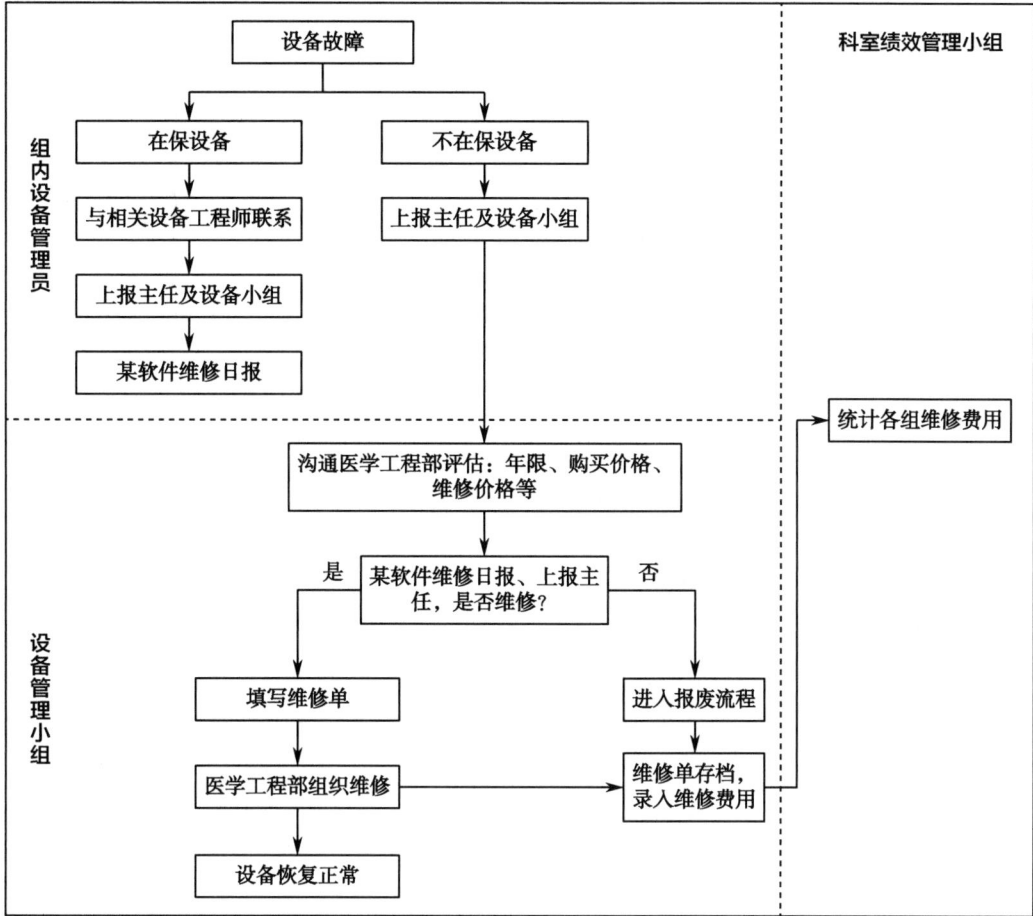

图 2-3-10 生殖医学中心设备精益管理维修流程图

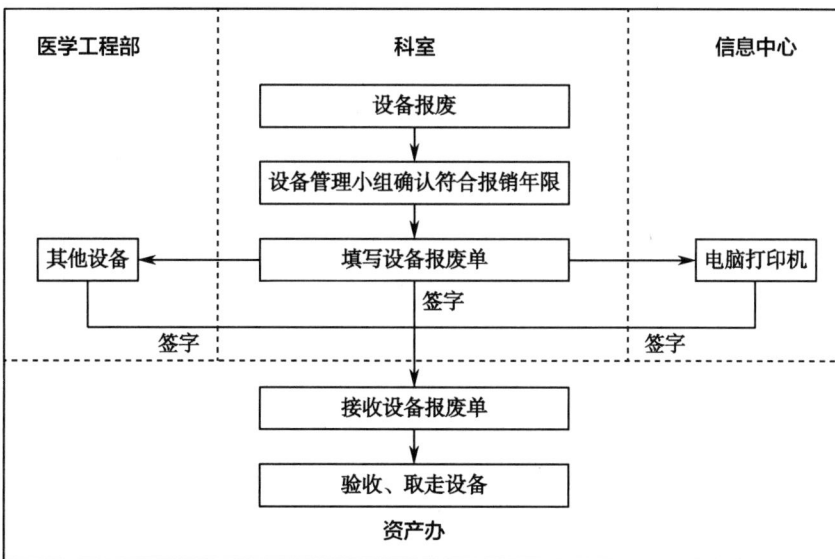

图 2-3-11 生殖医学中心设备精益管理报废流程图

二、试剂耗材精益管理

(一) 试剂耗材管理的发展

在医疗领域,试剂耗材作为医疗工作的基本构成,是不可或缺的部分。若试剂耗材管理不善,会出现诸多问题,甚至影响医疗安全。例如,在医学实验室中,试剂耗材申领过多,会占用大量资源,且可能因过期而浪费;申领不足又会影响实验进度。传统的管理模式已经难以满足高效、精准的工作需求,因此试剂耗材的精益管理应运而生。试剂耗材的精益管理是一种以浪费最小化、价值最大化为核心的管理理念和方法,应用于试剂耗材的申领、入库、存储和使用等全流程。

在生殖医学中心,适用于 ART 的试剂耗材具一定的专业性,并具备以下特点。①安全性要求极高:由于许多试剂耗材会直接接触胚胎和配子,因此需要具备极高的生物安全性和化学安全性;②精准性要求严格:涉及体外受精和胚胎移植等过程,不仅要求试剂浓度极其精准,同时也要求试剂耗材的规格与各操作流程高度适配;③保存条件严格:如胚胎保存等环节需要更严格的保存条件,温度控制和光照调节等对于试剂保存至关重要,否则会影响胚胎的保存和复苏等;④时效性强:大部分试剂耗材都有严格的有效期,效期过后将无法为胚胎提供良好的生长环境;⑤品类繁多复杂:ART 诊疗的各个环节都需要不同功能的试剂耗材,而且来源广泛,不同来源的试剂耗材质量标准和管理要求也有所差异,这增加了管理的复杂性。

基于以上特点,试剂耗材精益管理的重要性体现在以下几个方面。

1. 保障医疗质量　生殖医学中心的许多检测项目都依赖于高质量的试剂耗材。准确的检测结果是后续治疗方案制订的基础。例如,对于一些复杂的基因检测项目,只有选择合适的、效期内的试剂耗材,才能确保检测结果的可靠性,进而筛选出健康的胚胎进行移植,提高 ART 助孕的成功率;此外,高质量的耗材还可以减少患者在手术过程中的感染风险、组织损伤等并发症,确保辅助生殖诊疗的顺利进行。

2. 降低成本和优化资源　试剂耗材是生殖医学中心运营成本的重要组成部分。试剂耗材精益管理可以避免浪费,从而降低成本。同时,合理的库存管理可以减少库存积压,降低库存占用资金的成本。

3. 合法合规与风险管理　医疗行业受到严格的法律法规监管,尤其在生殖医学中心,其运行标准更为严苛。因此试剂耗材管理必须遵守药品和医疗器械管理相关法律法规。同时,在试剂耗材的存储和使用过程中,也需要符合安全规定和质量标准。不当的试剂耗材管理可能会给患者带来风险。通过试剂耗材的精益管理,包括严格的库存管理、使用监督等环节,可以降低医疗风险,维护患者的权益。

4. 提升运营效率与服务水平　良好的试剂耗材管理可以确保工作流程的顺畅。同时,精益管理还可以避免因试剂耗材短缺而导致的工作中断。例如,提前做好申领计划和库存预警,当某种常用试剂库存不足时,能够及时补货,保证治疗和检测工作的连续性。生殖医学中心能够通过试剂耗材精益管理提供高质量的检测和治疗服务时,患者的满意度会得到进一步提升。

（二）生殖医学中心试剂耗材精益管理

1. 申领管理　试剂耗材管理工作水平直接决定着生产的效率。准时化的试剂耗材供应可以确保医疗活动秩序的顺畅；无试剂耗材的短缺，就会降低医疗安全事故的风险，减少库存负担等。生殖医学中心可成立专门的物资管理小组，即物资品管圈。物资管理小组运用品管圈的理念和方法，对试剂耗材的质量、申领、库存和使用等多个环节进行持续的质量监督与改进，以期达到合理管理库存和提升工作效率的目的。同时起到承上启下的作用，承上对应医院的采购供应部，启下对应各个小组物资负责人，相关职责见图 2-3-12。

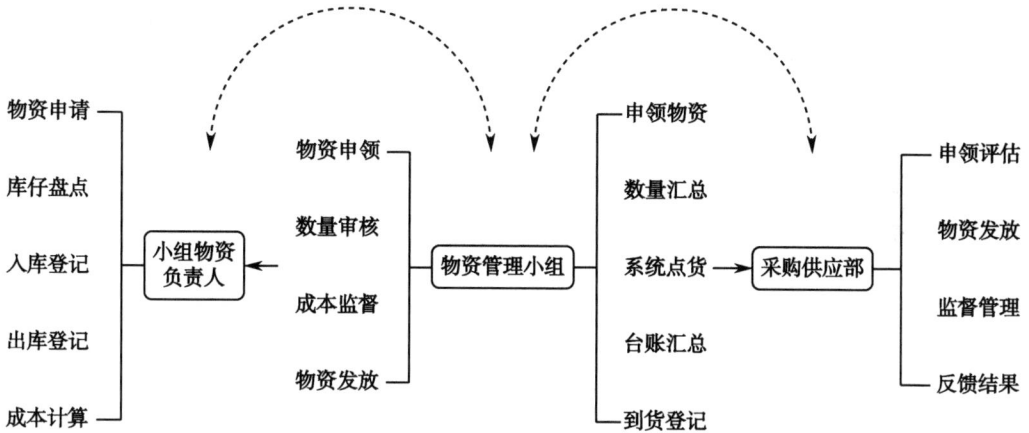

图 2-3-12　生殖医学中心物资管理职责

试剂耗材申领需要制订相关的制度流程。流程制订采用精益管理中的目视法，将申领流程可视化：制作一个清晰的试剂耗材申领流程图，将各个申领环节以直观的图形展示，明确展示流程步骤。此流程图可以在内部共享，方便员工随时查看（图 2-3-13）。

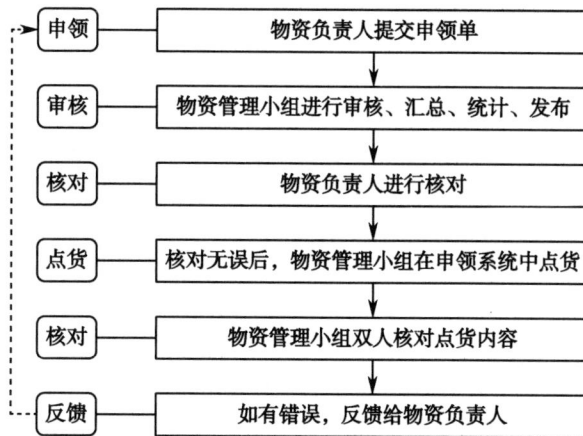

图 2-3-13　生殖医学中心试剂耗材申领流程示意图

生殖医学中心试剂耗材申领可参考以下具体流程：①各组物资负责人每周固定时间将申领单提交给物资管理小组。②物资管理小组根据申领红线审核各组申领物资是否合理，审核后将各组申领表（表2-3-1）汇总，先统计各组申领物资种类，并截图发在小组物资负责人工作群中，核对样表见表2-3-2。③各组物资负责人核对是否申领及申领物资种类，从而避免漏申领。申领表和核对样表的设计同样采用精益管理工具中的目视法，使填写内容一目了然，方便数据核对的同时，提升各组物资负责人和物资管理小组之间的沟通便捷性。④核对无误后，由物资管理小组在医院的物资申领系统中点货。⑤双人核对点货内容，包括试剂耗材规格型号、单价、申领数量、申领金额等。⑥核对后若单价、试剂耗材编号等有误，要及时更新物资目录，同时通知各组物资负责人进行更新并在小组物资负责人群中通知。

表 2-3-1　某医院生殖医学中心物资申领表

××组物资申领表																日期：	
序号	申领人	组别	物资分类A/B/C类	类别	物资编号	产品名称	规格型号	单位	单价	本周申请数量	本周申领金额	本月累计申领数量	申领红线	本月是否超线	超线说明	库存数量	库存金额
申领人：				审核人/日期：													

表 2-3-2　生殖医学中心物资核对样表

物资核对样表			
序号	组别	物资负责人	××日申领物资种类
1			
2			
……			

2. 入库管理　物流成本是指物资在运输、包装、装卸、储存、配送等各个环节所支出的人力、财力、物力的总和。想要控制物流成本，就需要物流部门和其他部门之间协同工作。生殖医学中心对物流成本进行控制时，首先需要库房配合采购部门和生产部门做好物资的出入库管理工作，这样才能实现物流成本的精益管理（图2-3-14）。

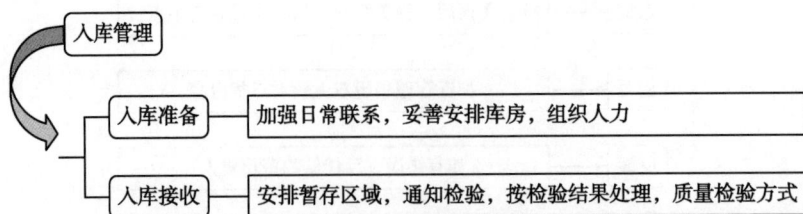

图 2-3-14　生殖医学中心试剂耗材入库管理

　　试剂耗材的库房管理应用精益管理方法中的 5S 法,使库房管理更加有序、高效,减少浪费和错误,提高工作质量。图 2-3-15 为生殖医学中心应用 5S 法管理试剂耗材入库的流程示例。

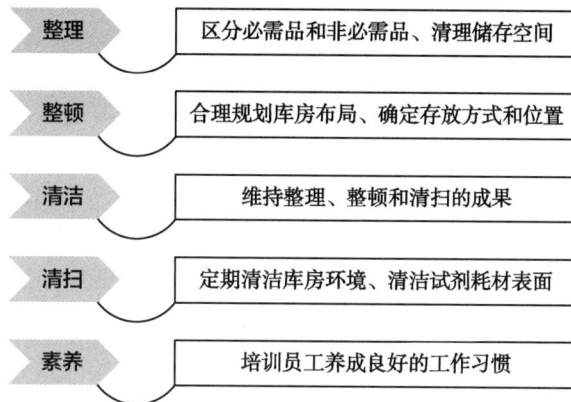

图 2-3-15　生殖医学中心试剂耗材入库 5S 管理流程图

　　(1)入库准备:试剂耗材入库时,准备工作的质量直接影响到整个库房工作的效率与效益。入库准备主要流程包括加强与物资相关部门的日常联系、妥善安排库房、组织人力等。

　　加强日常联系:医院采购部配送试剂耗材会不定时配送,规定办公卫材物资会在点货后的 1 周内到货,试剂 2 周内到货,需要物资管理小组提前关注未到货的情况,及时与组内、医院和供应商沟通。

　　妥善安排库房:物资管理小组在接到物资申领单并确认无误后,应根据库存商品、试剂耗材的性能、数量和类别,结合分区分类保管的要求,计算所需的存放面积,确定存放位置以及验收试剂耗材的场地。

　　组织人力:根据试剂耗材入库的数量和时间,做好收货、搬运和堆码等工作人员的安排,事先确定好入库顺序。

　　(2)入库接收:做好入库准备工作后,可以开始入库接收物资。入库接收的重点是要做好货物的点收和检验工作,即对货物数量、质量等进行检验。固定每周各小组的领货时间,根据各组申领单分发上周各小组申领的物资,若发货过程中发现数量或质量不对,需及时与院里库房沟通协调。

　　安排暂存区域:各小组领货后,小组物资管理员要及时安排存放区域。

　　通知质量检验:试剂耗材到货后,要及时通知相关使用人员对试剂耗材进行质量检验。

　　按检验结果处理:质量检验是物资入库前一个重要的关卡,不仅影响中心最终医疗活动的准确性,还影响各种直接或间接成本,甚至可以反映生产厂家的严谨性、效率与水准。质量检验人员对物资进行检验后,应根据不同的检验结果对物资进行以下处理:如检验结果合格,将被检物资入账,并放置在规定的区域,同时将相关数据登记;如检验结果不合格,需及时联系物资管理小组并与医院采购部沟通。

　　3. 降低浪费管理　生殖医学中心试剂耗材的浪费可能存在于各个环节,对试剂耗材需求的评估不准确、库存监控不到位、存储条件不当、操作不规范等行为均会产生浪费。因此,为了避免浪费行为,降低成本,更好地利用医疗资源,实现可持续发展,应从以下几个方面进行管理。

(1)精确需求预测：通过分析历史数据回顾生殖医学中心过去一段时间（如过去一年）的业务数据，包括各类ART助孕的操作次数、患者量、成功率等，以及相应试剂耗材的使用量，以此为基础预测未来的需求。

(2)优化申领策略：根据精准的需求预测，制订合理的申领计划。考虑试剂耗材的有效期、最小申领量等因素。对于有效期较短的试剂，要精确计算采购量，避免因过期而浪费，确保在有效期内用完。

(3)严格库存管理：通过建立完善的库存管理信息化系统，实时记录试剂耗材的入库、出库、库存数量、有效期等信息。工作人员可以通过电脑或移动设备随时查看库存情况。在库存管理流程中，明确要求工作人员在发放和使用试剂耗材时遵循"先进先出"原则：将新入库的试剂耗材放置在仓库的后部或底层，先入库的试剂耗材放在容易拿取的前部或上层，便于执行"先进先出"原则。

(4)人员培训与监督：对医护人员、实验室技术人员等进行定期的试剂耗材使用培训，培训内容包括新的操作规范、试剂耗材的性能特点、节约使用的方法等。加强对试剂耗材使用过程的监督，定期检查操作记录和实际使用情况。对于发现的浪费行为及时进行纠正，并分析原因，采取改进措施。

三、生殖医学中心物资精益管理实践经验

物资的精益管理在于日常的物资管理，包括日常管理方法、设备保养维修的策略以及相关文件的记录形式等。下面以设备为例介绍精益管理情况。

(一)设备的日常管理

1. 设备的识别管理　生殖医学中心运用目视化管理方法，每一个设备均有一目了然的设备标签码，包括设备的名称、管理编号、操作者、维护人员、运行状况、设备位置、校准计量、生命急救装置、操作流程示意等。设备的识别管理包括：①标注位置，画出大型设备的具体位置，场地地面使用胶带圈出准确位置。②在清晰空白处粘贴医院资产标签及中心资产标签（图2-3-16），一台设备在不同组使用，由大组设备管理员调配管理，一台设备标识唯一一个资产码。在判定一台设备运作异常后，需要悬挂或粘贴明显的"停用"标牌示意，操作人员需要在该标牌上标注签名和日期等内容，有效防止他人误用。③规划专用场地，手术室设备、胚胎室设备对粉尘、湿度、静电、噪声、振动、光线等环境条件要求特殊，必要时提前用透明胶带标示其位置，并附上醒目的警告提示。

2. 现场设备使用管理　仪器设备使用管理贯彻了精益管理的5S管理法，从整理、整顿、清洁、标准化和素养五个方面，深入开展设备的使用管理。①制作标准操作规程（SOP）：SOP是对某设备各个技术环节的操作进行指导说明的文件，为使用者掌握生产技术和合理使用设备提供了帮助，也是利用精益管理标准化作业的体现。设备到货时应配有设备原有的专用词语的说明书，需要根据实验室项目具体操作步骤逐条说明，制作简单易懂的SOP。②凭证操作：设备操作证是准许操作人员独立使用设备的证明文件，操作人员通过基础技术理论和实际操作技能培训考核后才能上机进行实验操作。③加强"三好""四会""六项纪

律"要求:对于设备操作人员而言,深入了解并严格遵守设备操作的"三好"(用好、管好、维护好设备)、"四会"(会使用、会保养、会检查、会排除故障)以及"六项纪律"(包括但不限于遵守安全操作规程、保持设备整洁、发现故障及时停机并报告等)的具体要求,是确保操作规范、提升工作效率与保障生产安全的关键所在。这些要求不仅是设备操作的基本准则,也是衡量操作人员专业技能与责任心的重要标尺(图 2-3-17~ 图 2-3-19)。

图 2-3-16　生殖医学中心资产签和中心资产签示例

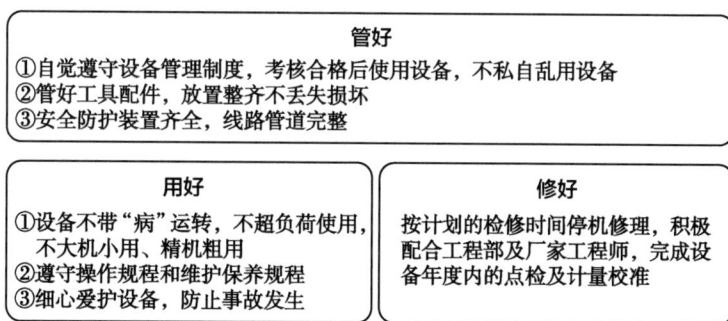

图 2-3-17　生殖医学中心设备精益管理的"三好"内容

图 2-3-18　生殖医学中心设备精益管理的"四会"内容

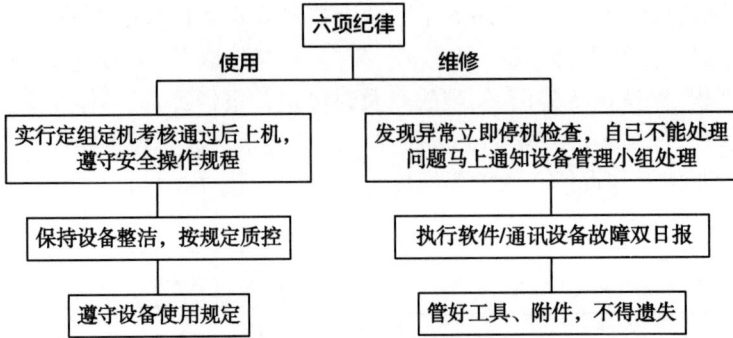

图 2-3-19　生殖医学中心设备精益管理的"六项纪律"内容

(二) 设备的维护与保养

1. 三级保养内容　依据设备保养工作量的大小、难易程度,设备保养可划分为三个级别,应用精益管理看板法管理,以不同等级设备保养卡为载体,展示仪器设备保养细节。

(1)一级保养:一级保养也是日常保养,是由仪器设备组内管理员或操作人员所进行的保养工作,其主要内容是对仪器设备的环境卫生、整机零部件是否松动及电源电压等方面的质控,保养范围在仪器设备的外部。针对发现的问题及时处理,每日进行质控并记录(表 2-3-3)。

表 2-3-3　生殖医学中心仪器设备一级保养卡示例

一级保养卡								
设备名称		医院资产码				中心资产码		
年　　　　月		直接负责人				直接上级岗		
日期	开机正常	周围环境	表面擦拭	加油	固件松动	……	保养者签字	备注

(2)二级保养:二级保养主要是为了清除设备使用过程中由于零部件磨损和维护保养不良所造成的局部损伤,减少设备有形磨损。由设备管理员或操作人员按计划与医学工程部和厂家工程师配合对仪器设备的各项技术指标进行检查和测试,主要是对内部的保养,检查有无异常情况(如声音、温度、湿度、气体浓度、指示灯、更换过滤器等),并填写保养记录单。二级保养主要依据"月保养记录检查表"完成,由操作人员和厂家工程师共同进行,特殊情况下可请医学工程部配合(表 2-3-4)。

表 2-3-4 生殖医学中心仪器设备二级保养卡示例

二级保养卡				
设备名称		医院资产码/中心资产码		
保养负责人		工程师		
项次	保养项目	保养标准	保养日期	保养结果记录
1				
2				
3				
……				

(3)三级保养：三级保养是以厂家专业技术人员为主,仪器设备操作人员参与的一种预防性维护检修。主要是检查仪器设备的主体部分或主要部件,调整精度,必要时更换易损部件,或进行标准值偏差测试和校正,为编制维修计划提供依据。三级保养工作结束后,操作人员除了要做好记录,还要及时检查其效果,并运用好检查表对三级保养的情况进行核查(表 2-3-5、表 2-3-6)。

表 2-3-5 生殖医学中心仪器设备三级保养卡示例

三级保养卡		
设备名称		医院资产码/中心资产码	
保养方式	1. 自行实施( )2. 厂家实施( )3. 医学工程部实施( )	
组别		上级岗	
保养周期		
厂家实施单位		
项次	保养情况记录	保养费用
1		
2		
3		
……		

表 2-3-6 生殖医学中心仪器设备三级保养效果检查表示例

三级保养效果检查表		
设备名称		医院资产码/中心资产码	
保养方式	1. 自行实施( )2. 厂家实施( )3. 医学工程部实施( )	
组别		上级岗	
保养周期		
厂家实施		
保养时间		
保养成本		

续表

项目	保养前	保养后	效率
工作效率			
故障率			
……			
综合评价			

2. 关键设备的维护　在诊疗过程中,每个项目组别都有关键设备,这些设备应实行"特护"。"特护"即设备的特级维护,中心会对这些设备进行买保(续保),由操作人员、厂家工程师、设备管理小组(医学工程部)组成特护小组,实行特护设备"三包"(包运行、包保养、包维修)制度,确保设备稳定运行。通过持续的"检查-处理-改善"循环,不断优化设备性能。这使关键设备始终保持最佳状态,进而确保项目达到高准确度。①操作人员:操作人员按岗、定时巡检,建立现场设备横向检查维护管理体系(图 2-3-20)。②厂家工程师:厂家工程师配合中心各组设备管理员定时、定点点检,建立现场纵向维护管理网络体系(图 2-3-21)。③设备管理小组(医学工程部):医学工程部专业技术人员进行专检,建立现场设备检查维护管理的监督保证体系(图 2-3-22)。④特级维护人员:操作人员、医学工程部、设备管理小组及厂家工程师应定期联合对关键设备进行检查和特级维护(图 2-3-23)。

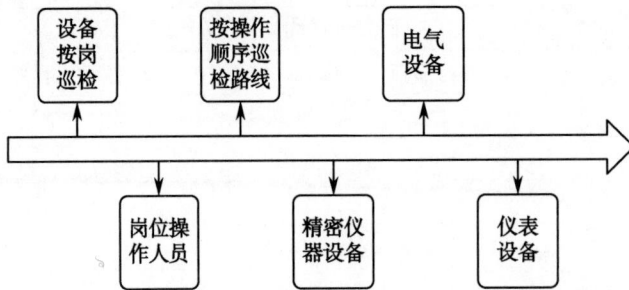

图 2-3-20　生殖医学中心现场设备横向检查维护管理体系

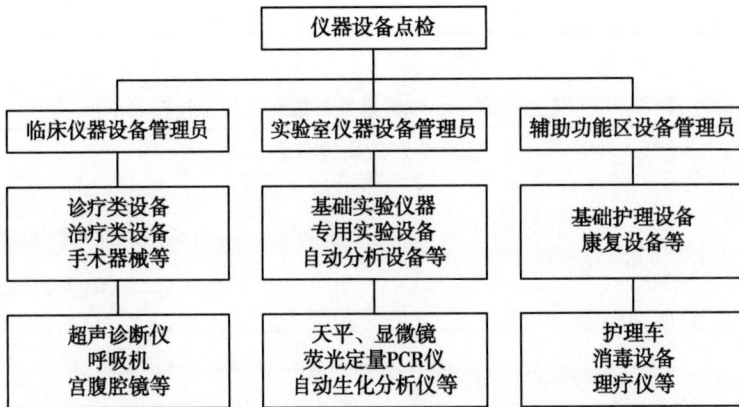

图 2-3-21　生殖医学中心现场设备纵向检查维护管理体系

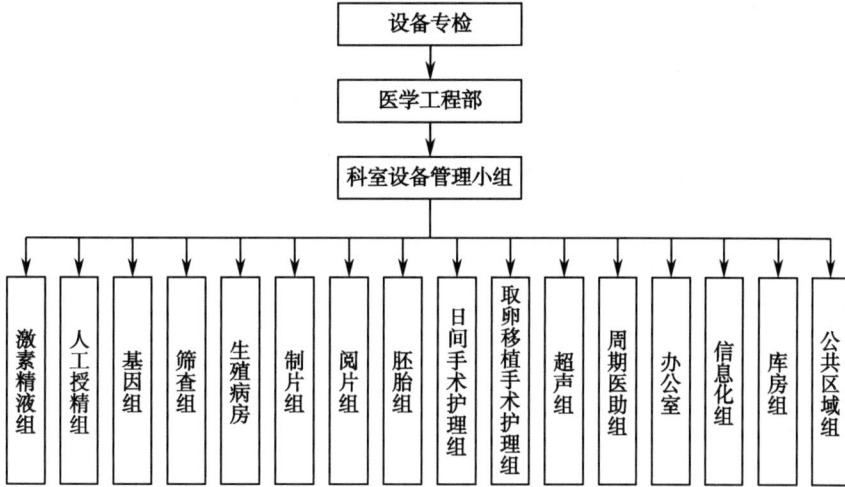

图 2-3-22　生殖医学中心现场设备检查维护管理的监督保证体系

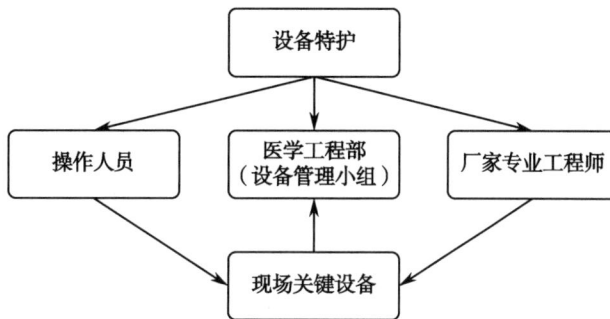

图 2-3-23　生殖医学中心现场设备精益管理的关键设备特护与检查

(三) 生殖医学中心设备的维修

1. 现场设备故障预防要领　采用 PDCA 循环法,从机械原因、人为原因、仪器电力原因和其他原因逐一分析仪器设备出现故障的可能原因。现场设备故障预防包括设备使用时的预防和日常运转的预防。设备使用时的预防要求设备安装时做好人员培训,培训内容包含设备使用的 SOP、设备保养、点检的要领以及故障时的处理说明。此外,设备操作人员须留存厂家工程师的联系方式,以备设备运行不良时进行沟通。日常运转的预防需严格执行 5S 管理,及时发现设备微小的问题,一旦设备发生故障,应停止操作,及时联系厂家工程师或医学工程部进行维修。

2. 选择设备维修方式　对于不同的设备建议选择相应的维修策略。根据维修内容、技术要求以及工作量的大小,对设备维修工作的划分采取不同维修策略(图 2-3-24)。维修方式分为大修、项目维修和小修三类。

(1)大修:设备大修是计划维修中的核心环节,因为其涉及的工作量最大,是对设备进行深度维护和保养的关键步骤。在这一过程,设备的全部或大部分关键部件都将进行细致的检修,这些部件可能因长期使用或磨损而出现故障或性能下降。针对这些部件,技术人员会进行评估,并根据评估结果决定是进行修复还是更换。

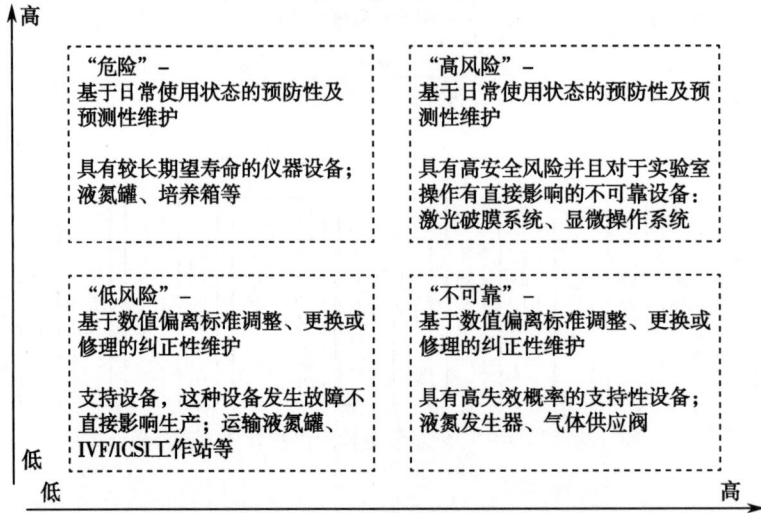

图 2-3-24 生殖医学中心设备的不同维修策略

(2)项目维修:项目维修是一种针对性的维修方式,依据设备的实际状况,专注于修复那些已无法正常工作或难以满足临床要求的部件。项目维修的特点为时间安排灵活、针对性强、停机时间短,并且能够及时配合医疗需求,有效避免过度维修。

(3)小修:设备小修是计划维修中工作量较小的维修。对目前工作设备的日常质控、定期检查和定期维护保养时发现的问题进行维修,以保证设备的正常功能。

3. 维修实施阶段管理 设备的维修必须依照各类维修计划来进行,做好维修准备、实施维修和维修验收三个阶段的工作(图 2-3-25)。

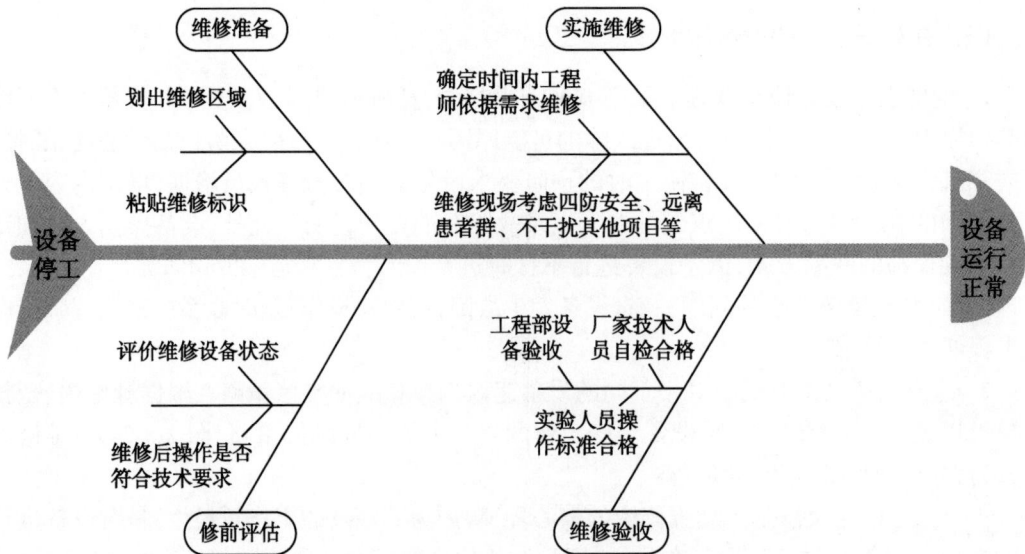

图 2-3-25 生殖医学中心设备维修实施管理鱼骨图

（1）维修准备：维修前,中心需划定维修区域并粘贴维修标识,区分正常与待修设备。同时,医学工程部联合厂家工程师,对待修设备进行技术状态调查及实验技术要求分析,确保精准维修。

（2）实施维修：在确定的时间内,维修人员依据维修任务书、技术操作规范对设备进行维修。在维修过程中,维修设备如需与外界隔离,中心设备资产管理小组工作人员负责划出合理区域,要充分考虑空间符合四防安全(防火、防盗、防破坏、防灾害事),远离患者群,不能干扰其他医疗项目正常运行等。

（3）维修验收：设备维修完成后,先经厂家工程师自检合格后,再由项目操作人员和医学工程部工程师共同进行设备维修后的整机品质检验和验收。设备管理小组和操作人员要认真查阅维修技术报告和维修检验记录,按规定标准检验合格后,工程师方可办理验收手续。验收工作由医学工程部填写设备维修报告,操作人员在设备维修报告上签字确认,并在"服务评价"栏内填写综合评价意见。各方人员在验收时如有个别遗留问题,不能影响维修后设备正常使用,可以在维修报告单上写明处理办法,由厂家限期解决(表2-3-7)。

表 2-3-7　生殖医学中心设备维修报告示例

设备维修报告				
报修科室		报修人		报修电话
报修设备		存放地点		
医院资产码		中心资产码		
设备型号		厂家品牌		
出厂编号		维修工程师		
报修时间		修复时间		
故障现象及描述				
检测故障原因及维修内容：□其他问题　□质量问题　□软件故障　□人为故障　□正常损耗 □使用不当　□机械磨损　□电器元件　□保养不足				
维修后状态：□工作正常　□需继续观察使用　□无法修复　□需返厂维修　□其他：_____				
维修工程师	开始时间	结束时间		维修工时
配件使用情况				
配件名称	型号	单位	使用数量	单价	合计费用
维修验收				
科室负责人		验收时间		
服务评价				
服务态度	□好　□中　□差	技术水平		□好　□中　□差
响应速度	□好　□中　□差	经办人签字		

（四）生殖医学中心设备精益管理中文件与记录

1. 设备编号管理　设备编号的目的是区分全医院各类医疗设备,以及设备中的仪表器械等,做到每一位编码与相应的仪器设备的唯一对应性。设备的编号直接关系到设备账、卡、物的统一管理,是实行设备分类信息化管理的基础。

(1)设备的编号范围:医疗中用到的各种医疗设备都要编号,必须无一遗漏。一些价值较低但对生产管理很重要的实验室工具同样也需要编号管理,如温湿度计、计量器具、超声探头等。

(2)设备编号的要求:设备编号需具备系统性、唯一性、通用性及实用性等多重特性。首先,编号的设计应具有高度的系统性和唯一性,确保每台设备都能被准确无误且独一无二地标识,从而保障设备编号的准确性和完整性。其次,编号要兼具通用性和实用性,能够适应不同类型和数量的设备,满足设备精益管理和应用需求。最后,设备的编号必须设计得易于使用和记忆,确保能够轻松记住并方便地运用编号进行设备的管理和操作。

(3)设备编号的规则分类:表 2-3-8 设备编号的规则分类可作参考。

表 2-3-8　生殖医学中心临床专用设备编号规则参考

设备分类编码目录						
1级项目名称	1级项目代码	2级项目名称	2级项目代码	3级项目名称	3级项目代码	最终代码
临床专用设备						
A		急救设备	0001	急救车	A	
				除颤仪	B	
		监护设备	0002	患者监护仪	A	
				胎心监护仪	B	
		麻醉机	0003	麻醉机	A	
		手术灯	0004	无影灯	A	
				立灯	B	
		吸引器	0005	吸引器	A	
		宫腔镜	0006	宫腔镜	A	
				宫腔镜镜头	B	
				腹腔镜	C	
				刨削	D	
		治疗仪	0007	不孕不育治疗仪	A	
				LEEP 刀(高频电刀)	B	
				输卵管通液诊疗仪	C	
				妇科理疗仪	D	
				……		
实验室专用设备						
B		泵	1001	微型台式真空泵	A	
		水浴	1002	水浴	A	
		显微镜	1003	正置显微镜	A	
				倒置显微镜	B	
				体视显微镜	C	
				荧光显微镜	D	

续表

设备分类编码目录						
1级项目名称	1级项目代码	2级项目名称	2级项目代码	3级项目名称	3级项目代码	最终代码
B		过滤设备	1004	纯水机	A	
				空气过滤装置	B	
		离心机	1005	水平离心机	A	
				高速离心机	B	
				迷你离心机	C	
				板式离心机	D	
		实验室摇床	1006	实验室摇床	A	
				振荡器	B	
				混合器	C	
				恒温培养箱	F	
				......		

设备编号的具体实施:设备分类规则分为4个等级。1级,资产属性。用字母表示,包括临床专用设备(A)、实验室专用设备(B)、普通电子设备(C)、高值耗材(D)、家具及其他(E)、无形资产(F)。2级,设备种类。2级设备种类代码编号兼顾1级设备属性,用4位数字表示,临床专用设备(0000)、实验室专用设备(1000)、普通电子设备(2000)、高值耗材(3000)、家具及其他(4000)、无形资产(5000)。3级,设备亚种类,代码编号以大写字母为序号,以3位数字表示,顺序编号。4级,具体仪器设备。

依据以上规则进行编号。资产序号:1级资产属性代码为开头,然后用4位数字,顺序编号。设备档案编号:2级设备种类代码编号-3级设备亚种类代码编号-设备亚种类序号。以倒置显微镜为例,①资产序号:B0001,实验室专用设备(B)-序号(0001);②设备档案编号:1003-B-001,显微镜(1003)-倒置显微镜(B)-序号(001)。

2. 设备档案卡管理 设备档案是设备采购、使用、管理和维修的重要依据。为保证设备维修工作质量,使设备处于良好的工作状态,中心对设备档案同样也实行精益管理,以充分发挥设备档案为日常设备管、修、用、服务的职能。

(1)设备档案的内容:设备档案是设备在规划、设计、购置、安装、使用、维修改造、更新直至报废的全过程中形成的并经过整理的,应当归档保存的图样、图表、文字说明、照片、录像及录音带等资料。具体来说,设备档案卡主要包括固定资产申领登记表、设备技术参数+售后服务需求确认单、设备验收报告单、配置清单、设备维修报告、设备保修申请单(买保/续保)、固定资产调拨表、固定资产报废表、设备信息卡首页以及其他资料等。

(2)设备档案资料的管理及要求:原始档案资料入档案管理室后须由设备管理小组工作人员按临床设备、实验室设备、手术室设备等顺序整理成套,并填写设备档案卡首页。技术资料应力求齐全、完整和准确;检验、检修和验收记录等资料原件由医学工程部收回,复印件由设备管理小组集中统一管理;设备档案应统一编号;型号相同的设备,可放至统一设备档案册中;设备经改装或改造后应及时更新照片。设备档案管理台账主要由设备汇总表、设备档案卡和设备资产编号等构成。各组需要将存放于本组的包括在用、停用、闲置、调入、报废等在内的所有固定资产列入设备台账,并在备注栏注明以上情况(表2-3-9)。

表 2-3-9　生殖医学中心设备台账示例

编号：　　　　　　　　　　　日期：　　　年　　　月　　　日

序号	编号	转固年份	到货时间	组别	负责人	状态	报废时间	类型	类别二	类别三	申请单编号	资产序号	资产档案号	设备编号	设备名称	规格型号	金额	出厂编号	楼层	房间	国家	产地	生产厂家	购入日期	经费来源	合同号	保修到期日	核算类别	启用日期	供货厂家	备注1	备注2
1																																
2																																
3																																
4																																
5																																
6																																
…																																

（3）设备资料档案管理要点：设备资料档案须由专人管理，设备资料应及时存档；个别设备的资料可先电子版存档，后续打印归档；新建设备验收后，相关验收报告资料、申报批准文件、合同和投入运行后的年检报告等都应及时归档；所有遗缺资料由设备管理小组负责补充，并按档案管理要求将设备资料存档。

第四节　数据管理是精益管理的主要抓手

生殖医学中心产生的诊疗数据量巨大，且来源多样。这些数据不仅关系到患者的隐私和安全，也是提高治疗成功率和推动医学研究进展的重要基础。由于数据的快速增长和多样性，生殖医学中心在数据管理方面面临着诸多挑战。数据的快速增长使其存储、处理和分析变得复杂；数据的多样性要求统一规范的管理流程；而数据的敏感性则对患者隐私保护提出了更严格的要求。因此，精益数据管理不仅能够保障患者的权益，还能够提升医疗服务的质量和效率，促进学科发展。

一、生殖医学中心数据管理的发展

数据管理是对 ART 诊疗过程中产生的大量数据进行系统化、规范化地创建、存储、整理、维护、分析和应用的过程（图 2-4-1）。这些数据包括患者信息、用药方案、治疗过程、实验室数据、诊疗结果等，能够为临床准确诊断和制订个性化治疗方案提供依据。生殖医学中心数据管理是一项系统的工作，精准而又全面的数据管理能为生殖医学中心提供多维度的有力支持，是精益管理的主要抓手，其对反映治疗水平、辅助决策分析以及提高医疗质量都至关重要。

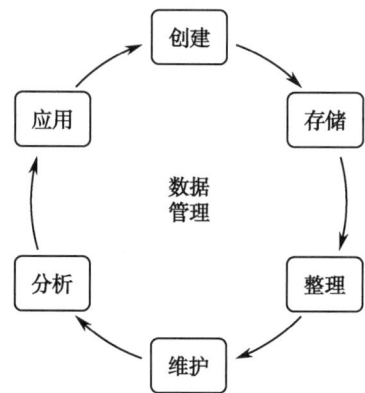

图 2-4-1　数据管理

二、生殖医学中心数据管理的重要性

（一）提升医疗质量

生殖医学中心积累了大量临床数据，通过数据管理，将患者的基本信息、疾病史、检查检验结果、医学影像结果、基因检测数据等多源信息进行整合，建立全面的患者数据库，可以更好地追踪和分析患者的治疗过程和结果，为临床提供丰富的参考依据，制订更加个性化和精准的治疗方案。例如，研究不同年龄段、不同助孕指征的患者对超促排卵的反应差异，为优化超促排卵方案提供参考依据。

（二）优化资源配置

数据管理可以帮助生殖医学中心了解资源使用情况，识别瓶颈和低效环节，从而优化资源配置。例如,通过分析不同年龄段人群的 ART 数据,可以调整治疗方案和资源分配,以提高整体的临床妊娠率和活产率。

(三) 推动科研进步

生殖医学中心积累的大量数据是进行科学研究的宝贵资源。通过对数据的管理和分析,可以对生殖疾病的发病机制进行深入研究。例如,通过分析不孕不育患者的临床数据和遗传信息,寻找与疾病相关的基因变异、分子标志物等;对比不同病因导致的不孕问题,分析其病理生理过程的差异,为疾病的诊断和治疗提供新的思路;还可以利用数据建立风险预测模型,根据患者的临床特征和生物学指标,预测生殖疾病发生的风险、治疗失败的风险等,这些预测模型可以帮助临床提前采取干预措施,提高治疗效果,减少不良结局的发生。

(四) 提升患者满意度

通过数据分析,可以了解患者的需求和反馈,分析患者的治疗成功率、着床率等数据,评估治疗方案的有效性。若发现某些治疗方法的效果不理想,可以及时调整治疗策略,提高治疗效果,提升患者满意度。

(五) 规则制定

精益数据管理有利于提升数据分析和预测的准确性,从而改善决策水平。良好的决策是基于经验和事实的,不可靠的数据意味着不可靠的决策。通过数据管理及分析结果制定质量控制规则,建立严格的质量控制体系,可有效规范医疗行为、确保诊疗安全和效果。

三、生殖医学中心数据类型

图 2-4-2 为生殖医学中心数据类型概览。

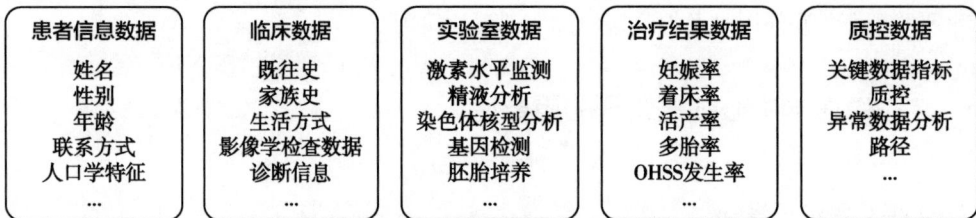

患者信息数据	临床数据	实验室数据	治疗结果数据	质控数据
姓名 性别 年龄 联系方式 人口学特征 …	既往史 家族史 生活方式 影像学检查数据 诊断信息 …	激素水平监测 精液分析 染色体核型分析 基因检测 胚胎培养 …	妊娠率 着床率 活产率 多胎率 OHSS发生率 …	关键数据指标 质控 异常数据分析 路径 …

图 2-4-2　数据类型

(一) 患者信息数据

包括姓名、性别、年龄、联系方式以及人口学特征等基本信息。

(二) 临床数据

包括患者的既往史、家族史、生活方式、影像学检查数据、诊断信息、治疗方案、超促排卵记录、手术记录、治疗反应数据和随访数据等。

(三) 实验室数据

男女双方的检查检验数据,如性激素检测结果、精液分析结果等。遗传学检查数据,如染色体核型分析结果、基因检测结果等。涉及 ART 过程中的实验室操作记录数据,如卵子质量、体外受精(in vitro fertilization,IVF)、卵胞质内单精子注射(intracytoplasmic sperm injection,ICSI)、胚胎培养、胚胎移植等详细操作数据。

(四) 治疗结果数据

通过数据总结得到的相关治疗结果数据,主要包括临床妊娠率、着床率、活产率、多胎率等关键指标,以及中重度卵巢过度刺激综合征(ovarian hyperstimulation syndrome,OHSS)发生率、术后盆腔感染发生率、术后出血发生率等并发症数据。

(五) 质量控制数据

用于监控和保证治疗质量的数据,如关键数据指标质控、异常数据分析路径等。

四、基于六西格玛质量管理体系的数据管理流程

生殖医学中心的精益数据管理流程,依据六西格玛质量管理体系,采用六西格玛中的 DMAIC 模型。DMAIC 是指定义(define)、测量(measure)、分析(analyze)、改进(improve)和控制(control)五个阶段,是一种基于数据驱动的质量管理方法。根据 DMAIC 模型,生殖医学中心数据管理每个阶段的主要内容划分如图 2-4-3 所示。

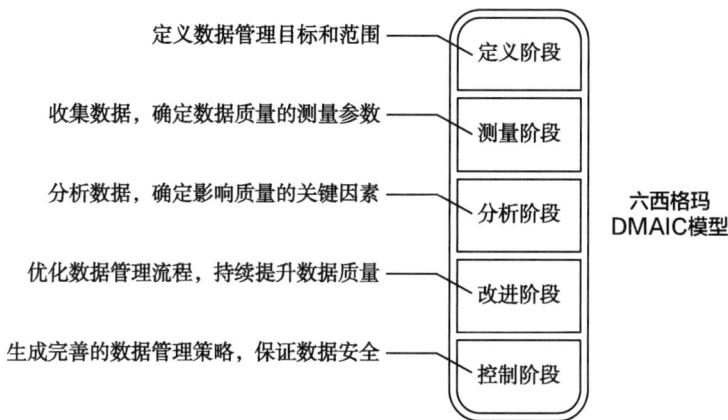

图 2-4-3　基于 DMAIC 模型的数据管理

(一) 定义阶段

作为数据管理的第一个阶段,此阶段需定义数据管理的目标和范围。生殖医学中心进行数据管理,就是要提高数据质量,优化患者治疗流程,从而达到提高成功率的目的。此阶

段还需明确管理的数据范围,涵盖患者基本信息、病史、检查检验结果、治疗方案及随访结局等所有数据。

(二) 测量阶段

此阶段要收集数据并确定管理过程中的测量参数。收集患者初诊时提供的信息以及后续的检查结果、诊断结果、实验室数据、治疗方案等记录。收集到的数据需准确录入电子病历系统或特定的数据管理系统,同时要确定数据质量测量参数并依据参数进行质量评估,如数据的完整性、准确性、一致性和及时性。以上四个测量参数会在后文中详细介绍。

(三) 分析阶段

数据分析阶段的目的是利用数据辅助使用者进行决策。对数据进行分析,可以最大化地挖掘数据的功能和价值。通过数据分析,可以发现治疗趋势、进行质量控制和改进治疗方案,充分发挥数据分析在促进管理、参与决策中的重要作用。基于数据分析结果,识别出对生殖医学中心数据管理和业务目标实现具有显著影响的关键因素。例如,发现某些检查项目因数据缺失率较高而影响整体数据质量,或者某些治疗方案在特定患者群体中的妊娠率较低需要进一步优化等,这些关键因素将成为后续改进阶段的重点关注对象。

(四) 改进阶段

此阶段要不断地优化数据管理流程,提升数据质量。针对分析阶段确定的关键影响因素,制订具体的改进策略和措施。如针对数据质量问题,规范数据录入规则和审核机制,加强对数据录入人员的培训;对于治疗流程相关问题,优化治疗方案的制订依据和决策流程,引入新的诊疗技术或方法以提高治疗效果。同时,要确保改进措施具有可操作性和可衡量性,并设定相应的改进目标。

(五) 控制阶段

此阶段需要完善的数据管理策略来保证数据的安全。数据安全关乎患者的隐私,针对可能出现的数据安全问题,要制订相应的控制计划和应对措施。如数据访问控制流程、数据安全事件应急处理流程等,确保生殖医学中心数据管理和业务运营能够持续稳定地处于安全可控状态并不断优化。

五、数据质量控制

数据质量控制发生在数据管理流程的各个环节。生殖医学中心可以将数据质量控制总体上分为两个方面,一方面是对数据管理过程中的质量控制,另一方面是对数据分析结果的质量控制。

(一) 数据管理过程中的质量控制

数据管理过程中的质控涵盖完整性、准确性、及时性和一致性四个测量参数。完整性让数据无缺失、无遗漏;准确性确保数据的真实、精确;及时性使数据能在关键节点发挥作用;

一致性保证不同来源的数据能够和谐统一。有效把控这四个要素，才能提升原始数据的质量，促使数据发挥更大的价值。

1. 完整性　确保生殖医学中心所有相关病历数据信息完整无缺。例如，对于一个接受ART助孕治疗的患者，从初诊到胚胎移植后的随访检查，每一个环节的就诊数据都应该被完整记录，不能有遗漏。这样可以为后续的诊疗提供全面的参考，避免因数据缺失导致治疗决策失误。

2. 准确性　数据的准确性至关重要。例如，精子和卵子的质量评估数据、胚胎评级数据等，丝毫的偏差都可能影响治疗方案的选择。因此，须对数据录入、存储和使用过程进行严格的质量控制，如采用双人核对制度，对重要数据进行反复验证，确保数据能真实反映患者的实际情况和治疗过程。

3. 及时性　及时更新也是保证数据完整性的重要前提。随着患者治疗过程的推进，新的数据需要及时录入系统。以ART中的超促排卵过程为例，卵泡的大小和数量每天都可能发生变化，只有及时更新这些数据，医生才能根据最新情况调整药物剂量和治疗方案，为患者提供最适宜的治疗策略。

4. 一致性　在不同来源、不同记录时间和不同记录人员之中，数据应保持一致，包括数据格式、内容及逻辑一致等。质量控制要对这些数据进行整合和标准化处理，使其在中心内部保持一致。例如，可以采用统一的数据标准和格式，建立数据关联和验证机制，当在一个地方修改数据时，相关联的数据也能自动更新或进行一致性验证。

(二) 数据分析结果的质量控制

ART数据关键指标的质量控制是确保患者安全和提高ART成功率的关键。关键数据指标能够衡量和保证ART治疗的质量。以下是生殖医学中心进行数据质量控制的一些具体措施。

1. 确定质控指标　遵循专业协会建议，参考生殖医学领域的国内外权威组织，如中华医学会生殖医学分会、美国生殖医学学会 (American Society for Reproductive Medicine，ASRM) 以及欧洲人类生殖与胚胎学学会 (European Society of Human Reproduction and Embryology，ESHRE) 等专业协会组织发布的专家共识、临床诊疗指南来确定质控指标。这些共识和指南涵盖了ART各个环节，推荐的质控指标能够直观地反映治疗效果。

2. 建立数据质控体系　根据生殖医学中心自身实际情况，设计适合本中心的质控体系，包括各类质控表单等。分别针对患者总体情况、患者妊娠情况、不同人员操作情况及出生随访等方面进行质控。

3. 异常数据分析路径　建立数据质控预警方案，当质控指标超过界限值或预警线时，启动异常数据分析路径。利用精益管理中鱼骨图分析法，从患者因素、用药方案因素、操作因素及其他因素等方面分析异常数据，为制订解决方案提供准确的信息。

4. 数据质控频率　分层次分别进行常规和动态质控。建立日、月、季度和年的质控体系。根据实际需求及周期数变化情况进行动态质控。

5. 数据质控指标的参考值　以自身既往数据确定数据质控指标的参考值及异常数据界值。根据《辅助生殖技术临床关键指标质控专家共识》建议，质控参考范围以上一年度相应指标数据作为基数，2个标准差之间的数值范围定义为正常范围，2个标准差以外的数据定义为异常。

6. 信息化质控 利用电子病历统计模块进行质控,可以辅助日常常规质控,起到节省人工时间、减少人为统计误差的作用。信息化质控对系统中原始数据的要求更为严苛,结果的准确性需建立在完整准确的原始数据基础之上。因此,可以利用信息化系统提供日常质控指标的一般参考值,帮助使用人员快速了解该指标的情况。

六、数据安全管理和患者隐私

在生殖医学中心,患者的个人信息、治疗记录、遗传信息等尤为敏感。精益数据安全管理是保障患者隐私的首要条件。生殖医学中心需要建立完善的数据安全管理制度,明确相关人员的职责和权限。数据安全管理可分为物理、人员、程序和技术四个层面(图 2-4-4)。

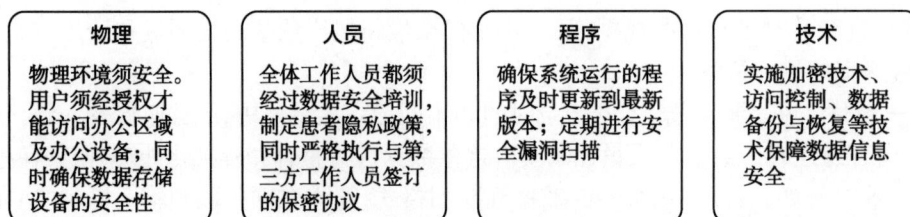

物理	人员	程序	技术
物理环境须安全。用户须经授权才能访问办公区域及办公设备;同时确保数据存储设备的安全性	全体工作人员都须经过数据安全培训,制定患者隐私政策,同时严格执行与第三方工作人员签订的保密协议	确保系统运行的程序及时更新到最新版本;定期进行安全漏洞扫描	实施加密技术、访问控制、数据备份与恢复等技术保障数据信息安全

图 2-4-4 数据安全管理的四个层面

生殖医学中心应如何保证数据安全,从而保障患者隐私呢? 以下是从数据安全管理的四个层面提出的一些具体做法。

(一) 物理层面

1. 安全的办公环境 限制对生殖医学中心办公区域的物理访问,采用门禁等措施,防止未经授权的人员进入。确保办公设备(如电脑、打印机等)的安全,设置密码保护等。

2. 数据存储设施安全 选择安全可靠的数据存储设施,如加密硬盘、安全服务器等。对数据存储设施进行定期维护和检查,确保其正常运行和安全性。

(二) 人员层面

1. 制定严格的隐私政策 明确生殖医学中心在收集、使用、存储和披露患者数据方面的原则和规范,向患者充分告知其隐私权利和保护措施。隐私政策应符合相关法律法规的要求,并随着法规的变化及时进行更新。

2. 员工培训与教育 对生殖医学中心的全体员工进行数据安全和患者隐私保护培训。培训内容应包括安全操作规程、数据保护法律法规、安全事件应急处理等。

3. 内部审计与监督 建立内部审计机制,定期对数据安全管理进行审查,确保各项安全措施得到有效执行。对员工的数据访问行为进行监督,防止内部人员滥用权限或泄露患者隐私。

4. 合同与协议管理 与第三方供应商(如软件开发商)签订合同和保密协议,明确双方在数据安全和隐私保护方面的责任和义务。定期评估第三方供应商保障安全的能力,确保其能够满足生殖医学中心的数据安全要求。

(三) 程序层面

1. 及时更新　确保软件系统及其组件(如操作系统、数据库、应用程序等)及时更新到最新版本。软件厂商通常会发布安全补丁来修复已知的漏洞,及时更新可以降低被攻击的风险。建立自动化的更新机制,确保更新过程的顺利进行,同时避免因更新导致的系统故障。

2. 漏洞扫描　定期进行漏洞扫描,检测系统中存在的安全漏洞。可以使用专业的漏洞扫描工具,对网络设备、服务器等进行全面扫描。对发现的漏洞及时进行修复,制订漏洞修复计划,并跟踪修复进度,确保漏洞得到妥善处理。

(四) 技术层面

1. 加密技术　对存储在数据库中的患者数据进行加密,确保即使数据库被非法访问,数据也无法被轻易读取。数据在网络传输时采用 SSL/TLS 加密协议以保障患者信息安全。

2. 访问控制　实施严格的用户身份认证机制,如多因素认证(密码、指纹等),确保只有授权人员能够访问患者数据。基于角色的访问控制,根据员工的工作职责分配不同的访问权限,避免不必要的权限扩散。例如,医生可以查看和修改患者的医疗记录,但其他人员可能只具备查询权限。

3. 数据备份与恢复　定期对患者数据进行备份,并存放在不同的物理位置或云存储,以防数据丢失。备份数据也应进行加密处理,确保安全性。建立完善的数据恢复计划,确保在发生数据灾难时能够快速恢复数据,减少对患者服务的影响。

七、数据管理在生殖医学中心的应用

数据的精益管理能够为医生提供全面而详细的患者信息,帮助其更好地了解患者的生殖健康状况、病史、治疗过程等,从而制订更加个性化、科学合理的治疗方案。同时,通过对大量数据的分析,可以深入研究不同治疗方法的有效性和安全性,为临床决策提供有力的证据支持。在当今数字化时代,如何充分利用先进的信息技术手段,实现生殖医学中心数据的精益管理,已成为生殖医学工作者的重要课题。图 2-4-5 为数据管理在生殖医学中心的应用。

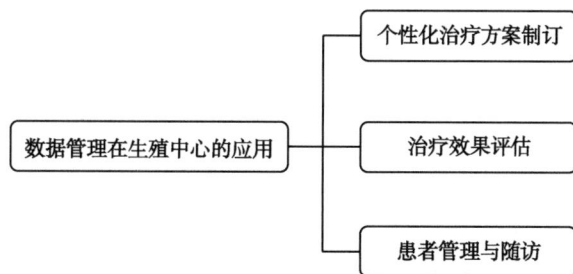

图 2-4-5　数据管理在生殖医学中心的应用

（一）个性化治疗方案制订

通过分析患者的年龄、病史、性激素水平、卵巢储备功能等数据，可以为每位患者制订个性化的治疗方案。例如，对于卵巢储备功能减退的患者，可以调整超促排卵药物的种类和剂量，以提高卵子质量和数量。利用数据评估患者对不同治疗方案的反应，及时调整治疗策略，提高治疗成功率。

（二）治疗效果评估

生殖医学中心数据可以用于评估各种 ART 助孕技术的治疗效果，如体外受精 - 胚胎移植、人工授精等。通过分析妊娠率、活产率、多胎妊娠率、流产率等指标，了解不同技术的优缺点，为临床决策提供依据。监测治疗过程中的并发症发生率，如 OHSS、感染等，及时采取预防和治疗措施，保障患者的安全。

（三）患者管理与随访

建立患者电子病历系统，记录患者的基本信息、治疗过程和随访结果。通过数据分析可以了解患者治疗的效果、满意度等情况，及时发现问题并进行干预。利用数据进行患者分层管理，对于高风险患者给予重点关注和个性化的随访服务，提高患者的治疗效果和满意度。

第五节　信息化是实现精益管理的重要保障

辅助生殖信息化管理是生殖医学中心管理的重要组成部分，其全流程信息化和精益管理模式对中心的持续发展至关重要。这种管理方式融合了管理和计算机技术，借助网络通信、数据存储、计算机技术以及工作流技术，构建了一个能够提供数据监测、挖掘和流程管理等智能服务的平台，从而实现全面的质量管理。ART 信息化管理是一项涉及生殖医学、管理学、信息学等众多学科的系统工程。针对生殖医学中心业务复杂、数据量大、管理要求严格规范的特点，信息系统已成为管理的理想载体和推进工具。精益管理指导生殖医学中心信息化和服务患者的理念建设，通过实现临床应用需求，数据深度挖掘，流程设计再造，系统建设及系统推广与完善，承接中心发展战略，成为生殖医学中心管理的重要保障。

一、互联网＋辅助生殖技术

"健康中国 2030"战略背景下，众多医院通过结合自身"互联网＋"信息化建设及"互联网＋医疗健康管理"思维模式建设互联网医院平台，为患者提供全方位、高效率、便捷的全生命周期医疗健康服务。生殖医学中心辅助生殖助孕人群的就医特点包括患者对体外受精信息缺乏了解、就诊过程漫长、短时间内往返医院频率高、检查流程烦琐以及复杂的就诊流程节点等。辅助生殖机构应以医院信息化为基础，与医院整体信息化管理密切融合，打造全流程线上线下相融合的就医服务，以提升患者的就医体验和质量。

(一) 患者全生殖周期服务

在生殖医学中心,患者全生殖周期服务是一种以患者为中心的综合医疗服务模式,信息化技术的运用使其得以实现。如图 2-5-1 所示,生殖医学中心通过信息化手段实现了线上线下服务的闭环管理。通过"互联网＋辅助生殖技术"信息系统,生殖医学中心能为患者提供智能分诊、预约挂号、报告查询、电子胶片、在线支付、智能随访、检查预约等一体化服务。这些功能进一步优化了就医流程,提高了中心工作效率,有助于构建和谐的医患关系。

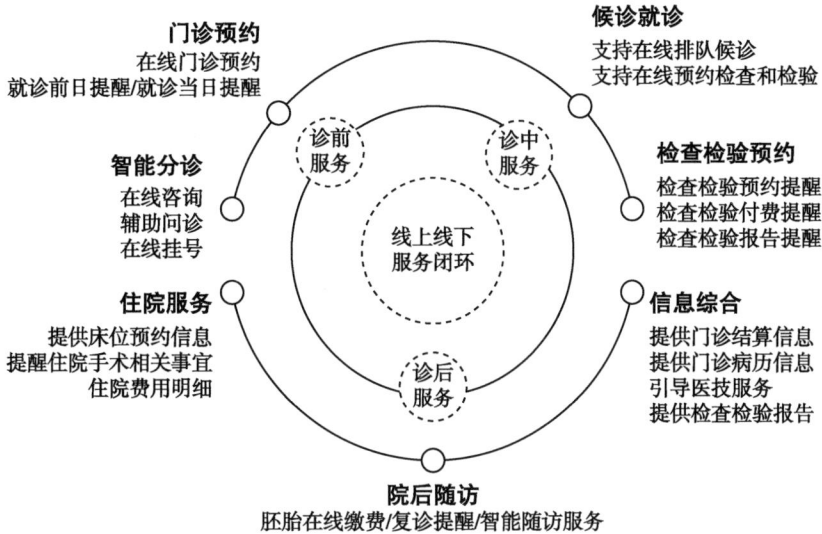

门诊预约
在线门诊预约
就诊前日提醒/就诊当日提醒

候诊就诊
支持在线排队候诊
支持在线预约检查和检验

智能分诊
在线咨询
辅助问诊
在线挂号

检查检验预约
检查检验预约提醒
检查检验付费提醒
检查检验报告提醒

住院服务
提供床位预约信息
提醒住院手术相关事宜
住院费用明细

信息综合
提供门诊结算信息
提供门诊病历信息
引导医技服务
提供检查检验报告

院后随访
胚胎在线缴费/复诊提醒/智能随访服务

诊前服务　诊中服务　诊后服务　线上线下服务闭环

图 2-5-1　生殖医学中心线上线下服务闭环示意图

图 2-5-2 为"互联网＋辅助生殖技术"信息系统助力实现诊前、诊中、诊后辅助生殖助孕患者全流程管理服务。

生殖医学中心通过信息化手段可实现患者全流程服务的创新实践,通过整合线上线下资源,确保全面的患者管理。图 2-5-3 为生殖医学中心信息化在患者全流程服务中的具体应用示例。该生殖医学中心采用的医疗服务系统全面覆盖了远程会诊、预约咨询、健康宣教等多功能模块,旨在提升医疗服务的效率和患者的整体体验。生殖医学中心通过这些功能模块为患者提供全面支持。①远程会诊:中心远程会诊模块允许基层医疗机构和其他专科医院,能通过视频会议与生殖医学中心医疗专家进行实时咨询交流,确保医疗服务的连续性和可及性。②预约咨询:通过中心智能预约系统,患者可以方便地安排咨询时间,系统会自动匹配医生和患者的需求,优化预约流程,减少患者等待时间。③健康宣教:中心致力于健康教育,通过在线平台和定期健康讲座,向患者提供疾病预防、治疗和健康管理的相关知识,增强了患者的自我管理能力。此外,生殖医学中心还通过以下工具和服务,确保患者在医疗服务的各个环节都能获得全面的支持。①双向转诊:中心与基层医疗机构和其他专科医院建立紧密的合作关系,建立双向转诊机制,确保患者能够根据需要在不同医疗机构之间顺畅转诊。②视频会诊:中心视频会诊服务进一步扩展到远程医疗服务范畴,提高医疗服务便利性。③客户关系管理系统:中心采用客户关系管理系统,不仅可以记录患者的健康信息和医疗史,还可以帮助医护人员更好地了解患者需求,提供更加个性化的医疗服务。通过这些信息化综合措施,生殖医学中心确保患者在就医过程中的每一个环节都能获得全面的支持和服务,从而显著提升患者的就医体验和满意度。

诊前	诊中	诊后
系统名称	**系统名称**	**系统名称**
1. 医院服务App 2. 医院服务网络账号 3. 医院服务远程医疗平台 4. 互联网医院在线咨询 5. 检查预约平台 6. 客户关系管理系统 7. 体检预约/导检	1. HIS/LIS 2. PACS 3. EMR 4. 手术麻醉系统 5. 叫号系统 6. 临床数据中心/CDR 7. 自助缴费/取报告 8. 检查预约平台 9. 门诊手术系统 10. A4纸质报告检验系统	1. 医院服务App 2. 互联网医院在线复诊（图文咨询） 3. 健康宣教 4. 随访系统 5. 体检报告解读 6. 胚胎续费系统
实现功能	**实现功能**	**实现功能**
1. 预约/挂号 2. 在线图文咨询 3. 检查预约 4. 在线会诊 5. 智能导诊 6. 在线转诊 7. 在线预约/咨询 8. 远程视频咨询	1. 现场/手机端查看叫号顺序 2. 自助缴费/诊间结算 3. 无纸化在线报告 4. 检查预约/手术预约 5. 手术验证/核对 6. 导医单/院内导航	1. 在线图文咨询 2. 预约挂号 3. 自助胚胎续费 4. 住院预交金充值/清单 5. 满意度调查 6. 在线病案复印邮寄等功能

图 2-5-2　生殖医学中心信息化平台推动患者全流程管理

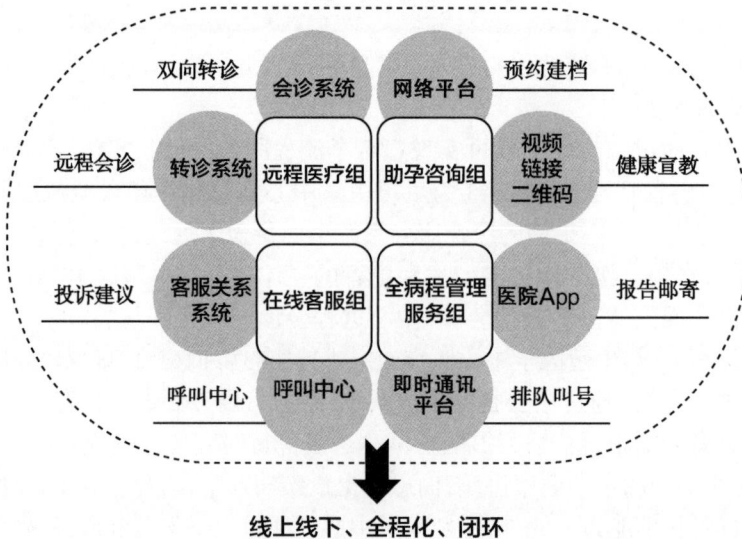

图 2-5-3　患者全流程管理结合信息化的应用实践

此外,系统还包括投诉建议、报告邮寄等功能,进一步完善患者服务体验。通过信息化手段,最终打造一个码、一张网、一朵云,实现患者全生殖周期健康管理(图 2-5-4)。

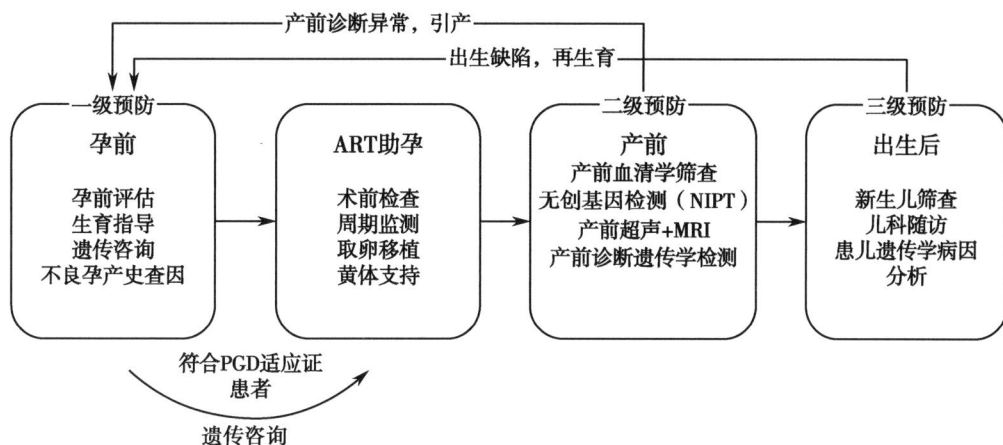

图 2-5-4　一个码、一张网、一朵云,实现患者全生殖周期健康管理

(二) 信息管理系统

生殖医学中心在"互联网＋辅助生殖"领域的发展中,可采用全面的信息系统来提升医疗服务质量和效率,主要分为以下两个部分:一是为医疗机构医务人员设计的信息系统,二是侧重于医患沟通和患者需求的信息系统。目前常用的系统包括:①门诊实验室信息管理系统(laboratory information management system,LIS)和医院信息系统(hospital information system,HIS),帮助医务人员高效地管理患者信息和医疗资源;②患者身份信息核对系统;③生殖周期病历管理系统,用于管理辅助生殖治疗流程的系统,能够记录、分析和报告大量数据,提高诊疗工作效率;④病历查阅系统,方便医务人员查阅病历资料,提高医疗服务的连续性;⑤实验室监测系统,对实验室环境和设备进行实时监控,确保实验条件的稳定性和安全性;⑥样本储存管理系统,优化样本的管理和存储,确保样本的质量和安全;⑦手机应用(application,App)和网络平台服务号,患者可以获取信息和服务,增强医患之间的沟通和互动;⑧自助报到叫号系统,简化就诊流程,减少等待时间;⑨远程会诊系统,患者能够在家中或远程地点接受专业医疗咨询,提高医疗服务可及性;⑩科室管理系统,涵盖人员、设备、物资等管理,提高科室运营效率;⑪手术系统、示教系统、麻醉系统;⑫质控及样本核对系统,保障医疗过程质量和样本准确性;⑬影像系统,存储和分析医疗影像资料,辅助诊断;⑭随访系统,用于跟踪患者诊疗结果情况,提供持续医疗服务;⑮患者关系管理系统,通过互联网手段,为科室提供患者满意度随访、医学随访、科研随访等关系管理,构建和谐医患关系。

中心系统间或系统内的运作采用先进的微服务架构,不仅可以提升系统的灵活性和可扩展性,还可以通过独立部署各个服务,增强系统的可维护性。为保障服务的高可用性和性能优化,生殖医学中心实施负载均衡措施,可有效分配网络流量和计算任务,避免单点故障,从而提升系统的整体性能。此外,还可建立全面的数据仓库,集中存储和管理数据,实现系统间的互联互通。这一管理策略不仅确保数据的一致性和准确性,还为负载均衡提供高质量的数据输入,保障数据的稳定传输和处理。为了提升医疗服务效率和患者体验,生殖医学中心需对部分系统进行整合,减少医生诊疗时在不同系统间切换的次数。通过这种整合,医生可以更便捷地获取患者信息和既往病历,进行诊断和治疗,有效提高工作效率。

　　如图 2-5-5 所示,生殖医学中心的信息化系统通过精心设计的交互流程,实现无缝连接和协同工作。这种系统间的高效协作,不仅提升了医疗服务效率,还改善了患者的就医体验。这些措施,有助于生殖医学中心构建一个高效、稳定、用户友好的辅助生殖医疗服务平台。

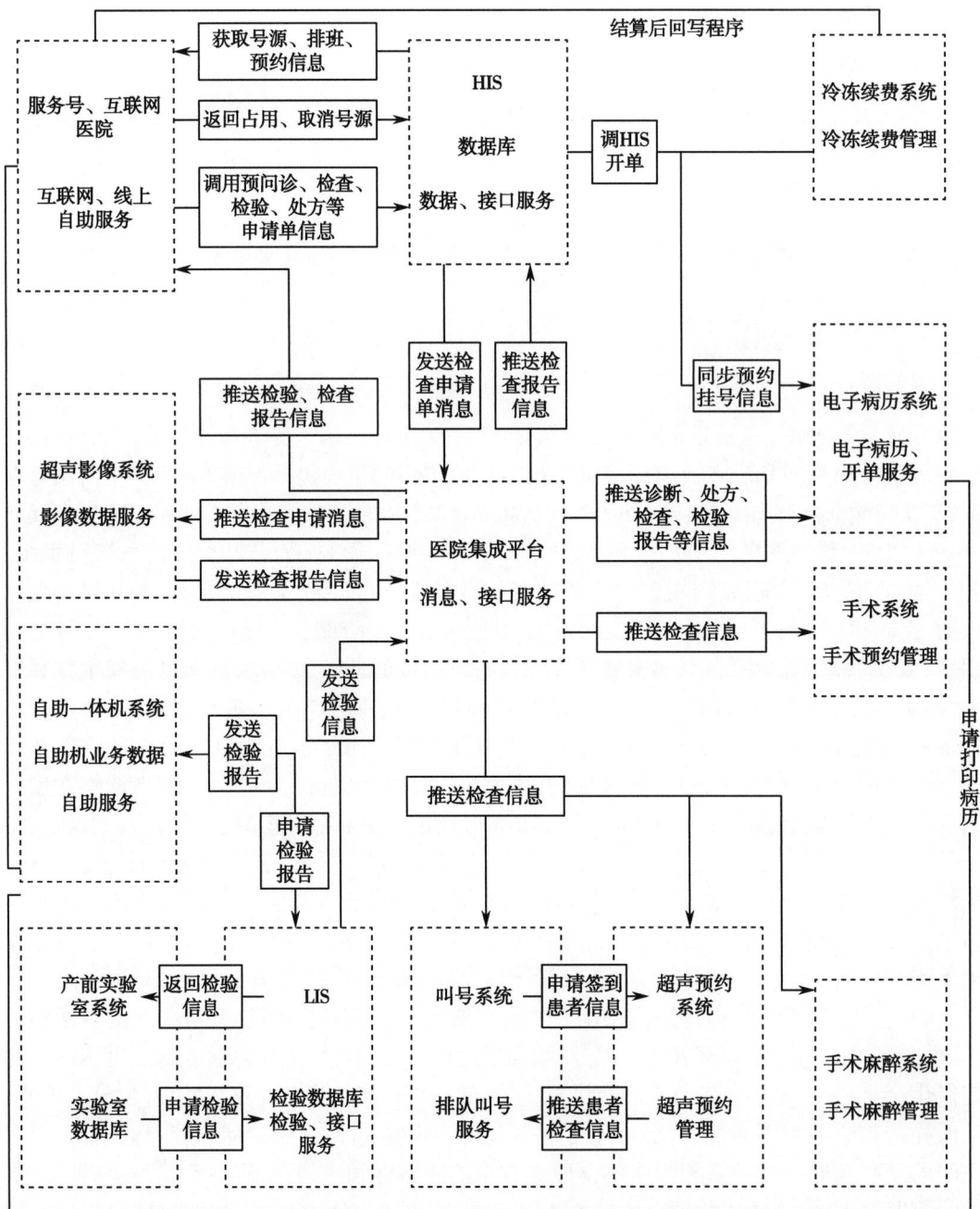

图 2-5-5　生殖医学中心信息化系统交互示意图

1. 随访系统管理　国家卫生健康委《人类辅助生殖技术规范》中明确要求辅助生殖机构须建立随访制度,对每一对助孕夫妇进行随访;机构对体外受精-胚胎移植的出生随访率不得低于95%;赠卵的临床随访率必须达到100%。中国疾病预防控制中心妇幼保健中心、中华医学会生殖医学分会及各省辅助生殖技术质控中心要求各辅助生殖机构定期上传相关数据及随访资料。通过这些随访结果,辅助生殖机构的管理层能够实施质控管理,评估 ART 的效能,同时了解妊娠结果、母亲的健康状况以及子代的发育情况。辅助生殖机构随访管理系统由软件及通信终端组成,根据生殖医学中心的业务流程特点定制开发。该系统与医院的电子病历系统、短信平台和呼叫中心对接,通过互联网实时便捷地为患者提供个性化随访服务。系统可根据女方实施助孕术的日期设置不同内容的随访表单、生殖随访任务计划,也可根据不同助孕术(人工授精、体外受精-胚胎移植、减胎术等)的日期设置流程化的随访节点和随访内容,定时发送随访提醒,电话随访满足自动拨号功能。同时,能与医院 LIS 及超声影像系统关联,自动获取患者孕期相关报告内容,如血人绒毛膜促性腺激素(human chorionic gonadotropin,hCG)结果;并可以进行随访相关内容的质控管理等工作。中心利用信息化技术进行智能化随访管理可优化随访流程,提高随访工作效率,提升患者黏度,建立一个高效、实时、结构化的随访管理系统,为患者提供标准化、系统化、优质化的院前院后服务。

2. 门诊病历管理　门诊病历管理是辅助生殖业务中的关键信息系统,负责记录患者在接受辅助生殖建档业务前的诊疗过程,并进行初步筛查。这一系统不仅满足初复诊患者的病历书写需求,而且结合辅助生殖就诊特点能够满足夫妇单方和双方就诊的情况。其能够记录门诊阶段患者的基本信息、病史、B超记录以及其他实验室检查项目,并实现医嘱下达及执行的全流程管理。如图 2-5-6 所示的门诊病历系统架构,展示了这一系统的高效整合与运作。

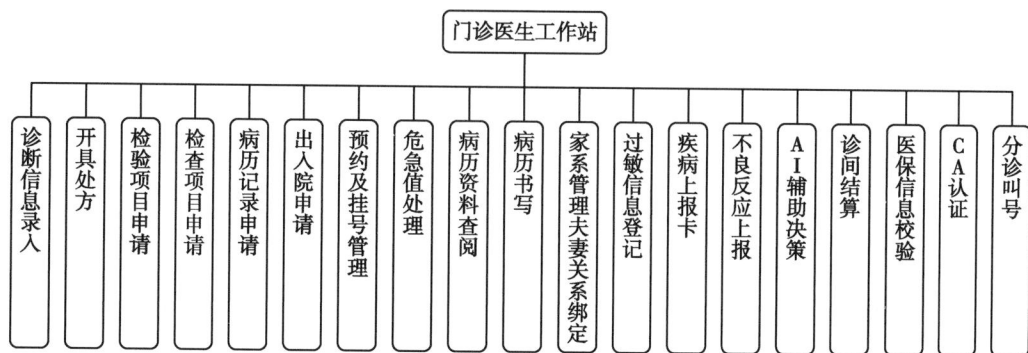

图 2-5-6　门诊医生工作站功能架构图

3. 辅助生殖病历管理　辅助生殖病历管理系统是符合国家辅助生殖技术管理规范,满足 ART 病历填写和管理要求的信息系统。该系统包括男女双方病历登记、建档、排卵监测、辅助检查结果、取卵移植记录、实验室配液、精液处理、胚胎培养等记录。系统首创疗程概念,将助孕记录进行一一对应,具备一定的智能化质控判断和算法数据自动默认功能,提高了病历书写质量和效率。图 2-5-7 为辅助生殖病历管理系统架构图。

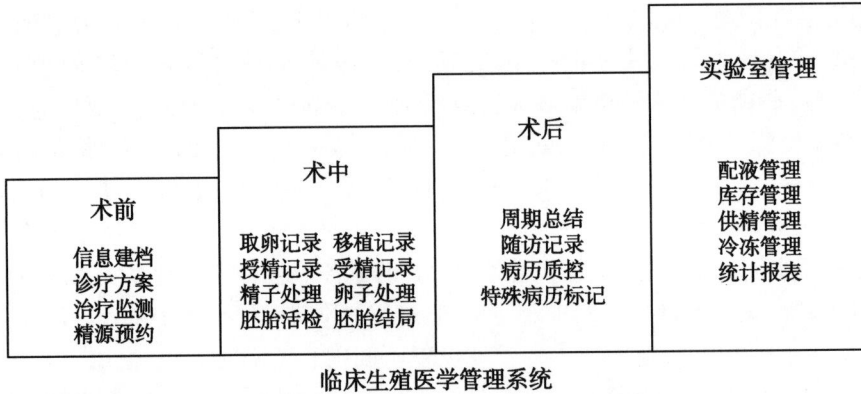

图 2-5-7　辅助生殖技术临床医学病历管理系统功能架构图

4. 患者关系管理系统　辅助生殖机构可设置客服中心,患者关系管理系统是其重要组成部分。这是一种旨在改善患者与辅助生殖机构之间关系的新型管理机制,目前客户管理系统已广泛应用于企业市场营销,正逐步向医疗产业应用。该系统主要包括,①咨询管理:用于管理未到院患者,可由工作人员手动登记患者的信息和意向,也可跟 App 对接,将在 App 上进行过咨询的患者或者基层医院转诊的患者的信息导入,便于工作人员跟进;②患者管理:用于管理已到院的患者,通过接口可以汇总患者在 HIS、LIS、生殖病历系统中的信息,便于工作人员更全面了解患者的情况,与患者进行更顺畅的沟通交流;③跟进管理:用于记录与患者的沟通情况,可以制订定期的跟进计划,由系统提醒工作人员进行跟踪回访;④随访管理:对已就诊患者进行定期的回访,可以根据患者的初诊时间、复诊时间、建档时间、取卵术后、胚胎培养第几天等阶段进行规则设置,系统会自动筛选出符合条件的患者,生成随访任务分配给负责人,工作人员每天对照任务对患者进行随访即可;⑤满意度调查:可以自由配置调查问卷,发布到 App 上由患者进行填写,系统可以查看填写结果并进行统计;⑥投诉建议:患者可在 App 上填写投诉或建议,系统后台可以查看记录,并进行流程化处理;⑦语音呼叫:对接呼叫系统,让工作人员可以在系统中直接对患者进行拨号沟通,来电时也可以自动通过来电号码关联到系统对应的患者,让接听的工作人员马上能查看到患者的信息;⑧即时通信:患者在 App 发起咨询,工作人员可在系统上收到并回复患者;⑨短信平台:对接医院的短信平台,可在系统中对患者发送或者群发短信,也可设置短信模板。

二、物联网 + 辅助生殖技术

(一) 物联网技术

物联网是一种通过射频识别(radio frequency identification,RFID)装置、红外感应器、全球定位系统、激光扫描器等信息传感设备、按照约定的协议把任何物品与互联网相连接,进行信息交换和通信,以实现智能化识别、定位、跟踪、监控和管理的网络。在医疗卫生领域,物联网技术被纳入战略规划,以引领医疗信息化模式的创新,利用物联网技术构建电子医疗服务体系,可以为医疗健康领域带来便利。

(二) 物联网在辅助生殖技术中的应用

体外受精实验室技术的标准化需要对技术的各个细节、内部和外部诸多条件设置各自的相关标准,实现质控的自动化,显然计算机信息化管理是实现这一目标最得力的途径。通过计算机信息化、智能化的管理结合物联网技术,可以每天实时观察体外受精技术的全部操作;可以及时报警某一步操作超时,也可以提示精子和卵母细胞是否匹配,避免出错;随时随地掌握实验室的运行状态,实时了解每一步操作细节,掌握实验室的质控数据;是确保体外受精技术标准化的关键。

目前,生殖医学中心实验室可以利用智能设备实现大部分环节的物联网。通过各种传感器结合管理软件对实验室的环境进行监控,如培养室环境温度、湿度、氧气浓度、挥发性有机化合物(volatile organic compound,VOC)浓度、细颗粒物(particulate matter 2.5,$PM_{2.5}$)浓度、培养箱内温度、二氧化碳浓度等。通过物联网第三方探头获取设备机器自身数据对实验室设备进行实时监控,如用独立的探针温度计监控培养箱状态、液氮罐状态、冰箱状态、预混气浓度、气体钢瓶压力、停电、烟雾等。通过对试剂出入库实行扫码等操作,对试剂进行联动管理;通过样本自动识别功能记录每个事件的关键节点信息;结合软件自动分析处理对实验室人员的操作联网,如技术操作时间、设备启动核对识别,以及对液氮罐、冰箱等设备的操作;人员操作联网后,可以对实验室人员的工作量和关键指标质控进行可视化管理,实现全节点、全流程、无纸化管理。

三、大数据 + 辅助生殖技术

(一) 大数据技术

"大数据(big data)"是指无法在一定时间范围内用常规软件工具进行捕获、管理和处理的数据集合,需要新处理模式才能具有更强的决策力、洞察力和流程优化能力的海量、高增长率和多样化的信息资产(图 2-5-8)。

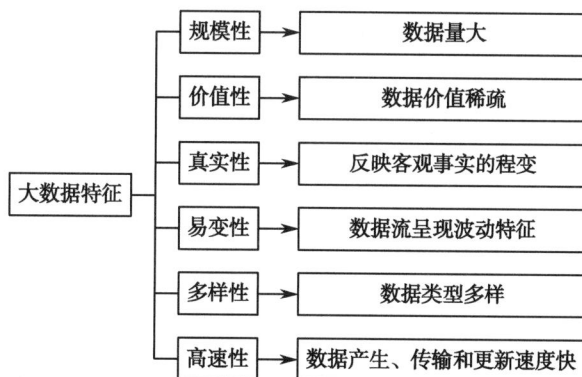

图 2-5-8　大数据特征

当前,医疗领域已进入了"大数据时代",ART大数据需要建立有效的信息化管理体系,实现数据的积累和存储。大数据的应用将成为人类ART技术未来提高生产力、竞争力、创新能力的关键要素,对生殖医学中心、医生、患者、医药企业均具有重要意义(图2-5-9)。

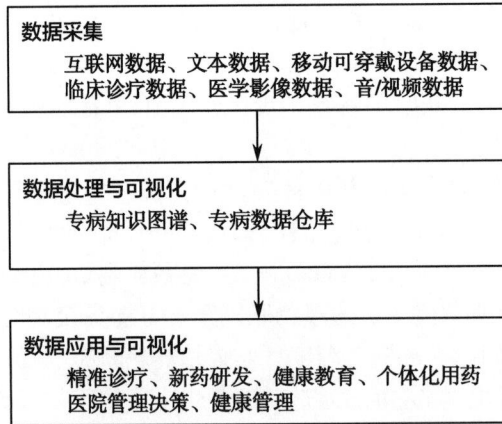

```
┌─────────────────────────────────────────┐
│ 数据采集                                    │
│   互联网数据、文本数据、移动可穿戴设备数据、   │
│   临床诊疗数据、医学影像数据、音/视频数据      │
└─────────────────────────────────────────┘
                    ↓
┌─────────────────────────────────────────┐
│ 数据处理与可视化                             │
│   专病知识图谱、专病数据仓库                  │
└─────────────────────────────────────────┘
                    ↓
┌─────────────────────────────────────────┐
│ 数据应用与可视化                             │
│   精准诊疗、新药研发、健康教育、个体化用药      │
│   医院管理决策、健康管理                      │
└─────────────────────────────────────────┘
```

图 2-5-9 数据采集在医疗大数据挖掘与可视化流程中的作用

(二) 大数据在辅助生殖技术中的应用

1. 临床诊疗 生殖医学中心的临床、胚胎室、护理等领域通过信息化控制,严格按照标准进行临床诊疗,合理安排流程,包括病历文书书写、就诊预约管理、手术计划管理、病案管理、医嘱执行、化验单有效期限管理等,实现开单、交费、执费、医嘱诊疗闭环管理。目前各大医疗机构均进行互联互通评级和电子病历评级,建立集成平台和临床数据中心,医生在诊疗过程中可一键获取患者既往病历信息,包括既往门诊就诊史及检查、检验、病理、影像结果,便于临床医生对患者进行综合评估,制订个体化诊疗方案。

2. 患者管理 利用叫号系统进行智能分析,评估不同时间内各岗位工作量,患者等待时间,包括最短等待时间和最长等待时间,有助于生殖医学中心合理调配其他岗位的人员以提供支援,及时发现潜在的问题,并据此制订有效的解决方案,优化流程。由此减少患者等待时间,便于管理者进行合理的岗位监督和管理。通过指纹、人脸识别或者其他身份信息(身份证、照片及相关证件)建立特异性标识。设置标准化参数,建立每个患者系统性的全流程电子档案,各项检查、化验之间自动连接、全程病历质控。

3. 质量控制 质量管理和质量控制始终贯穿于整个ART过程中。生殖医学中心借助结构化的病历系统、临床数据中心及科研平台为临床、科研、教学提供数据资源。系统可提供完善的查询与统计功能,自动计算各种比率,输出任意时间段相关报表,满足临床、实验室及监管部门所需的质控统计报表,减少烦琐的统计分析工作及数据录入工作。同时,系统可对同一患者不同周期进行关联,对同一患者不同胚胎进行关联,统计任意时间段累计妊娠和累计分娩情况,满足中心多样化的质控需求。解决临床问题最有力的方法是预防问题的发生,必须建立适合生殖医学中心日常流程的信息化管理系统,记录好每个环节的关键步骤和相关数据并进行分析。需要开发可操作性强的软件系统,实时输入数据,以便于回顾性分析。合理利用质量管理的绩效指标和故障指标。

同时,大数据时代为 ART 的标准化提供了更好的条件。大数据可以实现人类 ART 在实验室阶段的标准化,并在自动化、智能化的应用上有突出表现。大数据可以通过技术、条件的标准化,帮助找到正常发育的胚胎,提高辅助生殖的成功率。此外,通过数据监测和后续的挖掘分析可以获得关于实验室的标准化设置,如体外受精实验室的面积、设备数量、人员数量等。

四、AI+ 辅助生殖技术

(一) AI 技术

人工智能(artificial intelligence, AI)是大数据的主要驱动力,具有分析大数据的能力。1997 年,AI 系统已经被提出用于生殖医学领域。AI 在医疗保健领域的应用正日益广泛,特别是 ART 中,多种机器学习技术已被证明能够显著提升其性能。尽管在整合 AI 与生殖医学的过程中存在诸多挑战,但这一融合无疑将为生殖医学的未来指明一个重要的发展方向。AI 不仅推动生殖医学向"自动化"和"智能化"转型,还预示着一个更加精准和个性化医疗服务时代的到来(图 2-5-10)。

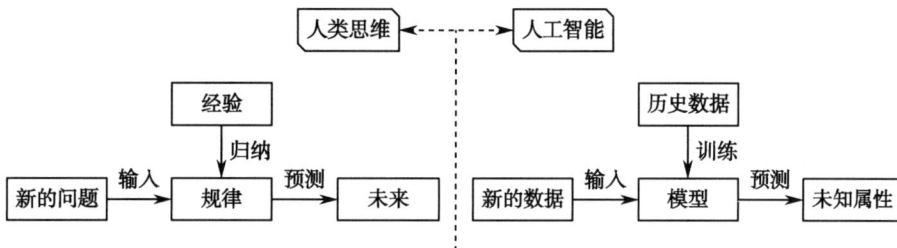

图 2-5-10 人类思维与人工智能预测流程对比图

(二) AI 在辅助生殖技术中的应用与挑战

近年来,AI 在 ART 中的应用研究,包括通过 AI 实现染色体核型的智能分型,内膜免疫标志物的自动诊断,患者咨询和管理,治疗方案选择,卵子成熟度预测,配子、胚胎的评估,精子优选,胚胎染色体倍性评估,胚胎植入能力评估,活产结局预测等。

利用 AI 技术可帮助生殖医学中心建立"自动化""智能化"实验室。目前体外受精实验室操作存在以下局限性:操作烦琐,占用人力资源多;人员操作差异,导致结果波动;重复性操作易导致人员疲劳,发生差错。自动化实验技术的应用可实现配子和胚胎操作的自动化,逐步改变传统模式,提高操作结果的稳定性,同时降低人力成本,减少人为差错;但自动化技术在临床应用中的效果仍需进一步评估。体外受精实验室数据量庞大,处理和分析这些数据需要耗费大量人力,效率低下,且不同人员之间的分析评估存在差异,客观性较差。AI 的应用可辅助进行卵子的评估,在 ICSI 前识别卵母细胞质量,辅助胚胎的评估,建立智能化胚胎发育潜力预测体系。研究显示,AI 智能评估可有效降低胚胎学家评估的主观性,优化工作流程和提升工作效率。此外,通过应用自制液氮自动添加装置、自动补液系统、玻璃化自动冷冻仪、智能化胚胎存取和管理系统、自动备液设备等,生殖医学中心可以进一步优化实验室工作流程,省时省力,降低风险,推动 ART 实验室向智能化管理迈进。

　　AI 越来越多地被应用于辅助生殖领域,用来优化体外受精诊疗流程,达到高效治疗的目的。但目前 AI 在辅助生殖领域的应用仍面临着不足与挑战。AI 评估存在"黑盒子"问题,即缺乏可解释性、存在偏差以及缺乏前瞻性随机对照试验(randomized controlled trial,RCT)研究,有待未来进一步解决。随着大数据质量的提高、AI 模型普适性的改善以及医疗领域应用相关法规的完善,未来可以在辅助生殖领域建立 AI 的数字自动化,从而优化诊疗流程,真正实现以患者为中心的精准诊疗。

第六节　文化建设是推动精益管理的内在动力

　　生殖医学中心文化建设是在长期医疗实践活动中塑造、培养、提炼而成的,是业务技术水平和精神风貌的集中体现。生殖医学中心文化建设影响医务人员和工作人员的价值观和行为,是引导全员参与精益管理的内在动力,对学科建设、人才培养、员工满意度和幸福感的提升、业务功能的发挥以及中心可持续发展都至关重要。

一、文化建设概述

　　1. 文化建设的内容与目标　如图 2-6-1 所示。

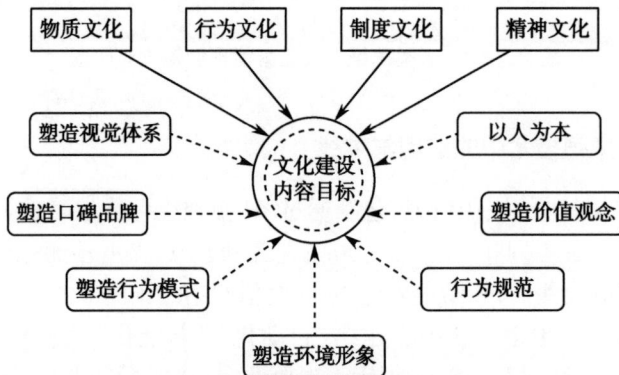

图 2-6-1　生殖医学中心文化建设内容与目标

　　2. 注意问题　文化建设需要与生殖医学中心的发展战略紧密配套,还需确保文化建设与其他工作能够协调发展,形成促进可持续发展的合力。

　　生殖医学中心的发展战略能够反映中心的核心价值观和宗旨,并且体现中心文化的特点。优秀的团队文化往往能够成为实现发展战略的内在动力,属于"软性"管理的范畴。为了实现战略目标,中心必须依靠优秀的文化来导航和支撑,通过文化来塑造品牌、建立信誉、传播形象,并提升竞争力。

二、生殖医学中心文化建设

(一) 物质文化建设

物质文化是一种可映射出团队精神面貌的载体。生殖医学中心物质文化包括中心的环境布局、先进的医疗设备以及便捷的服务设施等,直观展现了中心的使命、愿景和核心价值观。物质文化建设为生殖医学中心提供了塑造良好形象的有力支撑。一个整洁、温馨、舒适的诊疗环境,可以给患者带来心灵的慰藉,有助于提升诊疗依从性。同时,这样的环境也能让中心的员工在繁忙的工作中感受到美好,获得精神上的放松,增强中心的发展动力,并为中心的长远发展提供坚实的物质基础。

1. 布局与设计　生殖医学中心布局涉及内外空间设计,包括科室的布局、科室的外观以及内部的装饰。中心布局兼顾艺术性和实用性,旨在创造一个既美观又功能性强的医疗环境。改善科室的物理环境,如保持环境卫生、利用植物绿化调节工作环境的色彩、保持清新的空气、调整适当的照明度和适宜的温度、控制噪声等,创造一个更加舒适和高效的工作空间,有助于提升患者就诊体验。

2. 服务和品牌形象　品牌作为中心文化的载体,传递着中心的价值观,能够与目标受众产生共鸣。

通过这些物质文化的建设,生殖医学中心不仅能够为患者提供更加优质的医疗服务,也能为员工创造一个更加和谐、备受激励的工作环境,从而推动中心的整体发展和进步。

(二) 制度文化建设

生殖医学中心的制度文化是在长期的实践活动中逐渐形成的,包括了管理体制、政策法规、规章制度、工作守则以及管理目标等要素。作为中心文化的核心架构,制度文化体现了中心的价值观念、道德标准、行为准则以及技术发展的具体要求,是规范医疗行为的重要保障。

生殖医学中心的规章制度在规范中心及员工行为、塑造中心形象、保障中心正常运营以及推动中心长远发展方面发挥着重要作用。

1. 分类指导管理　根据不同的 ART,如人工授精、体外受精等,进行分类管理和精细化管理,严格控制技术适用范围。

2. 生殖医学伦理委员会工作制度　定期对生殖医学中心进行督查,每季度召开例会学习相关法律和伦理原则,指导解决生殖医学中心在医疗中遇到的伦理问题。

3. 人员培训　为维持 ART 的稳定性,提高新进人员取卵手术操作、实验室技术人员等业务水平及操作技术的能力,制定相应的培训守则。

4. 服务记录　包括门诊登记表、知情同意书等,各种记录应当及时、完整、准确、规范,实施电子化管理。

5. 技术规范和指南　遵循《WHO 人类精液检查与处理实验室手册》等技术规范和共识指南,确保技术服务质量。

6. 标准化和可视化管理　通过制订和执行标准操作规程,提高工作效率和质量的一致性。同时,使用看板、图表等工具可视化管理信息,使流程透明化,便于监督和改进。

7. 建立持续改进的机制　鼓励员工不断寻求流程优化和质量提升的机会,通过小步快跑的方式逐步实现中心的长期发展目标。

通过这些关键点,生殖医学中心可以建立和完善现代管理制度,积极稳步推进与中心功能定位相匹配、与现代管理相适应的决策,执行民主管理与监督等制度体系建设,从而促进中心的规范化运行和长远发展。图 2-6-2 总结了共性问题并提出改进建议,为中心制度建设提供经验借鉴。

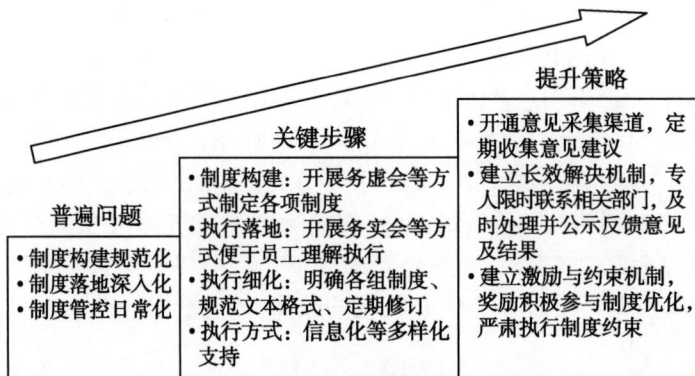

图 2-6-2　生殖医学中心制度文化建设

(三) 行为文化建设

行为文化是生殖医学中心文化的核心体现,包括员工的医疗技能、日常言行、着装仪态以及精神风貌等多个方面。员工的得体行为能够显著提升患者对医护团队的亲切感和信任感,从而在无形中增强中心的软实力。为了塑造良好的行为文化,中心可从以下几个方面着手。

1. 建立行为规范　制定明确的员工行为准则,包括专业医疗行为和日常办公行为,确保员工在与患者互动时能够展现出专业性和同理心。

2. 培训与教育　中心定期对员工进行服务礼仪、沟通技巧和患者关怀方面的培训,强化服务意识,提升沟通技巧。通过持续的教育和发展,员工能够更好地理解他们的行为如何影响中心的形象。

3. 激励与认可　中心对于展现出良好行为的员工给予认可和奖励,鼓励员工展现积极的行为模式,形成正向的行为文化。

4. 开放沟通渠道　中心鼓励员工就如何改善行为规范对中心文化提出建议。当员工感到声音被听到和重视时,更有可能积极参与到改进过程中。

5. 监督与反馈　建立有效的监督机制,确保员工遵守行为规范。同时,提供及时的反馈,帮助员工了解自己的行为是如何影响中心形象的,并指导其改进。

6. 文化融入日常　中心将文化和价值观融入日常运营中,不仅是在与患者的互动中,还包括员工之间的相互合作。

7. 处理不当行为 当不当行为发生时,应该及时且公正地处理,以此来强化行为规范的严肃性和重要性。

8. 持续改进 中心定期评估行为规范的有效性,并根据反馈和变化的需求进行调整。

通过这些措施的实施,生殖医学中心能够建立起一种积极、专业、关怀的行为文化,这不仅能够提升员工的个人形象,也能够增强整个中心的凝聚力和竞争力,为实现中心的长期发展目标奠定坚实的文化基础(图 2-6-3)。

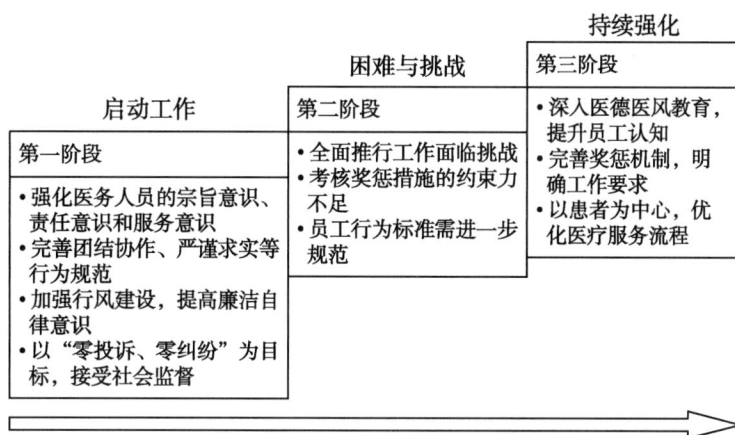

图 2-6-3　员工行为规范

(四)精神文化建设

生殖医学中心文化建设的核心就是精神文化的建设,也是中心文化理念的建设,中心文化理念的核心内容包括确立愿景、核心价值观等。愿景是组织内部成员共同制订的未来方向,核心价值观是中心在发展运行中的精神准则。

生殖医学中心的文化建设是一项复杂的系统工程,需要在物质文化、制度文化、行为文化和精神文化四个层面的建设。例如,从物质文化、制度文化、行为文化和精神文化四个维度同时开展中心文化建设。在物质层面,生殖医学中心提供基础性设施和场所,优化物质条件和环境,以提升医疗质量、服务和品牌。在制度层面,建立组织、人事、医护和管理制度,确保医疗服务的高效和规范。在行为层面,注重组间沟通和团队协作,通过营造学术研究氛围和制订合理绩效管理方案,提升医疗团队的专业性和协作性。在精神文化层面,生殖医学中心致力于实现"让更多想成为父母的人实现做父母梦想"的愿景,以"想生能生,能生生好"为使命,确立"患者至上,多学组协作"的核心价值观(图 2-6-4)。

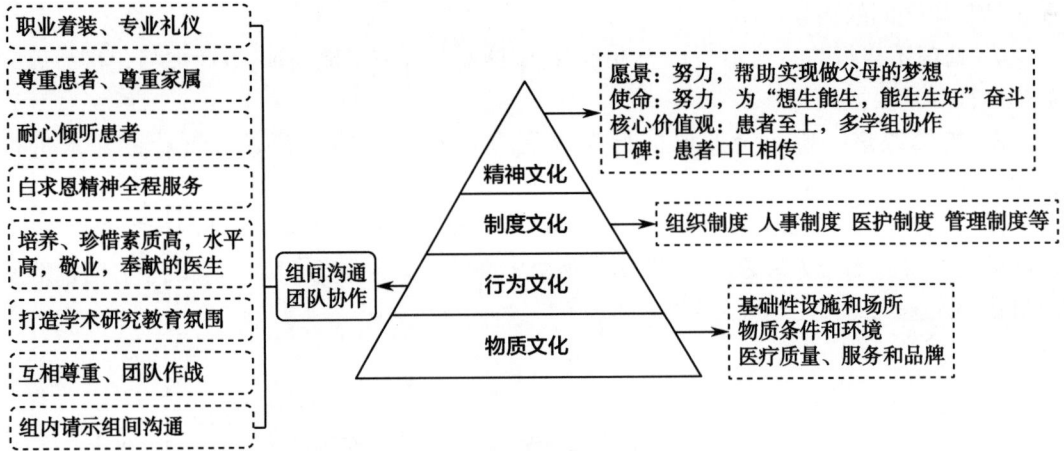

图 2-6-4　生殖医学中心文化建设

（刘睿智、朱继红、熊巍、张多多、刘思邈、张红国、杨潇、李琳琳、何晶）

第三章

精益管理如何提升胚胎实验室的
工作质量

胚胎实验室作为辅助生殖技术的核心载体,其运行效能与质量管理直接影响临床妊娠率与患者满意度。在医疗资源有限与患者需求精细化并行的背景下,精益管理以其"消除浪费、创造价值"的核心理念,为提升胚胎实验室的标准化、安全性与效率提供了系统性解决方案。通过精益管理保障胚胎发育质量的同时,构建科学、可持续的实验室管理体系。

本章聚焦精益管理在胚胎实验室的实践路径,系统梳理其关键应用场景与实施策略。主要内容包括实验室设计管理、实验室质量管理、冷冻配子与胚胎管理、供精管理、医疗文书管理和信息化管理。通过理论解析与案例实证为生殖医学中心构建胚胎实验室精益管理体系提供系统性参考,旨在推动胚胎实验室向更高效、更安全和更人性化的方向发展。

第一节　实验室设计如何实现精益管理

胚胎实验室设计效能直接影响实验室工作效率和临床成功率。精益设计以"消除浪费、优化流程"为核心理念,通过系统性空间规划与功能整合,为实验室构建高效、安全的操作环境。本节围绕胚胎实验室的精益设计展开,重点探讨如何通过模块化布局、动线优化及生物安全分级,解决传统设计中空间利用率低、流程复杂与交叉污染等问题。内容涵盖施工前需求分析、成本控制策略、以员工与患者为中心的人性化设计,以及洁净区动线分离、消防性能化改造等关键技术。同时,结合设备选型优化、智能传递系统与立体分区设计,实现样本转运效率提升与资源集约化配置。

一、精益设计理念和解决的问题

(一) 精益设计理念

胚胎实验室设计的精益理念为更高效、更流畅、更经济、更安全、更科学及更人性化(图3-1-1)。近些年来,精益管理理念下的"精益设计"相关理念和实践已被国内外众多生殖医学中心广泛采纳,打破传统空间规划的固定模式,构建、改造或者利用新的空间。精益设计的最终目标是使生殖医学中心医疗工作更高效(便利患者和员工)、日常工作流程更流畅(流程顺畅无阻碍)、工作成本更经济(价格低于预算或者类似项目)、运行过程更安全(保证运行过程中的安全)、空间设计和使用更科学(胚胎实验室设计必须严谨和科学),以及让实验室区域更人性化(让这片区域充满温馨)。

精益设计的重点在于减少浪费,符合实际工作流程,提高人和物的流动性,为患者和医护人员提供更好的就医环境,此外,还需尽力压缩成本至最低。如果用传统的方法设计和修建(或修复)实验室,可能会有许多浪费和误工现象,导致不必要的开支。精益设计可以帮助生殖医学中心建设一个更为优化的空间方案,不仅能够按时完工,还能节省成本。生殖医学中心通常没有充足的预算和精力完成一个大型工程,所以完善机构运营,使其随时间不断改进,通过这样的方式压缩成本尤为关键。依靠精益设计思维,参考实际操作员工的想法与创造力,一定能建造出真正符合生殖医学中心特定需求的医疗空间。

胚胎实验室是辅助生殖技术下人类精子和卵子相遇结合的地方,是生命诞生的起点,不孕不育患者希望的摇篮,也是生殖医学中心的"心脏"。胚胎实验室不仅是工作场所,还是新生命孕育的地方。因此,胚胎实验室的设计在保证科学性和严谨性的同时,融入人性化元素,可以为工作人员和患者创造一个更加舒适、温馨的环境。科学与人性化元素的完美融合是胚胎实验室精益设计的理念之一(图3-1-1)。胚胎实验室精益设计既是一门科学,也是一门艺术。精益设计能让工作人员、患者和来访者都能感受到温馨与关怀,每一个细节都充满了对生命的尊重和对未来的期待。

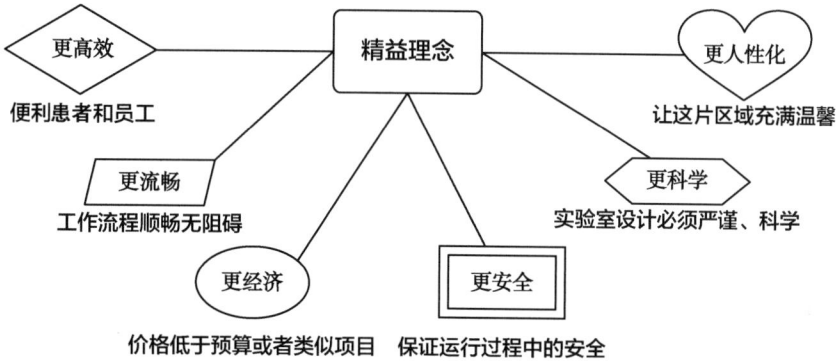

图 3-1-1　生殖医学中心胚胎实验室精益设计理念

(二)实验室精益设计解决的问题

1. 实际操作工作人员参与少　传统胚胎实验室管理模式中,实验操作人员常处于被动执行状态,其专业智慧未能有效释放。精益设计可通过建立"提案改善"机制,设置可视化建议箱,定期开展"改善周"活动,使操作人员能直接参与胚胎实验室的设计。

2. 不够重视实际工作流程　传统的设计过多着眼于空间和布局,通常只考虑如何拓展或美化等问题,而忽略了实际工作流程。胚胎实验室存在特有的流程挑战,其一是取卵、受精、培养、移植、冷冻等各环节时间节点严格;其二是不同生殖医学中心胚胎实验室的实际工作流程存在细节差异。工作空间设计要服务于实际工作流程的需要,或者为了最佳工作效果而同时改进两者。

3. 组间缺乏合作与协调　设计和建造通常是一个分批作业的过程,生殖医学中心涉及临床、实验室、护理和麻醉四个大组,但调查显示周期延误往往源于组间衔接不畅,以至于整个设计过程中缺少很多反复锤炼和精益求精的机会。精益设计过程要求每个成员都通力合作,共同设计建造更为有效的工作空间。

4. 空间利用问题　胚胎实验室设计需满足辅助生殖医学中心建设标准。常见空间问题包括洁净区流线交叉、应急缓冲区缺失等。通过优化布局,合理划分功能区域,提高空间利用率,避免空间浪费。

5. 设备管理问题　培养箱、显微操作仪、IVF/ICSI 工作站等关键设备的稳定性直接影响胚胎发育。合理配置设备,避免设备闲置和重复购置,提高设备利用率。

6. 人员动线的生物安全　胚胎实验室存在严格生物安全要求,实验室技术人员无效移动距离是重要影响因素之一。设置"单流向"工作路径,避免已处理样本与未处理样本交叉。采用 U 形布局设计显微操作区,使所有必需设备触手可及。某生殖中心胚胎实验室通过人员动线设计后,可大幅缩短卵母细胞体外暴露时间,样本污染率也将随之降低。

二、施工前的精益设计

(一) 设计未来前要理解当下

在进行胚胎实验室设计之前,必须充分了解当前的技术水平、设备需求、人员配置以及患者流量等实际情况。通过实地调研和数据分析,明确实验室的功能需求和发展方向,为后续设计提供依据。例如,了解当前胚胎实验室体外受精 - 胚胎移植和人工授精的周期数,预测未来发展趋势,从而合理规划实验室的规模和功能布局。既往生殖医学中心胚胎实验室设计要么单纯追求空间宽敞,要么借鉴或完全照抄照搬已有的其他生殖医学中心胚胎实验室的空间设计,缺乏根据本中心实际工作情况的实验室设计。因此,胚胎实验室应依据患者、工作人员的需求进行切实可行的空间设计。

胚胎实验室设计应征求员工意见,但员工在进行工作场所观察之前,很难对自己和患者的需求有清晰的构想和真实的理解。精益设计完成后才发现现有的格局对自己和患者会造成诸多不便。所以,精益设计理念指导下的方案能系统性解决问题,而不仅仅是要求工作空间宽敞。

在设计出满足实际工作流程的空间方案之前,了解工作的运作方式是精益设计的第一步,这样有利于启发设计师,根据其领悟到的内容修改设计方案。

1. 胚胎实验室操作区若没有合理的间隔,当一线工作人员需要使用移动式设备时,会造成实验室内部分区域阻塞。

2. 若试剂耗材储存室未与实验室相连,就会造成很多不必要的人员流动。

3. 医护人员和实验室人员没有独立的休息间,需要到公共休息室拿取一些必要物品。

4. 若两个主要的储藏柜位于中心区,在患者留观室或休息区域无法找到一些医用必需品,会造成医护人员的不便。

(二) 优化设计、压缩成本

精益设计的核心之一是优化设计以压缩成本。在胚胎实验室的精益设计中,可以通过以下方式实现成本控制。

1. 合理规划面积　根据实际需求合理规划实验室面积,避免过度设计。例如,胚胎培养室的面积应根据经阴道穿刺取卵术周期数进行调整,避免面积过大或过小。

2. 设备选型优化　选择性价比高的设备,避免盲目追求高端设备。同时,合理配置设备数量,避免设备闲置。

3. 材料选择　在满足功能需求的前提下,选择经济实惠的建筑材料和装饰材料,降低建设成本。

(三) 以员工和患者为中心

既然精益设计理念旨在为所有人创造更为优化的医疗空间,出资方在每个设计阶段的所有投入都极有价值。医护人员与患者对空间的需求是一致的,一方面,医护人员希望减少四处奔走以获取医疗用品的时间,另一方面,患者也需要有医护人员来陪护。在此情况下,可以在每个房间或者每个套间增加额外的物资安放点,以满足双方需求。

此外,反思习以为常的行为也是精益设计理念的要求之一。例如,把每层所有外围空间都改造为患者或者员工休息室,医院管理层放弃带有窗户的房间,将办公室搬到采光不好的中间区域,将最好的位置留给一线医护人员或患者。

(四) 工作量或工作流程的可变性

在制定一些关键决策时,如决定新胚胎实验室插座数量,生殖医学中心不仅要考虑未来工作量和工作情形,还要考虑设备数量和设备摆放方式等其他的精益管理改善情况。

另外,胚胎实验室工作量和工作流程具有一定的可变性,设计时应考虑这种可变性,确保实验室能够灵活应对未来的变化。例如,如何应对取卵周期数显著下降和正在治疗的周期进程改变。没有人能预知未来,但是生殖医学中心胚胎实验室精益设计可以为未来做好充足准备。

三、实验室场所设置与管理

(一) 实验室场所设置

胚胎实验室布局和设置必须符合相关技术规范要求。首先,场所要符合相应洁净度要求,场所设计时就要考虑各功能间的洁净级别及相互之间的关系,不同洁净度功能区之间要有适当的压差,能有效防止交叉污染。其次,对胚胎培养结果有影响的各种放射源、化学源远离胚胎实验室。此外,除各功能室之外还应设置不间断电源(uninterruptible power supply,UPS)室,保障培养箱等关键设备连接 UPS 进行持续供电;同时,还要控制好胚胎实验室的温度、湿度和噪声,通常温度控制在 24℃左右,湿度控制在 50% 左右,噪声控制在 50dB 以下,合理的实验室配置将有助于改善 ART 助孕结局。

胚胎实验室的设立需充分评估场地适宜性,包括可能的尘埃粒子、化学污染源和挥发性有机化合物(volatile organic compound,VOC),确保实验室内部空气质量,从而减少对体外受精成功率的影响。研究显示,胚胎实验室周围细小颗粒物的增加与体外受精妊娠率下降显著相关。因此,胚胎实验室的设立应远离污染源、交通枢纽和学校等人员活动密集场所、高压电线区域、生产和储存易燃易爆危险品区域。体外受精周期数是决定体外受精实验室面积的一个重要因素。根据《卫生部关于修订人类辅助生殖技术与人类精子库相关技术规范、基本标准和伦理原则的通知》(卫科教发〔2003〕176 号)规定,体外受精周期数<500 的生殖医学中心,胚胎培养室面积应不小于 30m²。如开展更多的体外受精周期,则相应需要更大的实验室面积。另外,胚胎实验室布局应方便人员之间的交流,要保证行走路线最短的原则;并且以胚胎培养室为中心,合理规划各功能室的分布。

(二) 实验室场所的管理

胚胎实验室以胚胎培养室为核心,取卵室、移植室、取精室、精液处理室及胚胎冷冻室等均与胚胎培养室相辅相成。按功能分区管理,极大地提高胚胎实验室使用效率,降低造价,减少建筑使用面积。

胚胎实验室硬件设施达标只是基本要求,实验室管理制度、人员管理及动态监测等方面对胚胎培养亦有重要影响。管理制度主要包括实验室控制性文件,如实验室清洁方法、消毒方法、人员出入管理等。工作人员是洁净实验室最大的污染源,因此要严格监督人员出入洁净区。所有人员应按照要求进行手卫生和更衣,严禁将与工作无关的私人物品带入实验室,严禁患有传染病、皮肤病等会对实验室环境造成污染的人员进入实验室。工作人员定期对实验室环境洁净度进行监测,规定实验室设施设备、空间的清洁和消毒周期,新风系统的初效、中效、高效过滤器要定期进行清洁和更换,确保洁净度能始终符合设计和胚胎培养要求。

四、实验室合理布局

胚胎实验室的布局与设计是实验室建设的基础和重要环节,影响实验室工作效率和安全。合理的实验室布局和设计可以提高实验室的工作效率和舒适度,减少人员和设备交叉干扰,增强实验室安全性和灵活性,为胚胎实验室工作提供良好的环境。因此,在实验室建设过程中,应充分考虑实验室布局和设计,根据实际需求制订合理的规划和设计方案,确保实验室能够满足工作需求(图 3-1-2)。

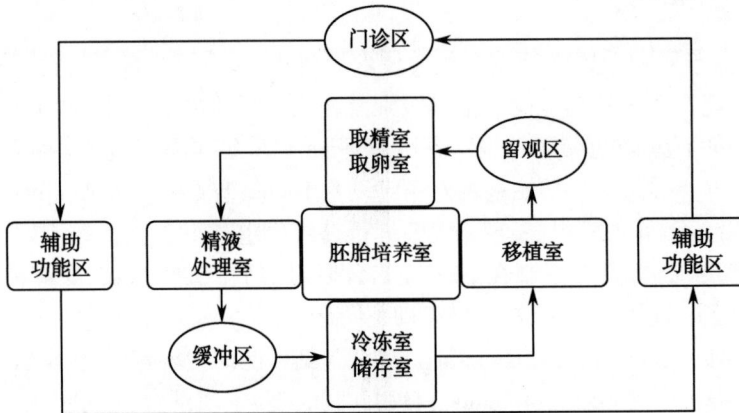

图 3-1-2　生殖医学中心胚胎实验室空间布局

(一) 主要功能布局

1. 胚胎培养室　胚胎培养室作为胚胎实验室的核心功能区,其空间规划需严格遵循生物安全与操作效能双重要求。根据现行《辅助生殖医学中心建设标准》,该区域基础配置应包含双人超净工作台、多气源培养箱系统(须设置二氧化碳、氮气及混合气体专用供气端口)等关键设备。但现行规范中 $30m^2$ 的最低面积标准已难以适应现代胚胎实验室发展需求。

以年取卵周期量为例,当取卵周期数突破 1 000 时,需同步增加培养箱、显微操作工作站等设备及相应技术人员,此时过小的操作空间将显著影响配子/胚胎操作安全性,而过量扩增又会增加管理风险。

国内优秀生殖医学中心胚胎实验室建设案例分析表明,年超促排卵周期数达 5 000 时,胚胎培养室面积宜设置在 70m² 左右。对于超大型生殖机构,建议采用立体分区设计策略,按取卵、胚胎移植(embryo transfer,ET)、冻胚移植(frozen embryo transfer,FET)等不同技术模块划分独立操作区,此举不仅能提升流程标准化程度,而且有利于信息化管理系统的部署应用。在精益设计理念的指导下,可进一步构建卵冠丘复合体(oocyte-corona-cumulus-complexes,OCCCs)收集、IVF/ICSI 显微操作、植入前遗传学检测(preimplantation genetic testing,PGT)、胚胎评估筛选、辅助孵化及冷冻解冻等专业功能区。这种模块化布局既能满足不同技术路线的标准化操作需求,又能实现设备集群化部署与实验数据系统化采集,有效提升实验室运行效率与质控水平。

2. 取精室　设置独立门禁系统保障隐私安全;室内配备影音设备缓解患者的紧张情绪;同步配置感应式洗手设施实现无接触操作。通过互锁式智能传递窗实现取精室与精液处理室或人工授精实验室的无缝衔接,构建精液样本交接闭环路径,缩短样本暴露时间。

3. 手术取精室　手术取精室与精液处理室建立物理相邻布局,采用互锁式智能传递窗缩短精子样本转运距离。标准化配置移动无影灯提升术野光照均匀度;墙壁插座系统按 4 面各 1 组配置,满足多设备供电需求。

4. 精液处理室　作为精液处理核心区域,需与取精室、手术取精室及胚胎培养室形成三角联动布局。标准配置生物安全柜与三气培养箱(CO_2 气源独立接口),建议采用模块化工作台系统,可随业务量扩展灵活调整房间内布局。

5. 取卵室　采用"双核驱动"布局策略,与胚胎培养室双向联动。配备墙嵌式气体终端(氧气、压缩空气、真空吸引接口),手术床周边设置多向电源矩阵。通过可视化传递窗实现卵泡液即时传递,与传统方式相比,可缩短 15~20 分钟样本处理响应时间。

6. 胚胎移植室　构建取卵-胚胎培养-移植黄金三角路线,移植室采用双通道设计(人员通道与胚胎传递通道分离)。设备配置参照取卵室标准,建议增设胚胎可视化确认系统,实现移植过程双重校验。

7. 液氮罐冷冻储存室　液氮罐冷冻储存室实施三级防护体系:①通风系统;②氧浓度监测系统(地面 0.5m 处与顶棚各设一个探测器);③防冻伤操作台(台面为斜面导流设计)。液氮罐布局采用半径 1.5m 环形操作区,提升存取效率。

8. 缓冲间　开发缓冲间"三合一"功能:①空气净化过渡;②电子病历录入站;③应急物资暂存。通过折叠、套叠或堆叠等形式实现不同功能模式切换,空间利用率可提升 60% 以上。

9. 辅助功能用房　建立设备、物资支持矩阵:①不间断电源室(UPS 间);②智能气瓶间(物联网压力监测);③耗材智慧库房(RFID 库存管理);④空调和净化机组实施"一托多"模块化设计,能耗降低;⑤污物间。

(二) 布局原则

1. 分区合理　依据不同功能用房洁净度的要求,布置洁净度梯度,设置洁净区和污染区,主要功能用房均设在洁净区,辅助功能用房均设在污染区。配子/胚胎操作、培养和冷冻室,以及试剂耗材储存室均应位于安全区域,并与公共通道隔离开,其间设置门禁。对于存放非洁净供给品(如气瓶、杜瓦罐和 UPS 等)的房间,应设置独立出入口,并且与洁净区连接处设置安全门(日常情况下关闭)。胚胎实验室与门诊、办公区等分开(图 3-1-3)。

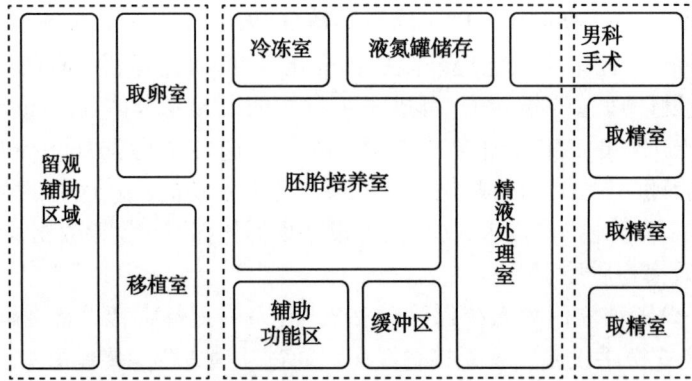

图 3-1-3　生殖医学中心胚胎实验室功能分区示意图

2. 层级构架　建立"一核多翼"功能布局体系,即以胚胎培养室为核心中枢(千级标准),辐射形成取卵-移植-精液处理-冷冻四大次级功能区(万级标准)。精液处理分区系统内嵌取精单元组(含常规取精室和手术取精室)。

3. 力求移动路径更短　执行配子、胚胎移动"黄金 3 米"原则:①卵母细胞采集至培养箱移动距离控制在 3 米范围内;②胚胎移植路径设置专用快速通道;③精液处理区与培养室建立直线路径。典型布局采用改良 T 型结构,较传统布局缩短样本转运时间。

4. 合理规划功能用房的连接方式　根据洁净度要求的不同,直接连通或通过设置传递窗和门进行连接(图 3-1-4)。培养室与手术室之间应根据实际情况设置传递窗和门;培养室与冷冻储存室之间应根据实际情况设置门;精液处理室与患者取精室之间应根据实际情况设置传递窗和门。

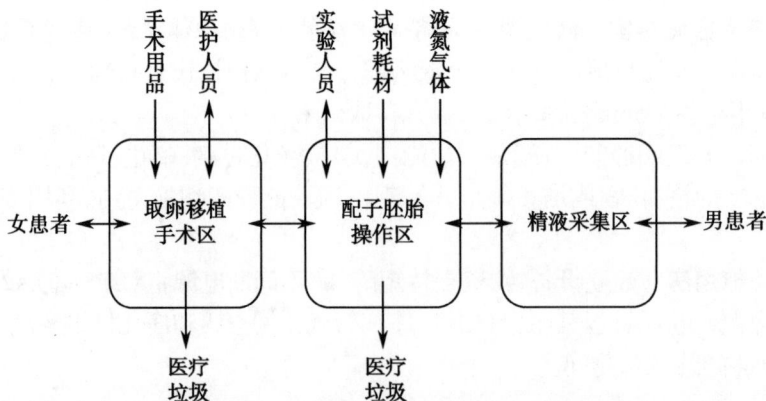

图 3-1-4　胚胎实验室分区连接示意图

（三）流线设计

1. 生殖医学中心的工作流程　ART 助孕全周期可分为六大阶段：①生育评估（门诊检查、诊断）；②配子采集（取精、取卵）；③配子处理（精液处理、卵母细胞体外培养）；④授精和胚胎培养；⑤胚胎选择［移植、冷冻、植入前遗传学检测（preimplantation genetic testing，PGT）、毁弃］；⑥随访管理（着床监测、妊娠及产后随访）。各环节严格实施"分流分离"原则，即医患分流（医护人员和患者分别设置专用通道）、洁污分流（物品单向流动）、人胚分离（配子和胚胎设置独立转运路径）。

基于操作规范与感染控制要求，空间动线系统应实现四类路径分离，分别是医护工作人员流线（双向净化通道）、患者诊疗流线（按性别分流设计）、洁净物资流线（单向供应体系）和污染物流线（负压传输）（图 3-1-5）。

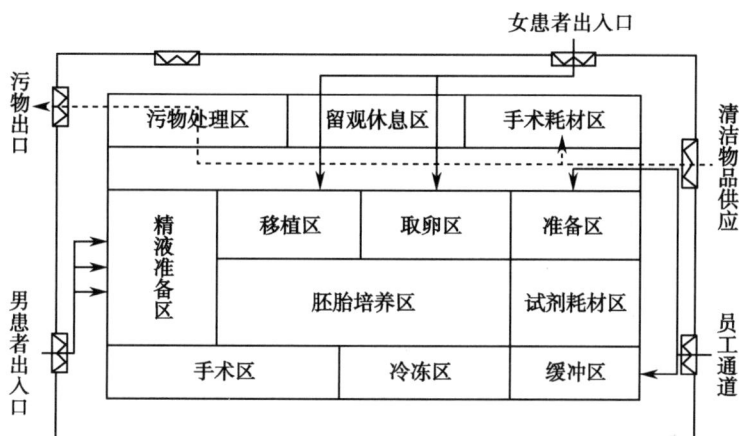

图 3-1-5　生殖医学中心胚胎实验室布局与流线示意图

2. 医护工作人员流线　执行三级净化程序：预清洁区（鞋柜更替）→缓冲区（无菌服穿戴＋外科洗手）→洁净工作区（洁净层流覆盖）。术后退出实施逆向流程，关键节点设置智能消毒装置（自动手消机、紫外线风淋），确保生物污染拦截率＞99.9%。

3. 女患者流线　采用阶段性管控：术前准备区（更衣和体表消毒）→洁净过渡区（静脉通路建立）→手术操作区（取卵、移植）→术后观察区（留观室）→离院通道（医患分流出口）。全程实施电子腕带追踪，确保路径合理合规。

4. 男患者流线　构建单循环路径：候诊登记→隐私更衣（手术取精患者）→取精室→精液样本交接→候诊大厅。关键区域设置双门互锁系统，样本交接时间控制在 3 分钟内。

5. 洁净物品流线　建立三级供应体系：供应室（预灭菌处理）→缓冲脱包间（外包装去除）→无菌暂存间（紫外线二次消毒）→术间使用点（智能仓储柜存取）。高值耗材实施二维码全程追溯，记录拆包至使用时间间隔。

6. 污物流线　执行四级防护标准：术间初级封装（防刺容器）→密闭转运（负压传递窗）→污物处理间（高温蒸汽灭菌）→医废暂存间（冷藏集装箱）。

(四) 消防安全设计

作为生物安全高风险场所,胚胎实验室在消防安全管理层面存在显著技术矛盾,其一是空间集约化设计与人员容载量低的特性虽降低了人为致灾概率,但高密度电子设备 24 小时持续运行和乙醇的使用,构成了 A 类(固体)、B 类(液体)、E 类(带电设备)复合火灾风险;其二是环境控制要求与消防疏散需求的冲突,具体表现为气密构造限制紧急出口设置、层流系统制约排烟效率、防护服着装延长撤离时间。这种生物安全与消防规范的双重约束,使传统灭火策略在此类场所的适用性大大降低,需采用性能化防火设计进行风险重构。

1. 防火性能化设计　①疏散系统优化:采用"双模疏散"机制,即日常状态保持气密隔离,应急状态启动电磁解锁。疏散通道配置光电导向系统,关键节点设置紧急通话装置。②防火构造升级:胚胎实验室区域采用 A 级防火复合材料,防火分隔采用"三明治"结构,即外层防火板 + 中间岩棉 + 内层不锈钢板,大大提高耐火极限。

2. 灭火系统创新　①核心区防护策略:实施"四无"防火设计。无明火源、无可燃物、无氧维持、无人值守。配备灭火装置(灭火毯、灭火器),可在短时间内控制火情。②辅助区防护:设置高压喷水系统,采用 K 型喷头。气体灭火区配置预警系统,实现火灾探测预警较传统系统更提前。

3. 防排烟　胚胎实验室区域排烟系统采用被动防护模式,其设计遵循生物安全优先原则。辅助区域实施主动排烟方案,配置双速离心风机,排烟管道采用双层保温结构,并通过电磁风阀实现洁净区与非洁净区的动态隔离。

第二节　实验室质量如何实现精益管理

胚胎实验室质量管理体系的构建需基于标准化质量管理工具,通过对人员资质、仪器设备、实验耗材、环境参数及操作流程实施系统性管控,建立覆盖质量监控、风险评估与流程优化的精益管理体系,旨在实现 ART 治疗结局的最优化。精益管理强调以患者需求为导向,其管理闭环始于精准识别患者对胚胎培养技术的质量预期,最终达成患者对助孕服务全流程的满意评价。胚胎实验室质量精益管理是以配子、胚胎体外发育质量为核心控制目标,强调始终把患者利益放在第一位,以精益理念贯穿配子、胚胎体外发育的全过程,保证全员参与,使用预防为主、不断改进的科学化方法,指导人、资源、机器和信息的协调活动(图 3-2-1)。

一、精益质量管理的六要素

在胚胎实验室精益质量管理体系中,核心控制要素遵循"人、机、料、法、环、测(5M1E)"模型。其中,"人"是指实验室专业技术人员;"机"是指各种仪器设备;"料"是指各种培养液、试剂、耗材及其他物品;"法"是指实验技术操作手册和方法;"环"是指胚胎实验室内外环境;"测"是指技术实施、实验检测或数据指标监测。

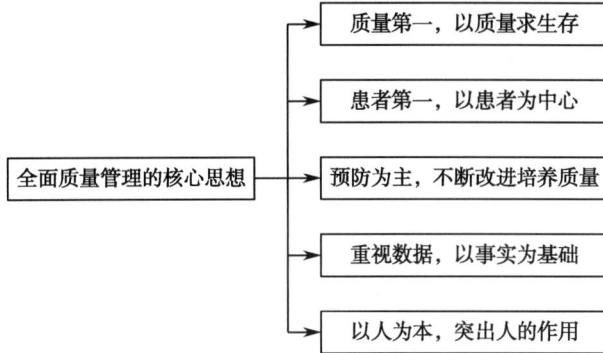

图 3-2-1　实验室质量精益管理的核心思想

(一)"人"的精益管理

在六大要素中,"人"是胚胎实验室质量管理的首要变量。在胚胎实验室的质量控制体系中,从关键设备的标准化操作与周期性维护、试剂耗材全流程质量验证,到标准操作规程的合规性执行与持续改进、实验室环境动态监控,再到胚胎发育潜能评估等全流程技术节点,均需胚胎实验室技术人员进行多维度专业技术决策。

胚胎实验室人员专业技术水平和技能必须符合《人类辅助生殖技术规范》要求。人员操作水平是保证实验室质量的关键因素之一,做好人员质量管理对于维持和提高体外受精成功率至关重要。人员的精益管理需要全方位管理,如人员选择与岗位设定、岗位培训与考核。建立人员档案,制订培训考核方案,按岗位制订合理的绩效管理体系;建立继续教育档案,鼓励员工不断提升自身专业技术水平。

1. 人员培训　胚胎实验室应根据实际工作量配备相应数量的专业技术人员,通过建立"一人多岗、一岗多人"的培训体系,保证人员价值最大化,即以最少的人员完成最佳工作量,从而精简人员结构和避免人员浪费。通过建立人员培训 / 考核方案和人员档案,记录其岗位培训过程和考核结果(表 3-2-1)。培训档案中应详细记录工作人员入职时间、培训时间、培训内容、操作例数、考核结果和考核老师等内容。

表 3-2-1　胚胎实验室人员培训考核表

带教人＿＿＿＿＿＿＿＿＿＿　培训人员＿＿＿＿＿＿＿＿＿＿

序号	岗位	培训进度[a]	培训日期[b]	培训时长[c]	考核日期	考核人[d]	备注
1	日常质控						
2	备皿加油						
3	常规精液处理						
4	移植核对						
5	AIH						

序号	岗位	培训进度 a	培训日期 b	培训时长 c	考核日期	考核人 d	备注
6	IVF 加精						
7	AID						
8	睾丸穿刺精子处理						
9	胚胎换液核对						
10	胚胎换液						
11	配液						
12	病历录入和质控						
13	OCCCs 收集核查						
14	胚胎评分记录						
15	显微取精精子处理						
16	OCCCs 收集						
17	ICSI 精子制动						
18	精子冷冻						
19	IVF 去除颗粒细胞						
20	ICSI 去除颗粒细胞						
21	移植						
22	胚胎评分						
23	辅助孵化						
24	ICSI						
25	胚胎交代						
26	胚胎冷冻						
27	胚胎解冻						
28	补救 ICSI						
29	PGT 胚胎活检						

注：AID. 供精人工授精；AIH. 夫精人工授精；ICSI. 卵胞质内单精子注射；IVF. 体外受精；OCCCs. 卵冠丘复合体；PGT. 植入前胚胎遗传学检测。a 培训进度分为未培训、培训中、待考核、考核通过；b 培训日期为起始日期；c 培训时长以月或周为单位；d 考核人至少 3 名技术全能人员。

新入职人员须在带教老师的指导下，按照胚胎实验室阶梯式培训体系进行培训，最终由实验室全能技术人员对其进行岗位技术操作考核，考核合格后才能正式上岗。新入职人员须以实验室 SOP 为蓝本进行阶梯式培训与考核(图 3-2-2)，主要过程包括带教老师制订详细的培训计划和方案；进行培训，包括岗前培训、理论培训和操作技能培训；岗位考核；组内带教上岗及独立上岗。首先，新入职人员要熟悉实验室环境、仪器设备和工作流程，并自学辅助生殖相关的理论知识,然后进行岗位操作观摩。在观摩期间,带教老师要细致地讲解每一项操作的内容、注意事项和原因、特殊情况和处理方式等。最后在带教老师指导下,阶段性实践岗位操作流程;阶段性考核分为理论知识考核和独立操作考核,考核通过后,在带教老师督导下独立操作。培训人员须完成一定操作例数后才能独立上岗。此外,实验室新人培训必须遵守循序渐进的原则,操作技能培训从简单到复杂、从一般到特殊。患者利益不能因为实验室人员培训而受到影响。

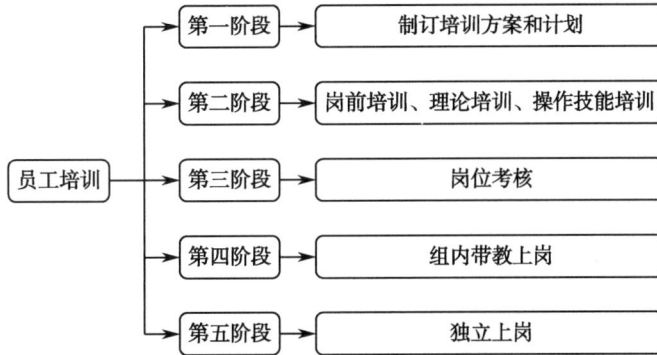

图 3-2-2　人员培训与考核过程

2. 人员的质量控制　做好胚胎实验室专业技术人员的质量控制与管理对于维持稳定的体外受精成功率至关重要。①人员间质控:胚胎实验室须对全部独立上岗的专业技术人员定期进行人员间岗位操作质控,质控不合格人员应暂停相应岗位操作,分析并查找原因。如果是技术人员自身因素导致质控不合格,则该技术人员须重新接受培训直至合格后才能返岗操作。胚胎实验室人员间质控能反映岗位操作一致性和同质化,避免操作失误带来的医疗风险。②数据月质控:通过实验室信息化系统采集胚胎选择、移植及冷冻复苏等全流程数据,建立关键绩效指标(KPI)监测机制,每月对各技术岗位操作效能进行评估。月质控核心绩效指标包括卵母细胞收集后优质胚胎形成率、囊胚培养成功率(参照 Gardner 分级标准)、胚胎移植临床妊娠率(按年龄分层统计)。③建立质控组:通过建立标准参照组(标准参照组)可消除患者异质性对数据分析产生的干扰,标准参照组入选标准需平衡科学性与可行性,基础标准应包含年龄 ≤35 岁、卵巢储备正常和首次接受 ART 治疗,扩展标准可纳入特定病因学分组(如单纯输卵管因素不孕),还需通过功效分析确定最小样本量(通常 $n \geqslant 30$)。实践表明,采用多变量回归模型校正混杂因素后,SRG 数据可有效提升质控结果置信区间。④设立警戒参考值:设立各指标警戒参考值,如常规体外受精受精率 ≥65%、ICSI 受精率 ≥70%、囊胚形成率>50%、冷冻胚胎复苏率>95% 等。⑤结果差异分析与处理:当人员间质控结果有显著差异时,应用精益管理工具中的鱼骨图分析法查找原因,进一步分析患者临床情况。排除临床因素后,关注人员操作是否按标准化流程进行,并组织技术人员观摩和学习成功率最高的技术人员操作。

(二)"机"的精益管理

"机"就是胚胎实验室里的各种仪器设备。胚胎实验室的正常运行离不开必要的仪器设备,且多为价格昂贵的高精密进口设备。仪器设备应做好日常监测与质控,尽早发现设备运转不良的状态,及时分析原因,采取适当的解决措施;定期进行维护、保养和校准,通过预防性维护和日常检修、调整,保持设备良好的运行状态。此外,需要对所有设备从申请、采购、安装、维修、保养、监测、报废、清查等环节进行全生命周期管理(图3-2-3)。仪器设备全生命周期管理是实验室精益管理的基础。仪器设备的精益管理详见第二章第三节。

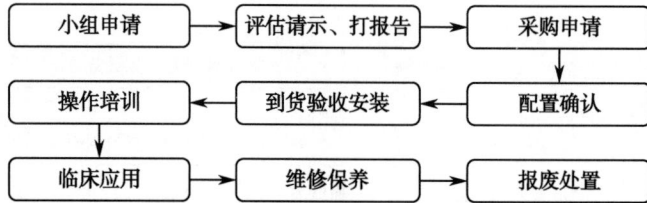

图 3-2-3 仪器设备的全生命周期管理

(三)"料"的精益管理

"料"主要指实验室所用试剂耗材。胚胎实验室专用试剂耗材须符合国家药品监督管理局相关要求。实验室应设立专人进行管理,建立台账,对试剂耗材申领、入库、保存、质控、出库、使用和监测等环节进行全流程闭环管理(图3-2-4)。所有环节均应详细记录,便于追溯。

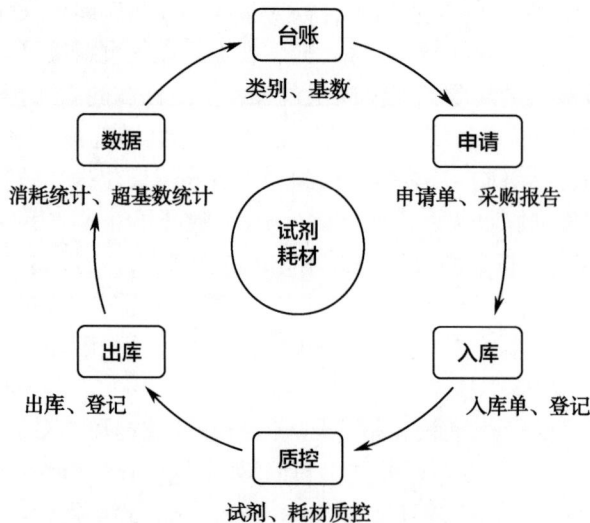

图 3-2-4 试剂耗材的全流程闭环管理

1. 试剂耗材的质量控制 ①试剂耗材由专人负责接收。培养液需全程保证冷链运输,接收时要注意查看运输过程中的温度记录,从发货至到货日期是否在预计时间内,途中有无耽搁或特殊情况等。运输过程中可能出现的问题主要是温度过高或过低。生产商推荐的存储温度是 2~8℃,如果超过此范围,培养液质量将会发生改变。某些成分,如维生素、碳水化合物和蛋白质可能会被降解；随着时间的推移，培养液的活性成分也会逐渐减少，同时铵离子逐渐积累，将对胚胎产生不利影响。②每一批新到试剂耗材均按要求进行质控，常用的质控方法是精子存活试验和鼠胚生物检测（mouse embryo assay，MEA）。

2. 试剂耗材的精益管理　试剂耗材是保证实验室正常运行的原料，也是降本增效过程中问题最多、改善空间最大的方面。胚胎实验室日常工作中试剂耗材浪费现象包括人为操作失误、设备故障、未做任何纠正措施的无效质控和校准，以及过期等。精益管理着力点应考虑如何合理降低消耗和库存（图 3-2-5）。例如，试剂采用冷链运输，接收试剂后在入库前应检测运输包装内温度是否达标，如温度未达到要求，应及时联系退换货，避免因试剂不合格产生医疗风险和增加成本。在选择使用试剂耗材之前应进行安全性确认，如人类精子存活试验和 MEA。根据用量选择培养液包装容量，培养液开瓶后应尽快用完，如果每日用量较少可分装后保存。定期盘点库存，按需申领，不过多囤积试剂耗材，降低库存，避免过期浪费。目前我国胚胎实验室使用的试剂耗材多数为进口产品，价格昂贵，未来寻找可替换的国产化试剂耗材将大大降低成本。

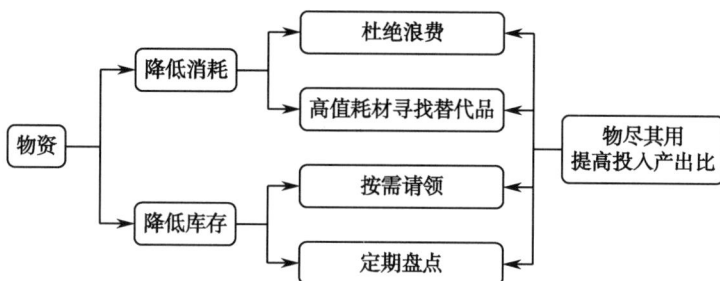

图 3-2-5　试剂耗材的精益管理

（四）"法"的精益管理

"法"指生产过程中所需遵循的规章制度、技术标准、操作规程等。在胚胎实验室，相关文件体系包含但不限于管理手册、SOP、生物安全手册、感染控制手册、各类质控表、登记本及记录单等（图 3-2-6）。一套成熟的实验室管理体系必须有与之对应的相关管理文件，每一项操作程序都必须有书面操作文件，这是所有员工需遵守的基本规则。优质的指导文件应兼具明确的操作细则与清晰的逻辑架构，确保具备基础专业素养的人员无须额外指导即可依据文本内容准确执行标准化作业流程。

文件编写主要包括起草、审核、批准、生效及修订。由胚胎实验室负责人或指定的高年资技术人员负责起草文件，起草完成后组织样稿讨论会，广泛征集实验室全体人员的意见和建议，确保文件生效后的可操作性。初稿提交至生殖医学中心主任进行技术审核。文件通过审核后，由相关审核人签署批准后正式生效，并明确标注生效日期与颁发日期。出现以下情况时需启动文件修订程序：国家颁布新法律法规或行业标准、仪器设备更新换代、操作流程发生重大变更、文件执行过程中发现需修正的技术问题等。实验室所有文件须统一编码，按规范格式编制。文件原件存放于实验室指定区域，确保员工能够便捷查阅和使用。文件的新建与修订须经实验室全体成员集体学习研讨，达成共识后实施，确保全员充分理解文件内容,以维持实验室操作标准的一致性(图 3-2-7)。SOP、病历和登记本的具体管理方式详见本章第五节。

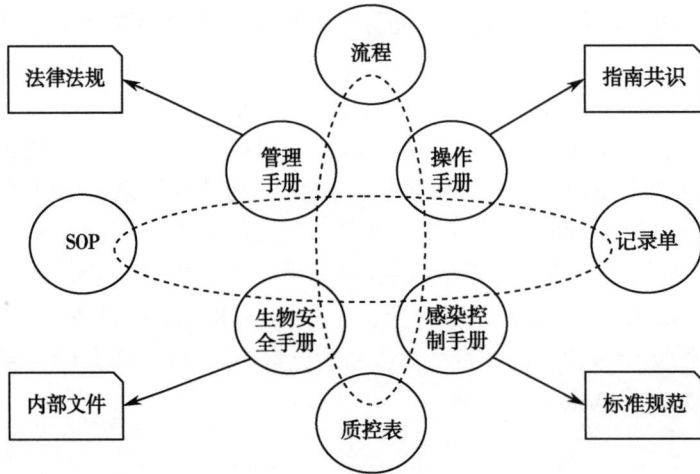

图 3-2-6　文件管理类别

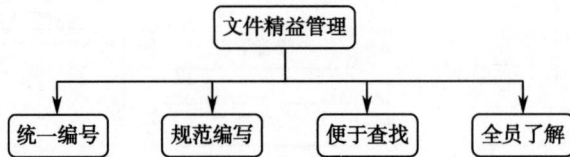

图 3-2-7　文件的精益管理

(五)"环"的精益管理

胚胎实验室是开展人类配子与胚胎操作的专业实验场所。因配子与胚胎对温度、湿度、光照强度及污染因子等环境参数高度敏感,必须实施全流程精益管理。环境精益管理应包括从实验室设置和建设的初始阶段开始,到实验室建成后的室内环境控制、仪器设备摆放及内部布局、消防、感控、生物安全、突发事件处理等全流程(图 3-2-8)。

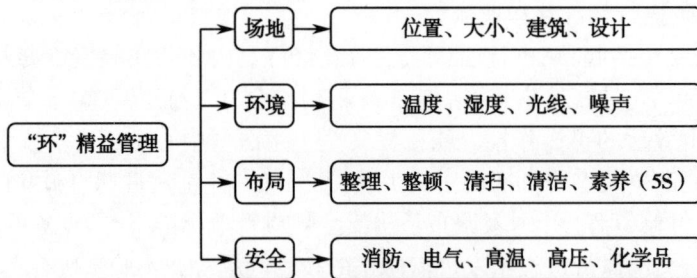

图 3-2-8　环境的精益管理

实验室选址应注意以下几点：远离有毒有害气体排放地区，远离医疗放射性科室，避免粉尘污染，远离生物污染。场地大小应符合《人类辅助生殖技术规范》规定，与所在地区周期量匹配并考虑未来发展。实验室内部环境主要是指温度、湿度、光照及空气质量。培养室内温度一般控制在24℃左右，为减少培养箱外操作带来的温度波动，操作区域须配置恒温试管架、热台等温控装置，确保操作区温度波动幅度最小化。培养室内相对湿度维持在40%~60%的动态平衡范围，并尽量减少培养箱外操作时间。实验室内照明推荐使用光谱可调的LED光源，显微镜光源上安装滤光片，避免有害波长的光线照射对胚胎发育造成影响。实验室空气质量主要从洁净度和挥发性有机化合物2个方面进行监测。设置空气净化层流系统，胚胎操作区须达到百级标准。实验室应定期对压差和洁净度进行监测，并按周期实施过滤器更换作业，确保洁净环境的技术参数符合规范要求。针对实验室VOC的控制，现行质量标准体系尚未明确具体指标，建议采用配备VOC去除功能的净化系统实施专项治理。胚胎实验室应最大限度地保证患者配子与胚胎的安全，充分考虑配子与胚胎在操作过程中所面临的风险，采取相应措施降低和避免风险发生。最终将相应措施制度化或作为SOP，如制定生物安全管理制度或手册、突发事件应急预案、危化品管理制度等。实验室应保证双电路供电，配备备用设备，定期排查水、电、火等安全隐患。通过安装培养箱和液氮远程报警系统等，消除因安全问题给患者和实验室带来的不可估量的重大损失。

（六）"测"的精益管理

胚胎实验室质量管理的全流程数据采集系统（包括记录→监测→反馈→解析四大功能模块）是风险预警体系的核心架构。该体系通过实时异常信号捕捉、多维度参数解析及PDCA循环优化机制，为质量缺陷溯源分析、异常事件分级阻断及整改效能评估提供精准的循证决策支持。为了保障实验室工作质量和效率，对实验室质量评估至关重要的KPI被纳入日常管理，以便实时监控、评估和不断改进实验室运作。

胚胎实验室KPI可分为3组：结构KPI、过程KPI和结果KPI（图3-2-9）。结构KPI从实验室的基础设施和资源情况方面提出了硬件要求和必需的配置要求；过程KPI为实验室所有实践和操作设置了时间、路径和结果评价，是衡量实验室工作质量的指标；结果KPI是评价实验室工作效果的阶段性和最终结果指标。实验室操作涉及较多环节和步骤，从备皿、配液、OCCCs收集、精液处理到授精、胚胎评分、胚胎冷冻与解冻、胚胎移植、胚胎活检，环环相扣，每个操作步骤都关系到治疗成功率和患者安全。胚胎实验室全流程管理是一套系统化质控体系，通过精细的质量保障、精确的实验操作、实时的数据监控及全面的人员培训，贯穿从配子采集到胚胎移植的全过程。如图3-2-10所示，数据监测的精益管理可借助全流程管理系统、电子核对系统、时差成像培养系统、远程报警监控系统及具有良好应用前景的AI技术等，对整个实验室产生的大数据进行实时监测、分析与反馈，提升KPI预测能力和临床应用价值，对实验室工作质量持续改进有重要意义。

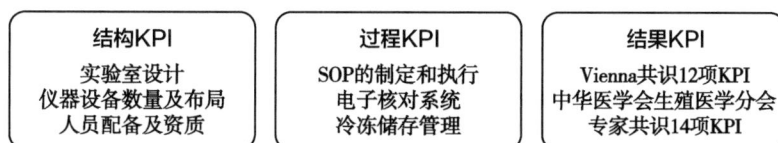

结构KPI 实验室设计 仪器设备数量及布局 人员配备及资质	过程KPI SOP的制定和执行 电子核对系统 冷冻储存管理	结果KPI Vienna共识12项KPI 中华医学会生殖医学分会 专家共识14项KPI

图 3-2-9　实验室 KPI 种类

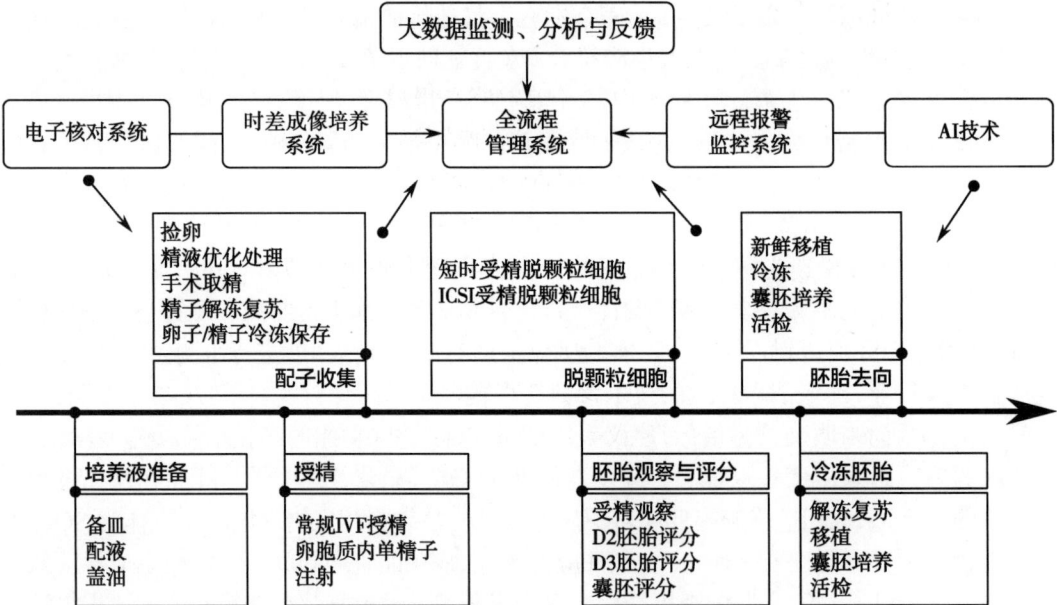

图 3-2-10 数据监测的精益管理

二、建立实验室关键绩效指标体系

胚胎实验室的质量控制与临床检验实验室存在显著差异,主要表现为无法实施质控物检测。关键绩效指标作为支撑质量监控与改进体系的核心工具,其科学构建不仅能够提升患者满意度,还能有效降低资源消耗和医疗事故风险,促进胚胎实验室质量控制管理,最终推动精益化管理目标的实现。胚胎实验室关键绩效指标管理如图 3-2-11 所示。

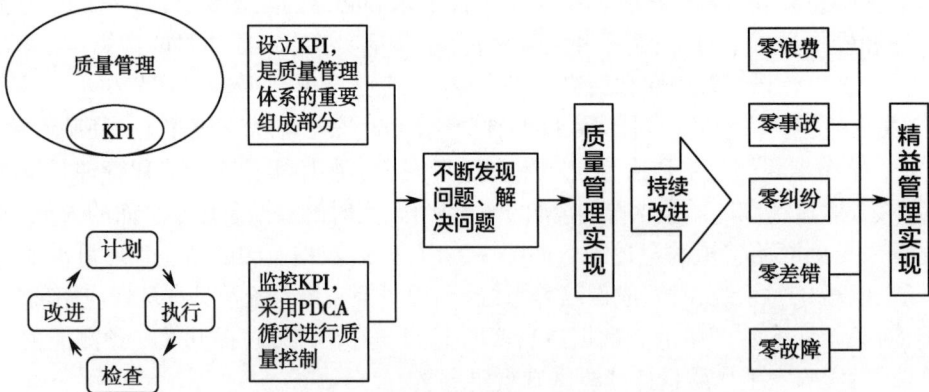

图 3-2-11 实验室关键绩效指标与质量管理、精益管理

胚胎实验室涉及操作环节较多,理论上针对每一个环节都应设置对应的关键绩效指标进行质控。但指标过多,容易导致工作量增加或异常信号识别灵敏度下降。正确选择和使用关键绩效指标有助于实验室成功管理,并制订切实可行的目标(图 3-2-12)。不同生殖医

学中心的临床策略和胚胎培养策略存在差异,因此,关键绩效指标体系的设置需要紧密结合本中心胚胎实验室具体工作流程。

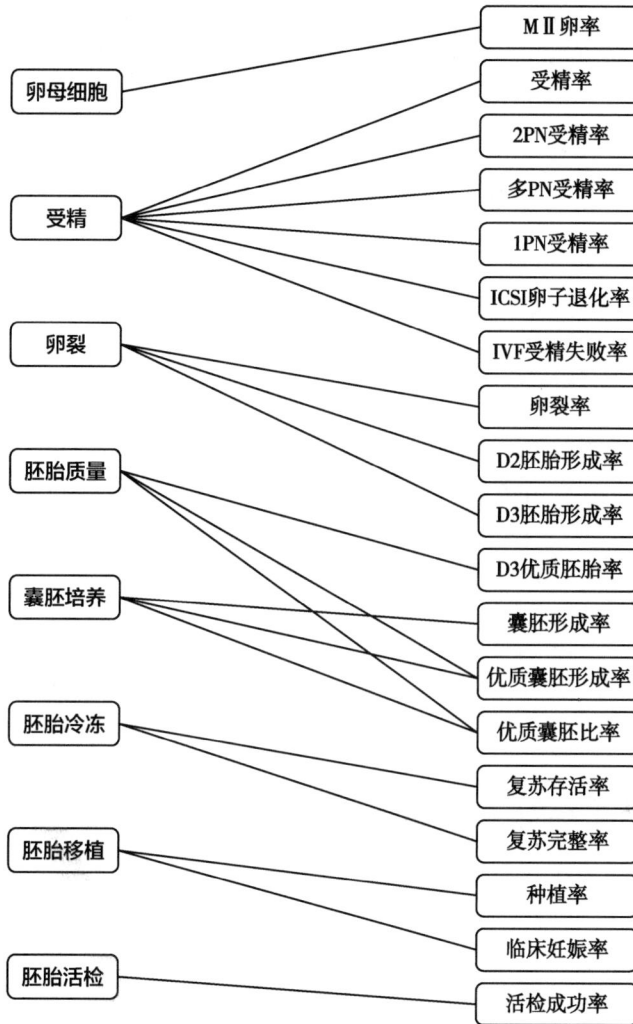

图 3-2-12 胚胎实验室关键绩效指标设立的环节

(一) 建立关键绩效指标体系目的

通过建立关键绩效指标体系,胚胎实验室可以实现对环境和操作流程的全面监控,及时发现并解决问题,从而将危害最小化,确保胚胎培养稳定性和胚胎移植成功率。同时,关键绩效指标体系还能帮助实验室不断提升整体水平,提高操作人员的技术能力,最终为患者提供更高质量的辅助生殖服务。

(二) 关键绩效指标如何选取

按照项目的不同,实验室关键绩效指标如下。

1. 常规 IVF 指标　MⅡ卵率、受精率、2PN 受精率、1PN 受精率、多 PN 受精率、早卵裂率、卵裂率(总)、卵裂率(2PN)、D3 优质胚胎率、可移植胚胎率、囊胚形成率、可用囊胚形成率和优质囊胚率等。

2. ICSI 指标　MⅡ卵率、受精率、2PN 受精率、1PN 受精率、ICSI 卵子退化率、早卵裂率、卵裂率(总)、卵裂率(2PN)、D3 优质胚胎率、可移植胚胎率、囊胚形成率、可用囊胚形成率和优质囊胚率等。

3. 冻胚移植(FET)指标　卵裂期胚胎复苏存活率、囊胚复苏存活率和复苏完整率等。

4. PGT 指标　活检成功率。

5. 各个项目均涉及的指标　种植率、临床妊娠率等。

如何有效选取并利用关键绩效指标是胚胎实验室质量控制的关键(图 3-2-13)。欧洲人类生殖与胚胎学会于 2017 年发布了《维也纳共识：ART 实验室绩效指标制定专家会议的报告》(*The Vienna consensus: report of an expert meeting on the development of ART laboratory performance indicators*)，共识共推荐 12 个关键指标、5 个一般指标和 2 个参考指标。12 个关键指标分别是 IVF 正常受精率、ICSI 正常受精率、ICSI 卵子退化率、IVF 受精失败率、卵裂率、D2 4 细胞胚胎形成率、D3 8 细胞胚胎形成率、囊胚形成率、活检成功率、囊胚复苏率、卵裂期胚胎种植率、囊胚种植率；5 个一般指标包括 IVF 多 PN 受精率、IVF 1PN 率、ICSI 1PN率、优质囊胚形成率、精子处理后活力；2 个参考指标为获卵率、ICSI MⅡ卵率。

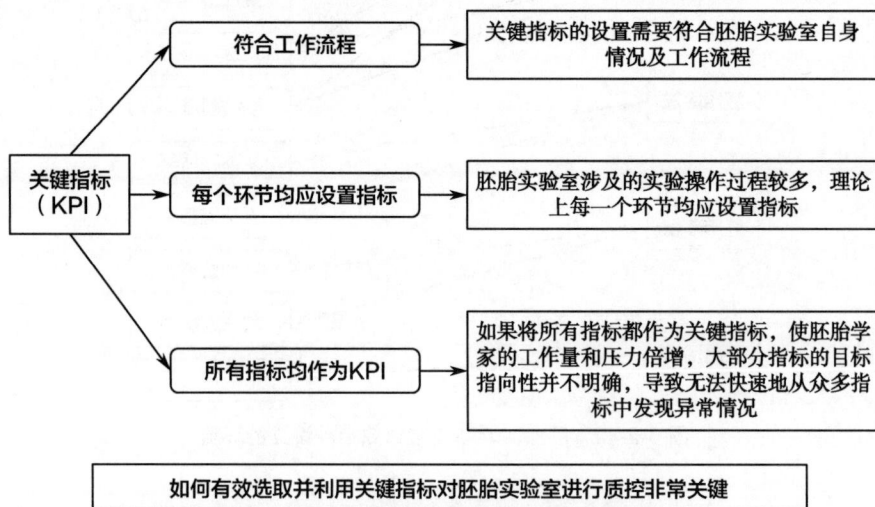

图 3-2-13　胚胎实验室关键指标的选取原则

中华医学会生殖医学分会于 2018 年发布了《胚胎实验室关键指标质控专家共识》，共推荐了 14 个关键指标和 6 个一般指标。14 个关键指标分别是体外受精正常受精率、ICSI 正常受精率、ICSI 卵子退化率、体外受精受精失败率、活检成功率、复苏存活率、复苏完整率、卵裂率、D2 胚胎形成率、D3 胚胎形成率、囊胚形成率、β-hCG 阳性率、种植率、临床妊娠率。6 个一般指标包括体外受精多 PN 率、体外受精 1PN 率、ICSI 1PN 率、优质囊胚形成率、优质囊胚比率、D5 囊胚移植率。

为确保关键指标的全面性，可依据中华医学会生殖医学分会专家共识与维也纳共识实施指标筛选,只要任一共识将特定指标认定为关键指标,便可自动将其纳入胚胎实验室关键指标管理体系。基于此筛选原则,对实验室各项目涉及的绩效指标进行系统梳理,具体汇总结果见表 3-2-2。

表 3-2-2　胚胎实验室各个项目的绩效指标及其分类

IVF 指标	分类	ICSI 指标	分类	FET 指标	分类	PGT 指标	分类
M Ⅱ 卵率	–	M Ⅱ 卵率	RI	复苏存活率	√	活检成功率	√
受精率	–	受精率	–	复苏完整率	√	β-hCG 阳性率	√
2PN 受精率	√	2PN 受精率	√	β-hCG 阳性率	√	种植率	√
1PN 受精率	PI	1PN 受精率	PI	种植率	√	临床妊娠率	√
多 PN 受精率	PI	卵子退化率	√	临床妊娠率	√		
受精失败率	√	早卵裂率	–				
早卵裂率	–	卵裂率(总)	–				
卵裂率(总)	–	卵裂率(2PN)	√				
卵裂率(2PN)	√	D2 胚胎形成率	√				
D2 胚胎形成率	√	D3 胚胎形成率	√				
D3 胚胎形成率	√	D3 优质胚胎率	RI				
D3 优质胚胎率	RI	囊胚形成率	√				
囊胚形成率	√	可用囊胚形成率	–				
可用囊胚形成率	–	优质囊胚率	PI				
优质囊胚率	PI	D5 囊胚移植率	PI				
D5 囊胚移植率	PI	可移植胚胎率	–				
可移植胚胎率	–	β-hCG 阳性率	√				
β-hCG 阳性率	√	种植率	√				
种植率	√	临床妊娠率	√				
临床妊娠率	√						

注:IVF. 体外受精;ICSI. 卵胞质内单精子注射;FET. 冻胚移植;PGT. 植入前胚胎遗传学检测; –. 未纳入绩效指标 (包括关键指标、一般指标、参考指标)中;√. 关键指标;PI. 一般指标;RI. 参考指标。

(三)关键指标质控的参考值及预警方法

1. 关键指标参考值　2017 年维也纳共识与 2018 年《胚胎实验室关键指标质控专家共识》均推荐了各个关键指标的参考数值,分为能力值与基准值(表 3-2-3)。需要注意的是,由于体外受精 - 胚胎移植技术的复杂性与特殊性,推荐每个生殖医学中心以本中心实验室的既往数据为基础建立适合的关键指标质控体系与警戒数值范围。

表 3-2-3 维也纳共识 12 个关键指标推荐的参考值

关键指标	参考值	
	能力值	基准值
IVF 正常受精率	≥60%	≥75%
ICSI 正常受精率	≥65%	≥80%
ICSI 卵子退化率	≤10%	≤5%
IVF 受精失败率	<5%	<5%
卵裂率	≥95%	≥99%
D2 胚胎形成率	≥50%	≥80%
D3 胚胎形成率	≥45%	≥70%
囊胚形成率	≥40%	≥60%
活检成功率	≥90%	≥95%
囊胚复苏存活率	≥90%	≥99%
种植率(卵裂期胚胎)	≥25%	≥35%
种植率(囊胚)	≥35%	≥60%

注:IVF. 体外受精;ICSI. 卵胞质内单精子注射。

2. 预警方法 在胚胎实验室关键指标质控工作中,可对每一个关键指标绘制其对应的 Levey-Jennings 质控图,简单直观地观察关键指标数值是否处于正常范围。推荐采用 2018 年《胚胎实验室关键指标质控专家共识》中的预警方案:质控线的数据来源于特定时间段(如上一年度),以该时间段内的统计周期(如每月)数据计算平均值($\bar{X}$)及标准差(S),以 $\bar{X} \pm 2S$ 作为警戒线,$\bar{X} \pm 3S$ 作为控制线(图 3-2-14)。

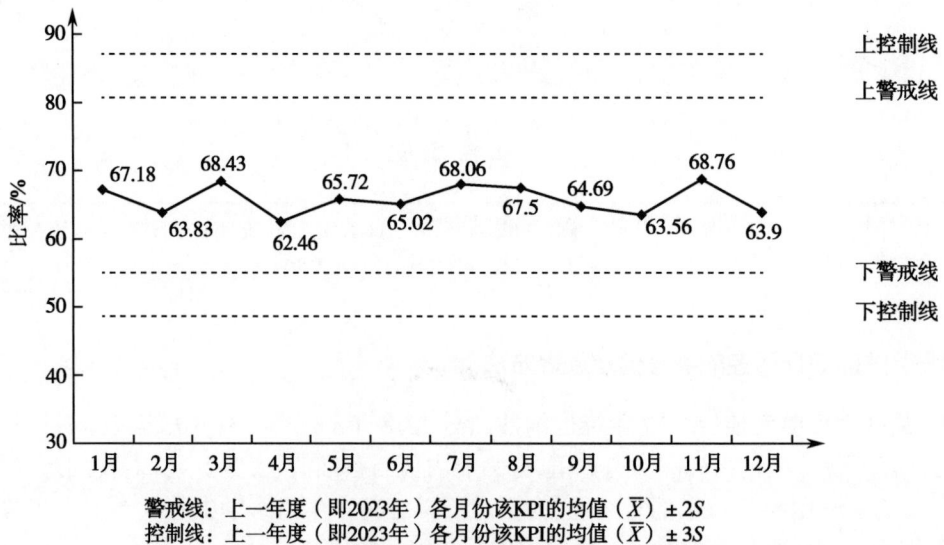

图 3-2-14 关键指标的 Levey-Jennings 质控图示例

在质量控制中,出现以下情况时,应启动异常数据分析。①当数据反方向跨过控制线:数据点超出控制线,表明过程可能失控,需立即调查原因。②反方向跨过警戒线:数据点超出警戒线但未达到控制线,提示潜在问题,需密切关注。③三次反方向的连续变化但未跨过警戒线或控制线:连续三个点朝同一方向变化,即使未超线,也可能预示趋势变化,需进一步分析。④数据朝有利方向跨过控制线:数据点超出控制线但朝有利方向变化,可能意味着过程改进,需确认是否属实并评估影响。

三、建立实验室流程的精益管理模式

精益管理五项原则,即患者确定价值、识别价值流、价值流动、拉动、尽善尽美。即从患者的角度出发,胚胎实验室可以通过精益管理的理念来优化流程,确保每个步骤都为患者创造最大价值,同时减少浪费(图 3-2-15)。五大原则作为改善患者服务和减少浪费的方法,均涉及流程管理,胚胎实验室应通过改进一系列流程来实现这两个领域的最佳平衡。

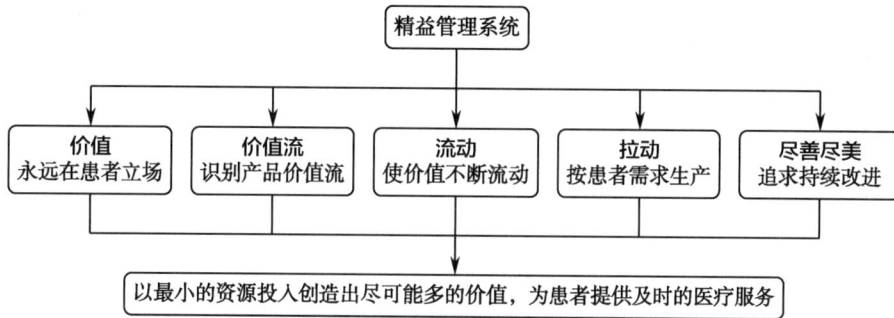

图 3-2-15　精益管理五大原则

(一) 流程定义

流程由一系列相互关联的活动组成,能够将输入转为输出。具体到胚胎实验室,其流程指实验室从输入各种原料和患者需求开始,直至为患者提供有价值的医疗服务为止的完整活动链条。这类流程包含四个基本要素——输入、资源、规则和输出。因此,实验室要实现高效运转,必须对众多相互关联的活动和流程进行有效管理。流程管理本质上是通过规范化的端到端的业务流程设计,持续提升工作效率的系统化方法。其不仅包含流程再造中"彻底性"和"根本性"的特点,更强调规范化的渐进优化,即对于需要重新设计的流程进行彻底改造和对现有合理流程实施持续改进。这种系统化管理方法通过不断优化运作机制,显著提升实验室工作质量、效率及患者满意度。

(二) 如何绘制流程图

流程通常可以通过两种方式描述,文字说明或流程图(flow chart)。虽然文字描述便于理解,但往往较为烦琐且不够直观。相比之下,流程图通过图形符号和箭头连线,能够清晰呈现步骤间的逻辑关系,具有简洁直观的优势。具体而言,流程图将完整的活动过程分解为若干步骤,并借助标准化的图形符号展示各环节之间的衔接关系。通过分析流程图中各步骤的关联,不仅能够准确定位问题根源,还能明确需要重点管控、预防和优化的关键环节。在绘制流程图时,用椭圆表示起点和终点;用长方形表示流程中的活动或时间;用菱形表示决策点;用带有箭头的线条连接流程之间的各个步骤,说明各个步骤发生顺序及其关系。绘制流程图应使用规范符号,常用符号如图 3-2-16 所示。

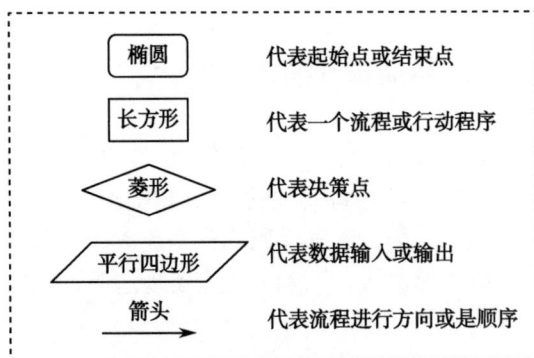

图 3-2-16　常用流程图符号

　　一般来说,绘制流程图应遵循以下步骤:①确定活动起点和终点,即流程输入和输出。②观察活动整个过程,确定过程中各个步骤及各个步骤间的逻辑关系。③绘制草图。④参与该流程的相关人员(实验室人员、医生、护士以及病案室人员等)共同评估审核草图,讨论可行性并吸纳各方建议。⑤根据建议及评估结果对流程图进行修改,重复步骤④直至完成终稿。⑥由中心主任或实验室负责人审核终稿,形成最终流程图,颁布并实施。

　　当流程图绘制完成后,需要展开全面评估,尤其要着重审视以下关键环节:①导致过程输出缺陷或问题产生的重点区域在哪些步骤;②流程中的非增值步骤在哪里;③流程中是否存在"瓶颈"(既指因某个步骤或环节工作负荷过重而导致整体进度延迟的情况,也指影响实验室医疗服务准时送达患者的关键性障碍环节);④流程中是否有缺失、冗余或错误的步骤等。

　　流程在实施过程中,应定期进行审查和修订。实验室引进新技术、新设备以及新资源时,应立即审查和修订流程,以适应实验室内部的改变。图 3-2-17 为胚胎实验室工作流程。

(三) 建立流程的精益管理模式

　　在流程管理中引入精益理念,即以患者需求为导向、减少浪费、创造价值、卓越与持续改善的文化理念,在工作中强调简化所有活动与作业,消除浪费。建立流程的精益管理模式,首要任务是以患者为核心导向,深入一线实地观察并定期检视现有流程,准确识别能够创造价值的活动环节,同时消除其中存在的非必要消耗;进而打破传统由上而下的层级管理模式,将实验室活动整合为连贯的水平价值流程;通过持续优化操作过程,在保障最低资源投入与最及时响应的前提下,提供符合患者需求的高质量服务,从而推动实验室进入"持续改进 - 效能提升"的良性循环,最终实现高效运作目标,具体实施架构如图 3-2-18 所示。

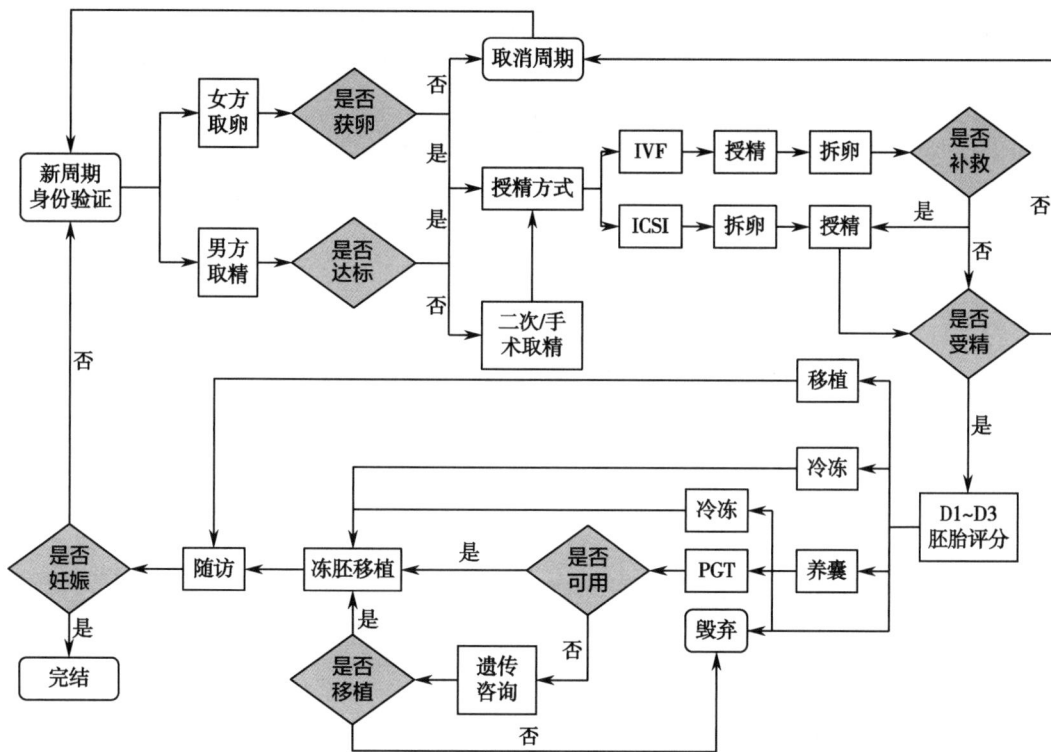

图 3-2-17　胚胎实验室工作流程

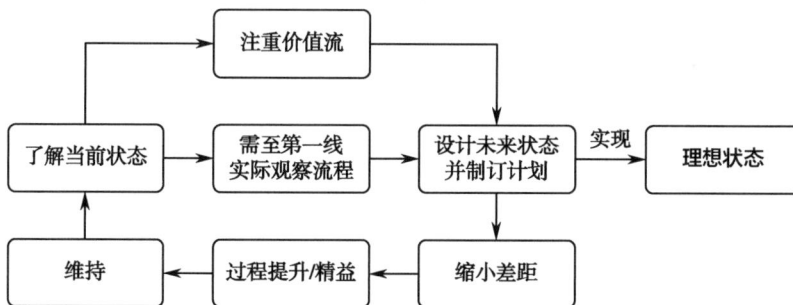

图 3-2-18　流程的精益管理模式理念

1. 成立精益管理跨功能团队　建立流程精益管理模式的第一步就是要成立精益管理跨功能团队。传统实验室团队属于职能型团队,按人员专业技能和工作职能进行高度专业化分工。在实验室精益管理过程中,可能会出现项目直接负责人模糊、目标导向不明确、患者为中心的思想不能贯彻、岗位间或组间各自为中心导致协调困难等根本性问题,尤其是无法消除管理中的浪费现象。精益管理跨功能团队是以流程为核心的组织形式,由领导者(中心主任或实验室负责人)、支持者(临床组、护理组及其他相关组成员)及实验室团队成员组成。领导者营造团队成员积极主动参与工作的氛围,鼓励团队成员踊跃提出现有流程的问题与改善方法,确保团队成员都以"为患者创造价值"为目标,进行流程改善与减少浪费。实验室主管(组负责人或岗位负责人)制订组或岗位流程目标和方向,由操作人员确认是否无误;操作人员根据实际岗位工作情况,反馈实际流程运行中遇到的问题和挑战;实验室主管进行流程优化与改进,并在实际运行中加以验证。与其他组之间进行畅通和有效沟通,解决协调困难的问题。精益管理团队打破传统由上而下管理模式,实现目标和策略由上而下传递,想法和解决方案由下而上传递,打造以业务流程为核心,以整个价值流为导向,始于患者需求并终于患者需求的全员一体化推进的短平快管理模式(图 3-2-19)。

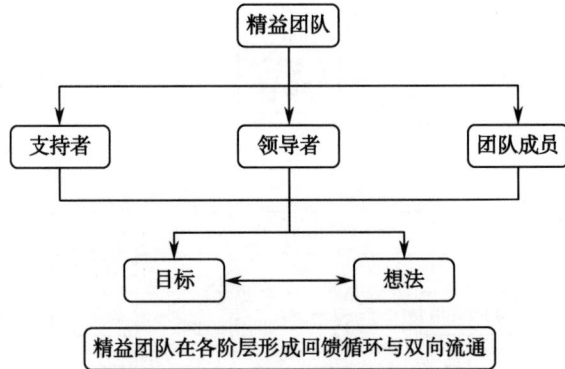

图 3-2-19　精益管理跨功能团队

2. 改善问题与目标　患者满意就是目标,而流程就是实现目标的载体。流程设计和优化时必须遵循目标导向原则。首先,应确定需要解决和改善的问题和目标;其次,要充分考虑流程与流程、核心流程与子流程、流程与支持者之间的关系,实现流程团队合理化、均衡化和协同效应。流程优化的开始要确定需要改善的问题和目标,围绕问题与目标预估改善对策产生的影响、改善流程和范围,规划改善进程以及选择团队成员(图 3-2-20)。流程管理强调全局、系统和整合,必须坚持整体最优原则,对界定好的核心流程持续改造和优化。

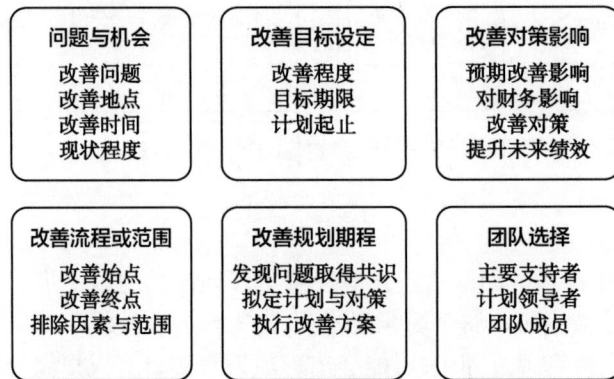

图 3-2-20　定义改善问题与目标

3. 分析现况价值流程　SIPOC 模型是一种组织系统模型,是识别核心流程的首选方法。该系统模型由供应商(supplier)、输入(input)、过程(process)、输出(output)和客户(customer)等五个部分组成,其首字母组成 SIPOC,因此被称作"SIPOC 组织系统模型"。

SIPOC 分析方法是常用的宏观流程分析方法,通过将内部流程与关键客户需求联系起来,从而精准定位项目需要重点关注的核心流程。在胚胎实验室具体实施过程中,SIPOC 图绘制负责人应深入一线流程现场,首先通过实地观察准确定位增值活动的具体发生环节,同时系统分析流程中可能存在的管控节点与检核要点,进而建立动态监测机制,最终实现监督效能与测量精准度的同步提升(图 3-2-21)。绘制 SIPOC 图应考虑:①供应商,所需资源应该从哪里获得(S);②输入,提供哪些资源让作业流程顺畅,顺利产出客户所需的服务(I);③过程,哪些作业流程才能产生客户所需的服务(P);④输出,提供哪些服务才可以满足客户的需求(O);⑤客户:站在客户的角度思考问题(C)。采用 SIPOC 模型分析胚胎实验室工作流程见表 3-2-4。

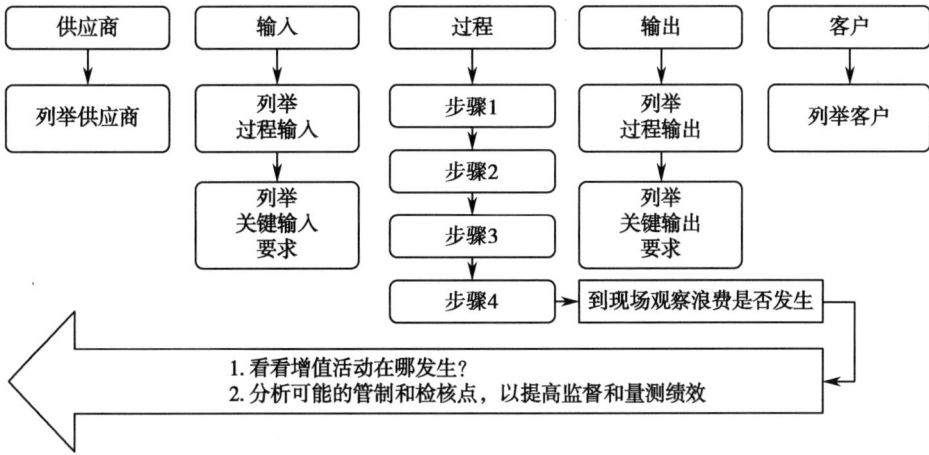

图 3-2-21 SIPOC 模型

表 3-2-4 胚胎实验室工作流程的 SIPOC 分析

要素	内容	详细
供应商	患者	提供卵子和精子
	试剂和耗材供应商	提供培养基、培养皿、试剂等
	设备供应商	提供培养箱、显微镜、离心机等设备
	培训机构和认证机构	提供操作人员培训和技术认证
	中心管理层	提供实验室管理制度和资源支持
输入	卵子和精子	患者提供的生殖细胞
	培养基和试剂	用于卵子、精子和胚胎的培养
	实验室设备	培养箱、显微镜、离心机、显微操作仪等
	操作人员	胚胎学家、技术人员等
	技术标准	操作流程、质量控制标准等
	环境条件	实验室的温度、湿度、空气质量等

续表

要素	内容	详细
流程	OCCCs 收集	对患者实施取卵术,实验室采集卵子
	精子处理	对精子进行筛选和处理,确保高质量精子用于受精
	受精	通过体外受精或卵胞质内单精子注射实现精卵结合
	胚胎培养	将受精卵放入培养箱中,模拟体内环境进行培养
	胚胎评估	对胚胎的发育情况进行评估,选择优质胚胎
	胚胎冷冻或移植	将优质胚胎冷冻保存或移植到患者子宫内
	数据记录与报告	记录实验数据并生成报告,供医生和患者参考
输出	受精卵	成功受精的卵子
	优质胚胎	发育良好的胚胎,可用于移植或冷冻保存
	胚胎培养报告	记录胚胎发育情况的报告
	患者治疗方案建议	基于胚胎培养结果制订的个性化治疗方案
	冷冻胚胎	保存的优质胚胎,供未来使用
客户	患者	关注受精率、胚胎质量和妊娠成功率
	生殖医生	依赖实验室提供高质量的胚胎和准确的培养报告
	胚胎学家	关注流程的标准化和可重复性
	中心管理层	关注实验室效率、质量控制和管理合规性
	监管机构	确保实验室符合相关法规和标准

注: OCCCs. 卵冠丘复合体。

4. 作业流程要因分析 流程管理的任务之一是发现和解决流程中出现的问题,并进行不断优化和持续改善。实验室问题往往不是由单个因素引起,而是多因素共同导致的。不同因素对问题的影响程度也有所不同。鱼骨图(fishbone diagram)是在一张图上将导致问题的所有潜在因素用骨刺方式罗列出来,以展示问题与原因之间的复杂关系,可以帮助查找导致问题的各种因素,并进行分类和分析,最终找出有效解决措施。

在鱼骨图绘制过程中,导致问题产生的因素可归结为人员(man)、机器(machine)、物料(material)、方法(method)、环境(environment)、测量(measurement)六类,称为"5M1E"。鱼骨图因其简洁实用和深入直观的特点,多用于作业流程要因分析与解构;可以协助找到流程中引发问题的潜在原因,其核心价值是不一味追究某个人员操作过程的失误,而是关注整个流程,找到能防止同类问题再次发生的方法,达到优化或改进流程的目的。如图 3-2-22 所示为利用鱼骨图进行受精率低下流程要因分析,找出受精率下降的潜在原因。

5. 策略选择模式 有效解决流程中存在的问题并实现优化目标,其关键在于科学筛选适用的方案。流程优化措施通常包括取消冗余步骤、合并同类环节、重排工序序列及简化操作程序等。其中部分方案易于落地实施,而另一些则需投入较高成本,同时存在实施后能显著提升效能的优质选项,需根据实际情况综合评估选择。优先矩阵法(prioritization matrix)可用来确定项目优先级,评估方案间投入与产出比。该方法专门用于处理通过头脑风暴法(brainstorming)产生的众多问题或解决方案,通过系统化评估机制,首先对收集到的潜在问题和应对措施进行分类整理,进而基于影响力和可行性等维度进行优先级排序,最终精准锁定需优先突破的核心问题或亟须实施的关键措施。其作用是帮助使用者在矩阵图或

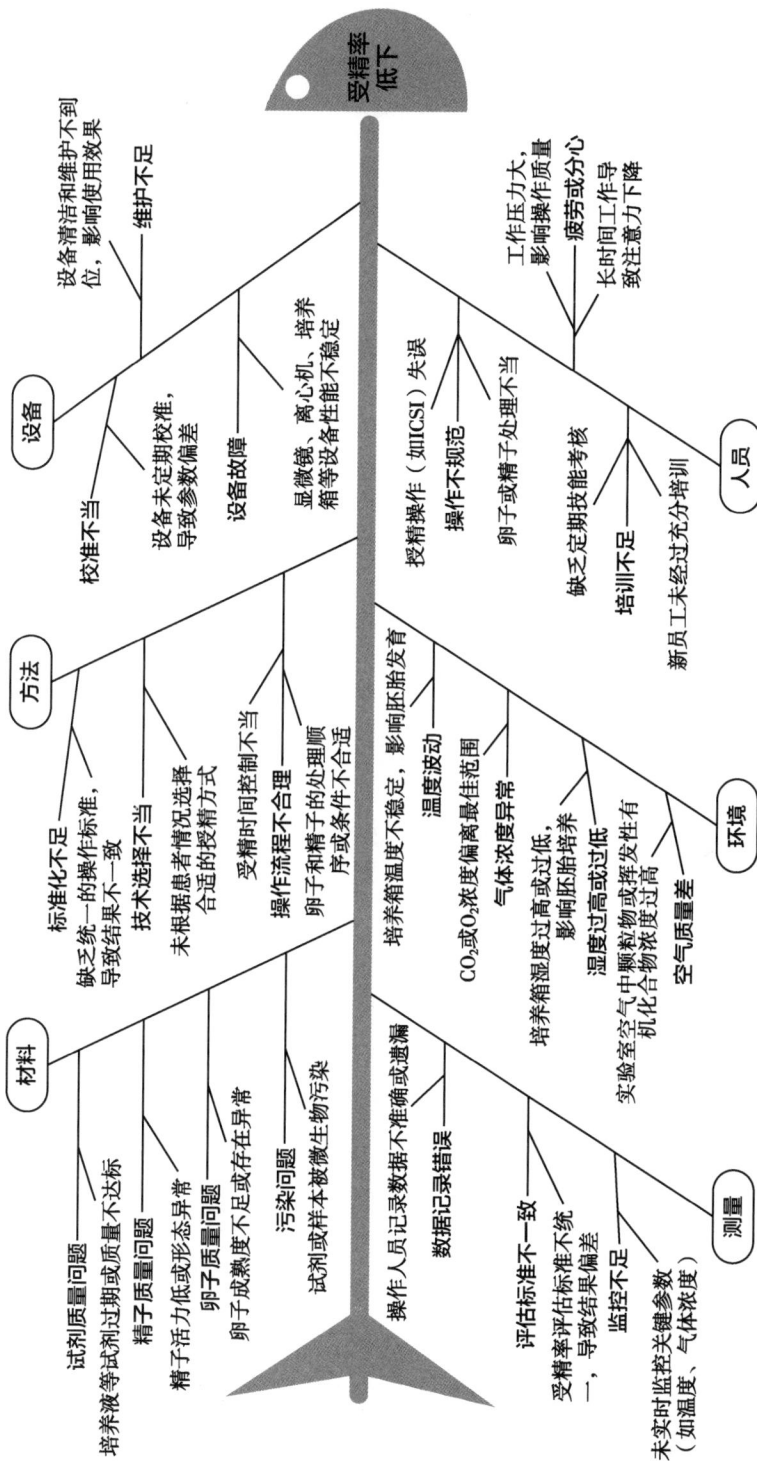

图3-2-22　鱼骨图进行受精率低下流程质量要因分析

树图分析中,根据权重系数和决定准则来测量和评价关联性,从而决定要优先实施的方案(图 3-2-23)。当通过关系矩阵图、关联图、树图或其他方法构建可选方案及关联后,要进行方案抉择。优先矩阵可以帮助进行相关比较,并给出一致、客观和量化的评价指标来支持选择更有效的解决方案。在胚胎实验室中,可通过头脑风暴法找出流程中的关键问题,并选择有效解决方案进行流程优化。解决方案要更有创意,最好能够节省成本并创造最大价值,达到精益管理的目的。图 3-2-24 所示为胚胎实验室采用优先矩阵法进行策略选择的应用示例。

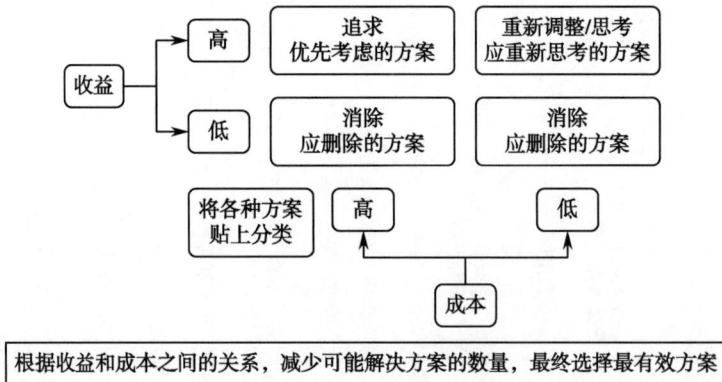

根据收益和成本之间的关系, 减少可能解决方案的数量, 最终选择最有效方案

图 3-2-23　优先矩阵法

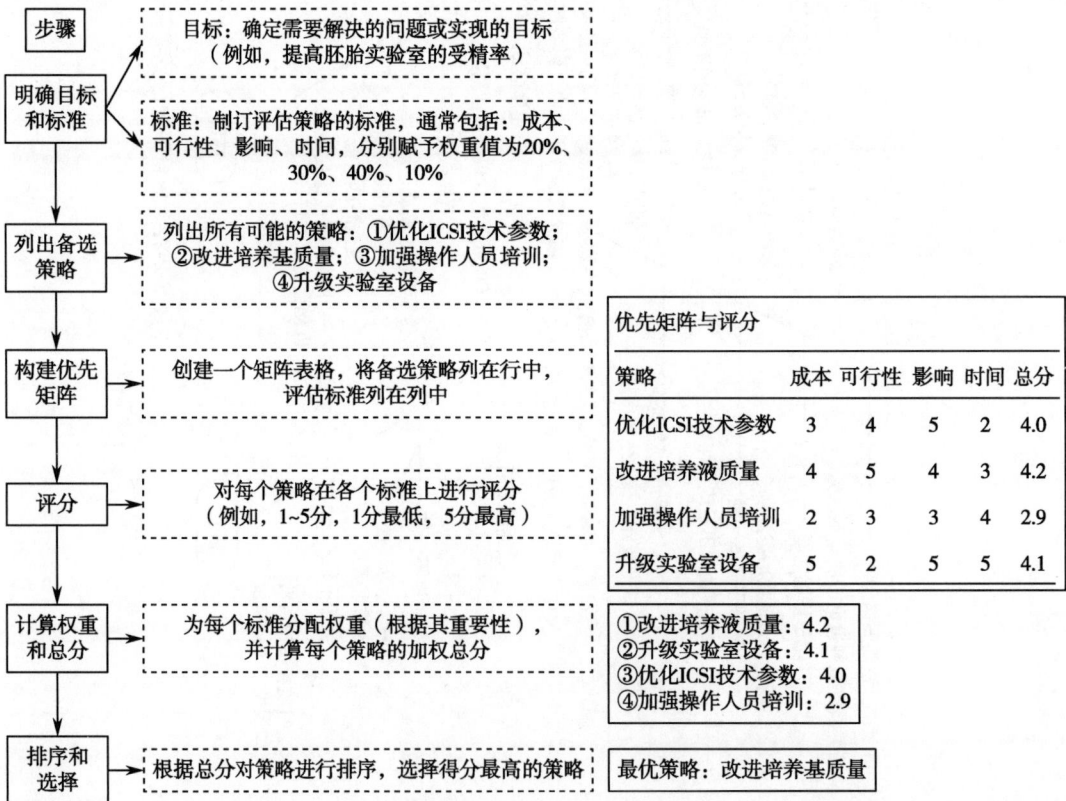

优先矩阵与评分

策略	成本	可行性	影响	时间	总分
优化ICSI技术参数	3	4	5	2	4.0
改进培养液质量	4	5	4	3	4.2
加强操作人员培训	2	3	3	4	2.9
升级实验室设备	5	2	5	5	4.1

①改进培养液质量:4.2
②升级实验室设备:4.1
③优化ICSI技术参数:4.0
④加强操作人员培训:2.9

最优策略:改进培养基质量

图 3-2-24　胚胎实验室采用优先矩阵法进行策略选择的应用示例

综上所述,建立胚胎实验室流程精益管理模式,要以"患者优先"作为驱动力,探索问题前应先倾听患者的声音。运用 SIPOC 流程图检视工作流程,找出增值与非增值环节,运用鱼骨图分析关键问题后选择最有效解决方案,进行流程优化和可视化管理,达到持续改善的目标(图 3-2-25)。通过精益管理,消除浪费活动,使实验室运作处于稳定精进的状态;创造安全的工作环境,使所有员工能自由参与改善活动;设立鼓励制度,奖励员工提出改善创意;改变组织管理,使各阶层的管理者都有明确的领导责任,最终形成一个良好的管理体系。

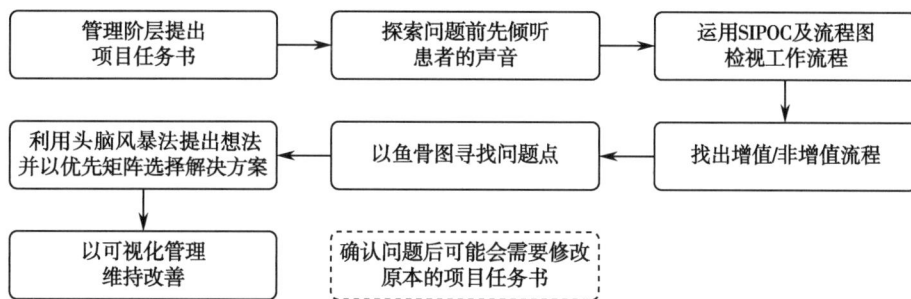

图 3-2-25 流程的精益管理实现步骤

四、如何控制实验室风险

风险特指未来事件的不确定性状态,既可能影响组织达成既定任务的能力,又存在对组织战略目标产生负面冲击的潜在威胁。在商业实践领域中,这种不确定性可能演变为潜在机遇与损失风险并存的双重属性,需要通过系统评估实现风险效能的动态平衡。然而,对于胚胎实验室而言,风险的直接成本和间接成本均巨大,有时甚至是毁灭性的,因此是不可接受的。"风险"意味着损失、浪费和非增值,这与精益理念是相悖的。在胚胎实验室中,精益管理的核心就在于控制风险,确保操作安全性和助孕成功率。风险管理(risk management)是指识别、确定和度量风险,并指定、选择和实施风险处理方案的过程。风险管理目标是在风险事件发生前使风险可能导致的潜在损失最小化;在风险事件发生后,使风险实际导致的损失程度降至最低。因此,风险管理既要追求"零缺陷"的质量管理目标,同时也要努力追求"低投入、高回报"的精益管理目标(图 3-2-26)。下面将从胚胎实验室的风险类型、风险因素、风险评估及风险处理与防控四个方面进行阐述。

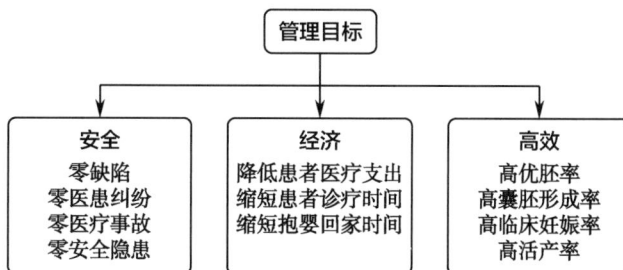

图 3-2-26 胚胎实验室风险管理目标

(一) 风险类型

胚胎实验室的风险类型包括主动风险和潜在风险。主动风险是指可能对患者或系统造成即时伤害的不安全行为，通常是由直接与患者或系统接触的人员所犯下的不可预测错误（图 3-2-27）。潜在风险是指由于系统效率低下而引起的风险。例如，人员配备不足、对员工的微观管理、时间压力、设备数量不足且维护不佳、不准确或过于复杂的规程、疲劳以及职业倦怠等。潜在风险在系统防御机制中形成持续性防御缺口，由于其特有的隐蔽性与累积效应，这类风险通常以"定时炸弹"模式长期潜伏于系统架构内，尤其当遭遇特定触发条件（如外源性风险事件）时，便会突破临界阈值转化为显性危机。在著名的瑞士奶酪模型中，每一层代表一个防护措施，而奶酪上的孔洞则代表系统中的弱点或漏洞，这些潜在风险就是系统防御层中的弱点（或缝隙/漏洞）。当每一层（即政策、规划、设计、沟通）的所有漏洞都对齐时，风险就会穿透所有防御层，导致事故或伤害的发生（图 3-2-28）。

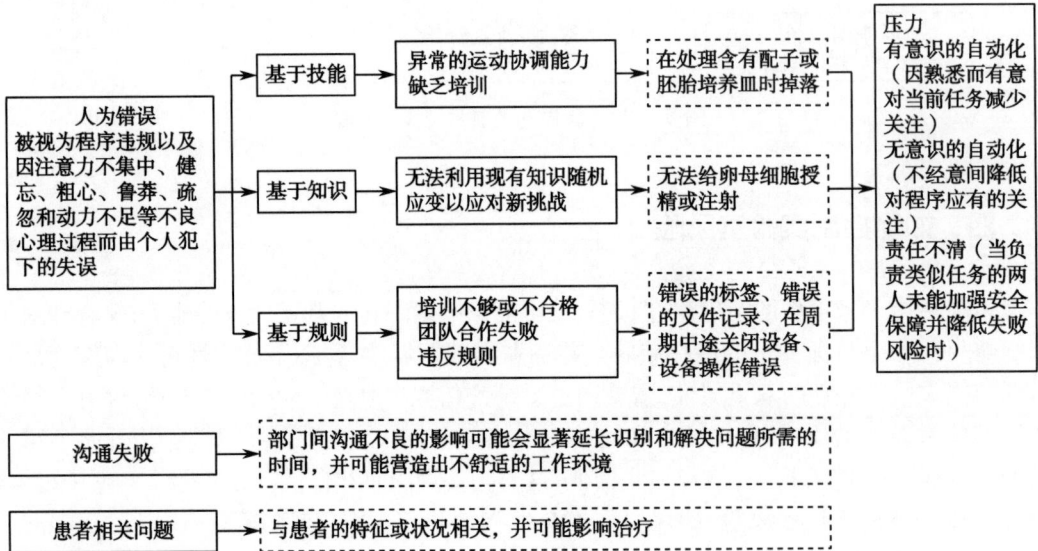

图 3-2-27　胚胎实验室的主动风险

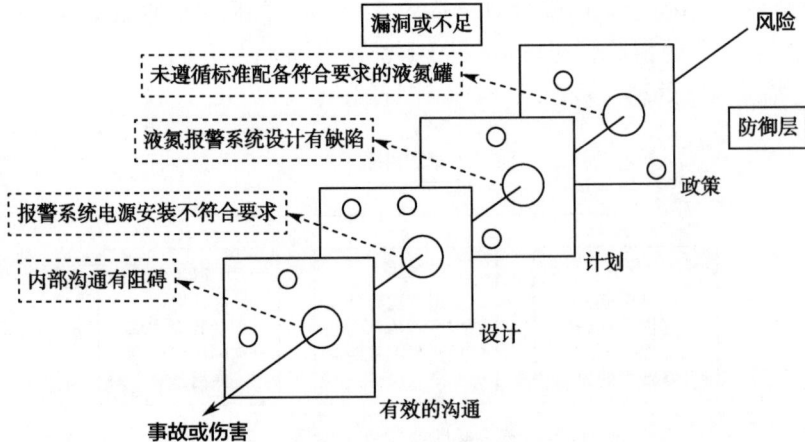

图 3-2-28　瑞士奶酪模型

(二) 风险因素

辅助生殖技术已进入技术迭代加速期,伴随新型胚胎培养系统与基因筛查设备的高频迭代,胚胎实验室需同步构建全周期质控体系,包括从人员资质认证到操作规范动态校准的完整闭环。然而现行风险防控策略虽包含实时异常监测与应急预案优化模块,仍受制于生物样本敏感性与技术局限性,导致胚胎培养异常率等残余风险阈值客观存在(图 3-2-29)。

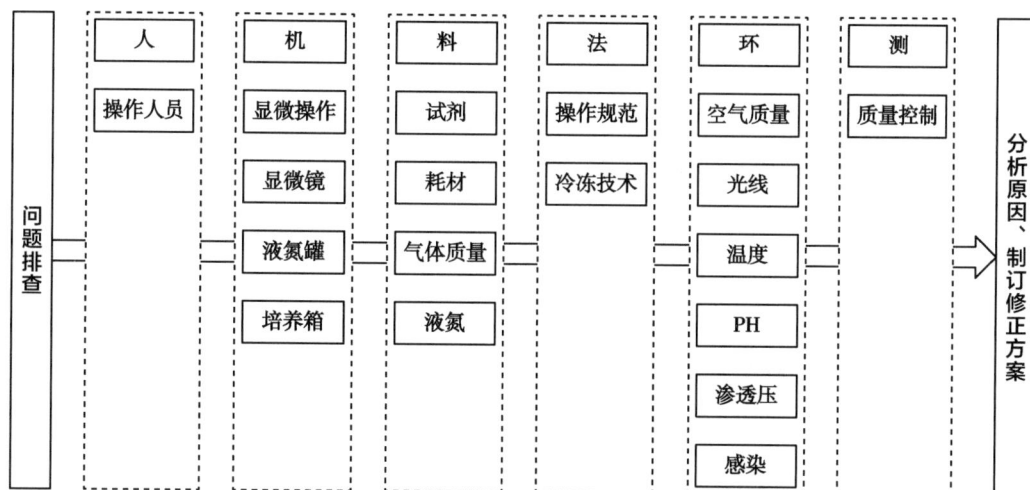

图 3-2-29 胚胎实验室常见的风险因素排查

胚胎实验室风险因素如下所述。

1. 人员配置问题

(1)人员数量短缺:在依照既定质量标准运作的胚胎实验室中,需按照工作量配置相应技术水平的工作人员数量。

(2)超负荷工作:人员配置水平应反映最大周期数,系统内必须预留一定余量,使工作人员并非一直处于最大工作量状态。风险因素可能包括超负荷工作,如每周工作时长超过 48 小时,或者连续工作 6 天以上等情况。

(3)人员经验不足:即使具有有效的培训体系,但员工流动率大也会增加对实验室系统、SOP 和常规操作不熟悉的人员数量。相对而言,胚胎学家经验不足比例较高的实验室,在出现问题时识别和处理操作问题能力会较弱。

(4)人员培训欠佳:全面且正式的培训项目至关重要,必须覆盖所有胚胎学家(包括新手与资历较浅人员),确保其掌握新技术与操作程序。如果发现有人无意中未完成分配任务的全部要求,则表明现有培训存在不足或缺失,应当及时改进完善。

(5)人员缺乏岗位责任心:岗位责任缺失通常发生在团队成员未能充分履行职责、无法确保岗位任务完成的情况下。此类行为可能出于主观故意或无意疏忽,但无论何种原因均属职业失范表现。

2. 资源问题

(1)预留空间不足:任何组织都必须保留一定的预留空间,这不仅是为了适应平均工作量与最繁忙工作量之间的差异,也是为了应对如流感疫情等的"不可预测"事件。

(2)设备配备不足:关键设备必须具备足够的容量以应对最繁忙时期。

(3)设备故障:即所有设备都应纳入预防性维护计划,所有关键设备,如培养箱、液氮罐、气体设备等,至少应进行常规监测(每日检查)。建议安装实时监控报警系统。

(4)电力中断:必须制定相关规定以确保关键设备的电力持续供应,如配备不间断电源。

3. 组织问题

(1)缺少核查机制:每次进行配子或胚胎转移时,必须严格执行双人核对制度。此外,建议安装电子核对系统以加强操作准确性。

(2)SOP 不完善:若 SOP 存在缺陷或制定不当,胚胎实验室技术人员的操作失误率将显著上升。

(3)遗漏:若实验室缺乏完善的通知系统和书面任务清单,工作人员将难以明确每日必须完成的具体工作,这不仅容易引发操作疏漏,还会增加关键任务被遗漏的风险。

(4)未经授权的方法改进:所有工作人员必须严格按照实验室 SOP 执行。未经授权的"改进"会带来巨大风险。

4. 风险管理问题

(1)文档不完善:所有文档都必须有完整准确的记录。

(2)未识别的事件:建立并实施全面的事件报告系统,否则许多错误将永远不会被识别或被记住。

(3)使用未经批准的产品或设备:使用未经批准的产品或设备不仅有显著降低成功率的风险,而且存在潜在法律责任的风险。

(三) 风险评估

风险评估是在风险发生前或发生后,对该事件所带来的人、财、物等各个方面的影响和损失进行量化评估。这不仅需要量化分析风险发生的可能性,还需系统评估潜在损害的严重程度,并通过综合考量这两个维度来确定风险等级。实验室财力、物力、人力一般是有限的,风险评估可帮助实验室找出重点风险因素,从而采取针对性方案解决风险问题。风险评估方法有很多,其中最常用的为以下两种。

1. 故障排除与根本原因分析法 "故障排除"(troubleshooting)是一个系统化的过程,旨在识别和解决设备、系统或流程中存在的问题。胚胎实验室涉及多个相互关联的环节和因素问题的出现往往不是单一因素造成的,而是多种因素共同作用的结果。因此,进行故障排除和风险管理时,须采用系统化方法,全面考虑各种可能因素。需要持续关注整个培养系统中可能造成胚胎生理性应激、降低其发育潜能的所有潜在影响因素。

在 ART 治疗过程中,患者人群特征和实验室条件的任何变化都可能对 ART 结局产生显著影响,如患者年龄、不孕诊断、超促排卵方案、药物剂量、药物反应性、卵子与精子质量及实验室培养条件(培养箱、温度、湿度、培养皿、培养液)等。准确且全面的记录是胚胎实验室故障排除和质量管理的基石。通过保持连续且可靠的标准化记录、电子化管理、定期审核和数据分析,实验室可以快速识别问题、优化流程并提高 ART 成功率。记录不仅是支撑实验室日常运行的核心工具,而且为持续改进与创新奠定重要基础。胚胎实验室的高效维护必须通过系统化监测机制结合持续性故障排查来实现(图 3-2-30)。

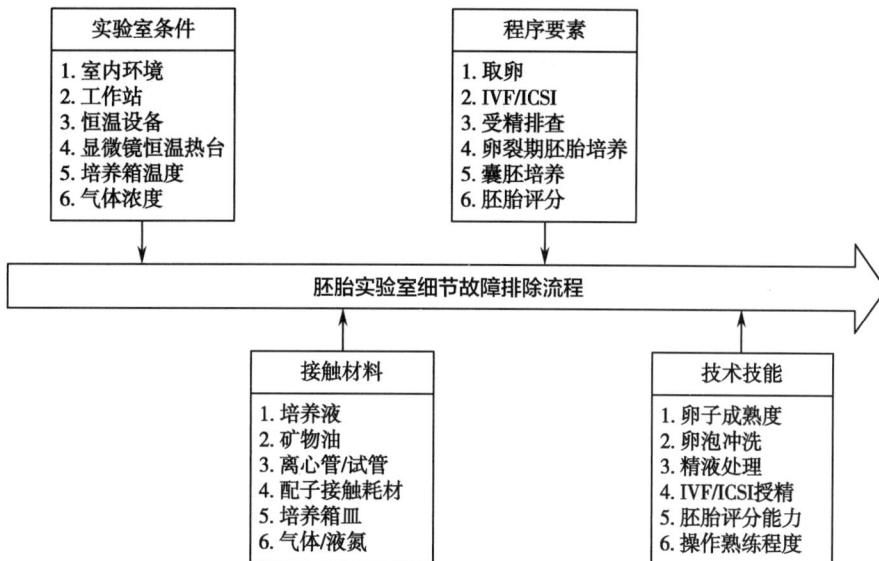

图 3-2-30　胚胎实验室细节故障排除流程

针对故障排除所发现的问题和故障,胚胎实验室可以采用根本原因分析法(root cause analysis,RCA)来解决。RCA 是一种系统化的问题解决方法,旨在逐步深入分析问题的根本原因并加以解决,而不是仅仅解决表面现象(图 3-2-31)。通过定义问题、收集数据、深入分析、制订解决方案和实施改进,RCA 可以帮助实验室识别问题的根本原因。

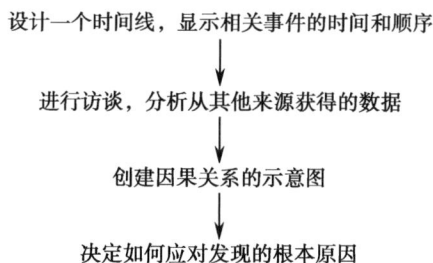

图 3-2-31　RCA 实施流程

根据 RCA 分析结果产生的解决方案通常分为 2 种类型:强烈建议和弱建议。这 2 种类型的区别在于其有效性、可持续性以及对人类行为的依赖程度。强烈建议是最有效和可持续的对策,通常不依赖于人类行为,而是通过系统、流程或技术的改进来解决问题,如简化流程、标准化设备或程序、程序控制等。弱建议通常依赖于改变人类行为,如政策改变、培训或激励措施等。在实际应用中,强烈建议和弱建议可以结合使用,从系统和行为两个层面解决问题,以实现持续的实验室安全改进,以达到最佳效果。

2. 失效模式和效果分析　失效模式和效果分析(failure mode and effect analysis,FMEA)是一种主动风险评估方法,是在不良事件发生前进行风险发生概率的预估,依赖于预测风险的可能性,然后制订对策来防止所有可预见的不良事件。FMEA 是一种预防性分析方法,也是一种防患于未然的风险管理方法,即在风险还未发生时就能识别并予以规避,具有一定的前瞻性和预见性。FMEA 通过提供一个结构化的程序去分析事件流程从而找出问题。其中失效模式分析（FM）是用各种方法分析并诊断各流程中发生失效的潜在原因，预测可能会出错的部分；效果分析（EA）是评估每一个失效可能产生的效应，并采取矫正措施，降低甚至消除失效概率或者减少损失（图 3-2-32）。

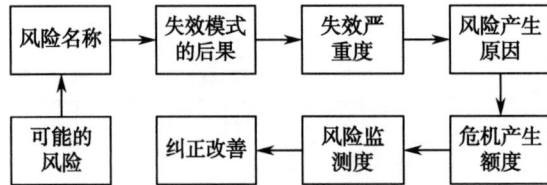

图 3-2-32　FMEA 实施流程

FMEA 分析是一个需要反复评估和持续改进的过程，其关注点是"事前预防（before the event）"而不是"事后纠正（after the fact）"；其针对系统或产品、流程缺陷而不是个人的失误，从而为持续质量改进提供依据。FMEA 在胚胎实验室中的应用示例如表 3-2-5 所示，对每个潜在失效模式进行风险评估，计算风险优先数（risk priority number，RPN），RPN= 严重程度 × 发生概率 × 检测难度，针对高 RPN 的失效模式，制订改进措施以降低风险。

表 3-2-5　FMEA 在胚胎实验室中的应用示例

步骤	失效模式	失效影响	失效原因	发生概率（1~10分）	严重程度（1~10分）	检测难度（1~10分）	风险优先数	预防措施
培养箱质控	温度波动	胚胎发育异常	传感器故障	6	9	4	216	定期校准,安装备用设备
操作人员操作	未按标准操作规程操作	实验失败	培训不足标准操作规程不清晰	5	8	3	120	加强培训,优化标准操作规程
培养液使用	培养液污染	胚胎发育异常	培养液批次质量问题	4	9	5	180	严格检测培养液,选择可靠供应商
环境控制	CO_2 浓度不稳定	胚胎发育异常	气体供应系统故障	7	8	6	336	定期维护气体供应系统

（四）风险处理与防控

胚胎实验室面临的风险相当于"航空飞行安全等级"，鉴于此，在严格执行标准化操作程序的同时，必须同步实施以下系统性防控措施。

1. 建立完善的风险管理体系　风险管理作为全员协同的管理体系，首先需凝聚共识并建立统一的指导框架与执行标准。鉴于既往实验室人为失误引发的重大不良事件比例上升，工作人员在体系中承担关键职能，因此必须制定可操作性强的 SOP 并强化执行力度。

通过实时监控系统与权限分级管理相结合,同时在操作环节嵌入风险预警机制,可有效降低配子混淆、设备异常及环境污染等核心风险。对实验室"人、机、料、法、环、测"进行全面质量控制,并不断监测绩效指标和持续改进,最终建立起一个"标准制定 - 规范操作 - 全面质控 - 绩效评估 - 策略优化"的完整闭环体系(图 3-2-33)。

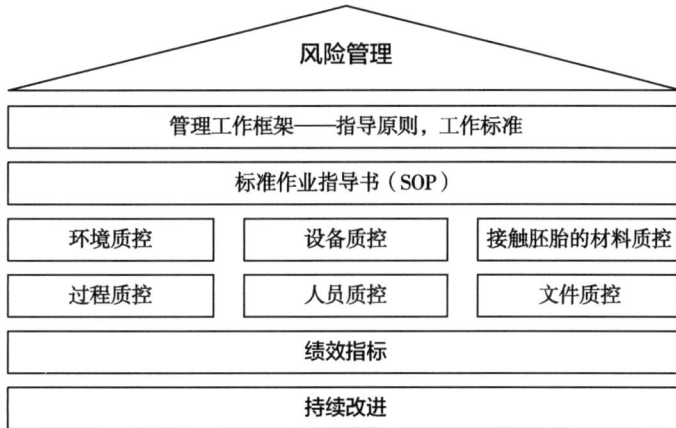

图 3-2-33　风险管理体系

2. 制定标准的风险防控程序　识别和预防是减少风险发生的关键环节。要做到有效识别高危因素和高危患者,须制定标准风险防控程序,建立风险因素有效识别和预警系统,形成风险管理一级预防。制定程序时需考虑用户需求规范(user requirement specification,URS),即建立一套全面标准,指定要做的或者要提供的内容,并建立一个详细且涵盖所有方面的工作框架。制定 URS 时需考虑以下因素。

(1)明确该技术的总体概念。

(2)该技术目的是什么?

(3)该技术期望性能水平是什么?

(4)该技术所依赖的因素是什么?

(5)用于实现该过程的设备必要特性是什么?

(6)该过程所需试剂必要特性是什么?

(7)该技术不良结果的潜在来源是什么?

(8)该技术中潜在错误来源是什么?

(9)在该方法或确定其结果期间应进行所有观察的技术要求是什么?

(10)在该操作或确定其结果时,需要进行所有观察的"测量不确定度"是什么?

(11)该方法需要哪种特殊能力?

(12)是否有任何特殊培训或教育要求?

(13)正确执行该方法需要哪些质量控制程序?

3. 绩效监测和持续改进　胚胎实验室风险管理是一套系统化管理体系,通过精细的质量保障、环境优化、精确的实验操作、实时的数据监控及全面的人员培训,贯穿 OCCCs 收集至胚胎移植全过程,以确保胚胎健康成长并最大化提高 ART 成功率。为了保障实验室工作质量和效率,及时发现风险因素并启动防控程序,应对实验室 KPI 进行日常监测和管理,以便于实时监控、评估和不断改进实验室运行。实验室监测到异常 KPI 时的风险分析如图 3-2-34 所示。

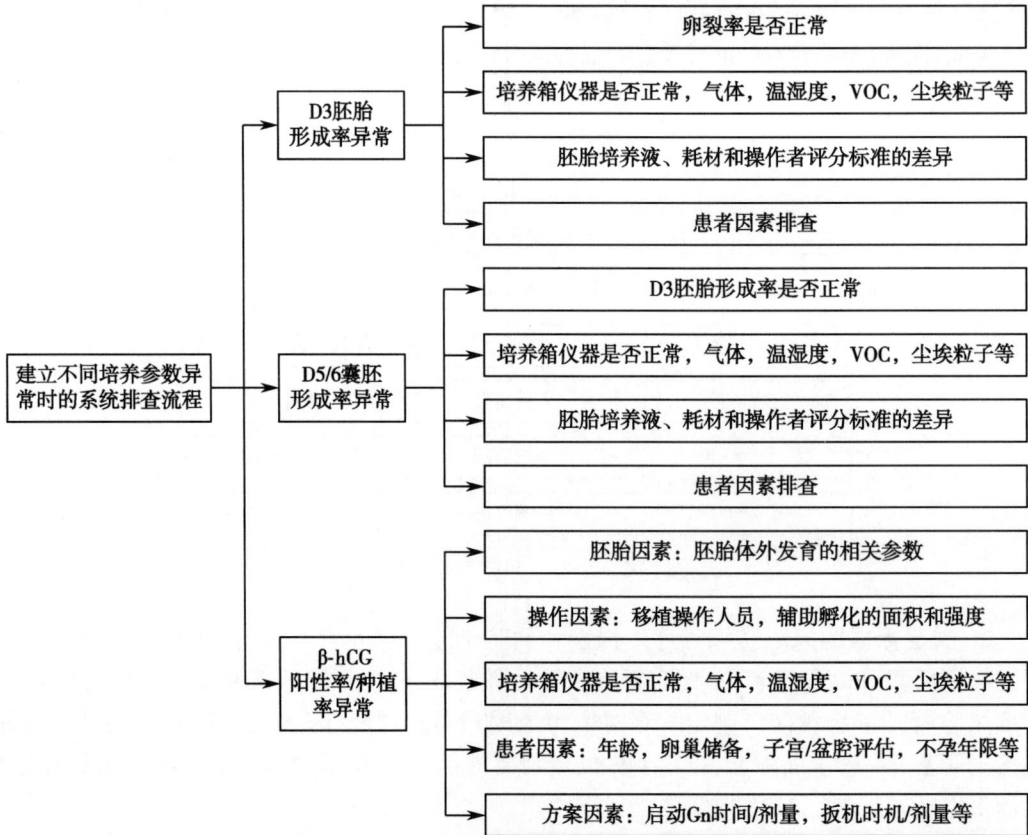

图 3-2-34　异常关键绩效指标监测及风险分析
β-hCG. β- 人绒毛膜促性腺激素；VOC. 挥发性有机物；Gn. 促性腺激素。

　　多个欧美国家早在胚胎实验室发展阶段就实施了强制性风险统一登记上报制度，这不仅显著提升了实验室安全管理水平，还为标准化监控体系建设提供了有效保障。鉴于我国地域辽阔，ART 治疗人群基数庞大，尽管构建统一的监管体系面临更高实施难度，但其重要性却更为突出。因此，亟须建立覆盖范围更广的实时上报 - 监管体系，通过细化风险分类标准、优化数据采集流程，最终形成规范化的实时风险上报机制与动态监管体系。当前，生殖医学中心胚胎实验室可采取中心内部的风险日报制度。风险日报制度是一种日常风险管理工具，旨在通过每日记录、分析和报告潜在风险，帮助胚胎实验室及时发现并解决问题。当风险发生时，第一发现人须立即上报组负责人，必要时由组负责人上报中心主任，将风险的影响降至最低。此外，有必要实行双人日报制度，第一发现人与组负责人将风险同时日报给中心主任，这样有利于管理者制订管理措施，避免类似风险再次发生，达到管控风险的目的，确保实验室的安全性和质量。

　　AI 飞速发展的时代，胚胎实验室如何利用其优势，构建宏观、综合、一体化、全流程的智能风险管理体系，也应该是未来关注的方向。

　　综上所述，在日常工作中要不断优化和改进实验室风险管理体系，积极实行风险日报制度,使实验室整体风险管理水平实现螺旋式上升,从而达到持续改进的目的(图 3-2-35)。

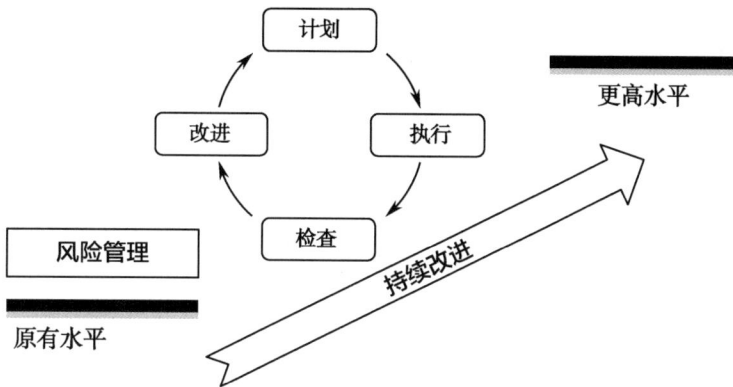

图 3-2-35　风险管理的持续改进

第三节　冷冻配子与胚胎如何进行精益管理

配子与胚胎冷冻技术作为生殖医学中心核心技术之一,发挥着不可或缺的作用。配子冷冻保存不仅能够实现生育力保护,同时也为体外受精-胚胎移植技术提供关键支撑。例如,在稀少精子保存、取精失败时卵母细胞冷冻和卵子捐赠等特殊情况中,该项技术展现出重要的应用价值。胚胎冷冻保存则具有更广泛的意义,首先,通过减少胚胎浪费显著提升体外受精治疗成功率;其次,单胚胎移植策略可有效降低多胎妊娠风险;再次,该技术还能预防卵巢过度刺激综合征,并为遗传学诊断提供操作窗口。此外,在应对取消移植、生育力保存及供卵需求等特殊情况下,胚胎冷冻更是不可替代的解决方案。

配子与胚胎冷冻有上述诸多优点,但在冷冻保存过程中,仍存在一些风险环节和问题,可能使冷冻配子与胚胎的安全受到影响。如何降低配子与胚胎在冷冻保存过程中的风险、保障其安全性,是胚胎实验室在精益管理中需要重点关注的内容。

一、冷冻配子与胚胎的复苏安全与管理

(一)严格的操作规程

胚胎实验室须建立严格的配子与胚胎冷冻和解冻 SOP,使不同操作人员的冷冻技术标准化。实验室人员严格按照 SOP 进行操作,降低人员操作对冷冻配子与胚胎的影响。在冷冻前对胚胎进行严格筛选,确保仅保存质量最佳的胚胎。

(二)严格的人员培训

实验室需制订严格的人员培训计划,对配子与胚胎冷冻操作人员进行严格的岗位培训,

考核合格后方可上岗,并定期进行人员间复苏率质控。同时,操作人员需保持严谨的工作态度。

(三) 严格执行双人核对制度并详细记录

从冷冻载体和支架的准备到整个冷冻操作环节,再到冷冻结束后胚胎存放,均需执行双人核对制度。有条件的生殖医学中心可采用样本核对系统,确保每一步骤都准确无误。操作人员需要详细记录配子或胚胎冷冻方法、每个冷冻载体上的胚胎数量、发育阶段、形态学评分、液氮罐内的储存位置等信息。在解冻前与解冻操作过程中,仍需严格执行双人核对制度,保证复苏样本安全。

(四) 采用先进的冷冻技术

推荐采用玻璃化冷冻技术。与程序化冷冻相比,玻璃化冷冻具有更高的卵母细胞、胚胎复苏成功率,且毒性风险较低。对于稀少精子,冷冻方法优先选用稀少精子冷冻或单精子冷冻载体,提高精子复苏率。此外,采用适当的冷冻保护剂,以减少冷冻过程中对胚胎或配子的损伤,建议采用商品化的冷冻试剂盒。

(五) 实行安全管理与风险防控

保证实验室空气质量等符合体外受精实验室的要求,为配子与胚胎体外操作和发育提供相对安全稳定的环境,操作过程中严格执行无菌操作,避免样本受到污染。冷冻载体要做到标识清晰,使用防脱落标签和识别代码。此外,定期自查实验室潜在的风险,时刻关注可能影响冷冻配子与胚胎复苏安全的风险因素,对风险进行评估并加以管控,建立突发异常事件应急措施(图 3-3-1)。

二、配子与胚胎在冷冻保存过程中的风险及管理

(一) 感染阳性配子与胚胎冷冻的管理

将冷冻配子与胚胎标本置于 $-196℃$ 液氮中进行超低温保存,可有效维持细胞活性,从而获得理想的冷冻效果。然而研究发现,多数感染性病原体,如人类免疫缺陷病毒、乙型肝炎病毒及多种细菌等均可在液氮中长期存活,此类微生物可能以液氮作为传播媒介,污染其他标本,最终造成冷冻标本间的交叉感染风险。但也有研究认为乙型肝炎病毒在液氮中存活能力有限,只有依赖活细胞才能生存和繁殖;对于梅毒螺旋体等病原体,有研究表明其无法在液氮环境中长期存活。因此,液氮是否能够作为感染性病原体的传播媒介有待进一步确认。目前为止,没有直接的证据表明上述感染性病原体可以通过液氮在玻璃化冷冻胚胎间形成交叉感染。尽管如此,实验室在进行配子或胚胎冷冻保存过程中仍有必要预防性地采取措施来降低交叉感染的风险。在配子与胚胎冷冻前,对患者进行传染性疾病和病原微生物检测,确认患者感染情况。同时,根据病原学检查结果,对冻存配子与胚胎分区分罐保存。如乙型肝炎、丙型肝炎、梅毒等,可以根据病原体类型进行分类储存(图 3-3-2)。

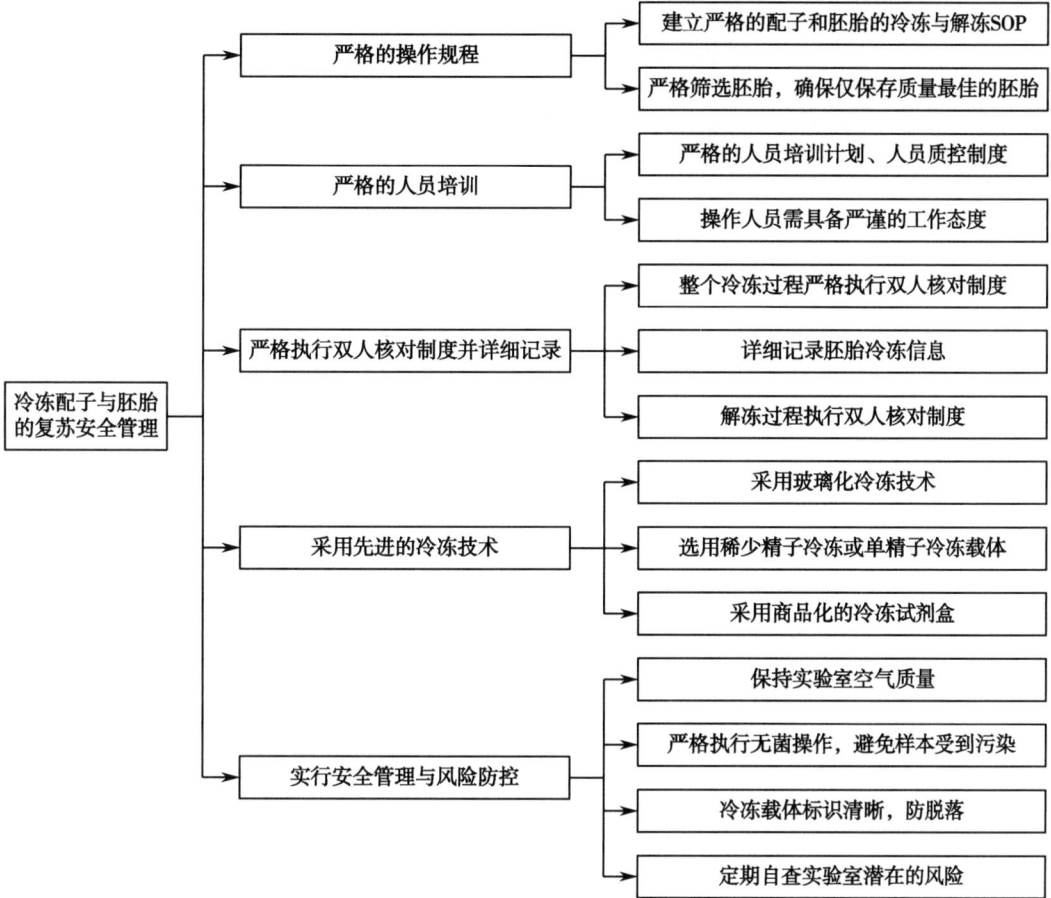

图 3-3-1 冷冻配子与胚胎的复苏安全管理

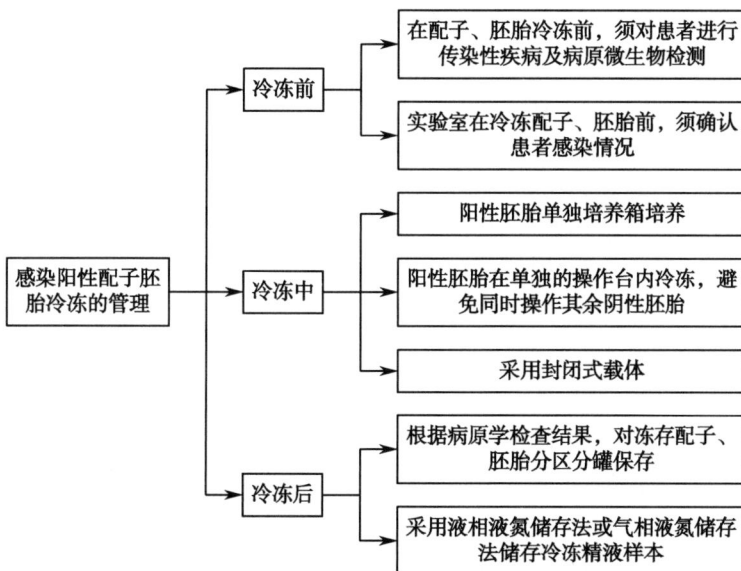

图 3-3-2 感染阳性配子和胚胎冷冻的管理

冷冻载体按照储存方式分为开放式和封闭式两类。开放式载体由于样本直接接触液氮,存在交叉污染的可能性。但目前玻璃化冷冻卵子、胚胎尚无样本被污染的报道。封闭式载体设计原理是通过物理屏障,如密封结构或容器,将不同样本完全隔离,从而有效阻止样本间相互污染。目前没有足够有效的证据显示封闭式载体冷冻效果劣于开放式载体。建议感染性病原体检查阳性或携带者使用封闭式载体或单独液氮罐储存。此外,冷冻精液标本储存可采用液相液氮储存法或气相液氮储存法。为了减少交叉污染,推荐有条件的机构使用气相液氮罐和全封闭冷冻载体密封储存精液标本。

(二) 冷冻配子与胚胎的储存安全及管理

冷冻储存室保存配子与胚胎的管理制度应严格且全面,其管理条例应遵循但不限于以下内容。

1. 人员培训和权限管理　冷冻储存室作为保存配子与胚胎的重要场所,其安全性至关重要。为了确保冷冻配子与胚胎的安全,冷冻储存室通常要求配备严格的安全防护系统,只有通过培训的工作人员和授权人员准入。相关工作人员在使用液氮前必须完成标准化培训流程,且所有操作记录均需存档备查。液氮罐管理应实施双人双锁物理管控,有条件的实验室可配置电子锁双指纹认证系统。

2. 冷冻储存室的安全管理　冷冻储存室作为胚胎实验室中保存珍贵生殖资源的关键区域,其位置的选择至关重要,冷冻储存室较理想的位置是紧邻胚胎培养室的外围房间。冷冻储存室内需要配备专业的通风装置,以保持室内空气流通和清新。为了保护操作人员的安全,冷冻储存室内还应配备手套、护目镜、防护罩等个人防护用品。冷冻储存室需在门上安装观察窗,方便工作人员在不打开门的情况下观察室内情况;地面采用压花钢板等防滑耐冻材质,这样既能防止操作时因湿滑导致跌倒,又因其耐腐蚀特性可以适应特殊环境;在墙壁距地面 1.5~2.0m 处安装氧气浓度报警器,实时监测室内氧气浓度,以确保氧气体积百分比始终不低于安全阈值的 19.5%。

3. 液氮罐的安全管理　液氮罐作为保存冷冻配子与胚胎的关键设备,发挥了至关重要的作用。然而,随着使用年限的增加,液氮罐安全性和可靠性等问题逐渐凸显。国内 ART 发展已近 40 年,多数生殖医学中心的液氮罐使用年限较长,但因液氮罐安全使用年限尚无统一规定,导致一些生殖医学中心正在使用的液氮罐可能已超过了其最佳使用年限,从而对冷冻配子与胚胎的长期保存构成潜在风险。在现有条件下,为了确保冷冻配子与胚胎的保存安全,胚胎实验室需要定期对液氮罐进行检查和维护,还需要根据液氮罐的使用情况和制造商的建议,制订合理的更换计划,实现设备运行状态稳定与风险可控的双重目标。液氮罐的日常监测与维护,需要注意以下内容。

(1)液氮量监测:建议每周至少检查储存罐液氮量 2 次,以确保样本始终处于适宜的低温环境中。同时为了进一步提高安全性,建议安装液氮液位监测报警系统,该系统能够实时监测液氮液位,并在液位低于设定位置时发出警报,从而提醒工作人员及时补充液氮。另外,为了确保系统准确性和可靠性,建议至少每季度对系统进行 1 次有效性测试。运输罐的日常监测和维护需以书面形式记录,书面记录可以帮助管理人员清晰地了解液氮罐运行状况,及时发现并解决问题。此外,在液氮的加注过程中,操作人员应仔细记录每个液氮罐的加注量,并密切关注液氮的消耗情况。对于液氮损失率严重超过预期的液氮罐,应立即启动液氮罐更换程序,从而保障冷冻样本的安全。

　　(2)液氮罐外观检查:每天仔细检查液氮罐外观是否存在冷凝水、凹陷、裂痕等异常情况,这是保障液氮罐安全使用的必要措施,并确保液氮罐盖子加盖完好。如果液氮罐没有安装液氮液位监控报警系统,可以通过每日触摸液氮罐表面感知其温度来初步判断液氮罐真空层是否遭到损坏。定期检查并保持至少一个液氮罐处于满载待用状态,以便有液氮罐突发真空层失效或蒸发率异常时,能够立即启动应急替换程序(图 3-3-3)。

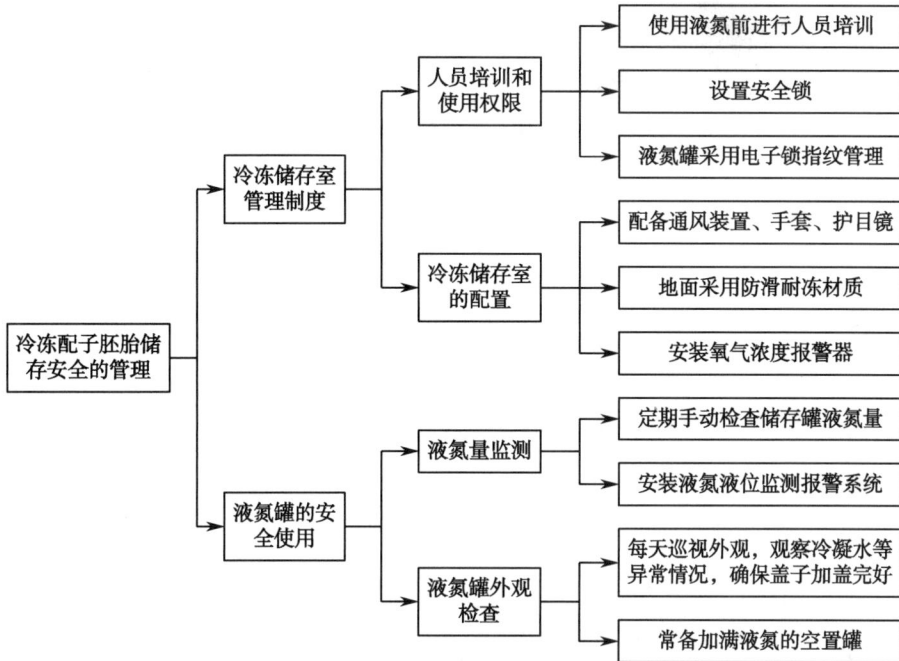

图 3-3-3　冷冻配子胚胎储存安全的管理

三、液氮罐内冷冻样本登记的管理

　　近年来辅助生殖治疗周期数的持续增长,直接促使各生殖医学中心不断扩大配子与胚胎冷冻液氮罐的配置数量,因此样本存储的有序性和准确性管理已成为关键性的技术挑战。与此同时,冷冻配子与胚胎数量的急剧上升,不仅显著增加了解冻复苏的操作频次,更因人工操作环节的叠加效应,导致冷冻标记错位、解冻记录缺失等系统性风险发生率同比上升。

　　常用记录液氮罐内样本位置的方法包括传统的纸质记录法(冷冻登记本和冷冻记录单)和现代化的信息化管理工具(电子病历系统或电子表格)(图 3-3-4)。上述方法的并行使用保证了液氮罐样本位置登记的准确性,但同时也增加了冷冻解冻遗漏登记的风险。有学者指出,有必要定期对冷冻罐支架内的标本进行核对,这样可以及时检查出液氮罐登记是否与罐内的样本一致,达到查缺补漏的目的。但周期数较多的中心,很难实行上述耗时耗力的查缺补漏法。随着信息化建设在胚胎实验室的推广,建议采用电子病历系统和样本核对系统进行样本位置管理,不但可以实现样本核对的安全性,也能做到冷冻与解冻信息的实时录入。此外,电子病历的录入与质控需严格执行双人核对制度,保证信息录入的准确性。建议采用电子病历生成胚胎培养等记录单,并打印纸质版病历,经审核后存于病案室。实验室病历在存档前实行双人质控制度,确保冷冻配子与胚胎数量和保存位置等信息的准确性。

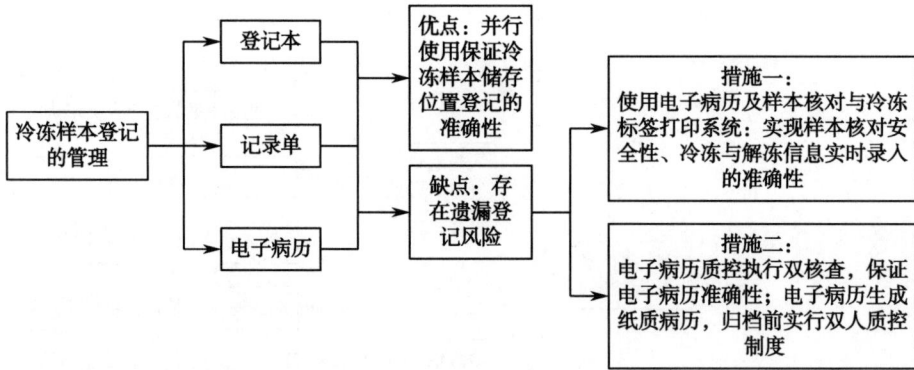

图 3-3-4 冷冻样本登记的管理

四、冷冻配子与胚胎保存时限和销毁的管理

(一) 卵子冷冻保存时限

《人类卵母细胞与胚胎玻璃化冷冻中国专家共识(2023 年)》指出,现阶段部分研究结果显示,卵子冷冻保存 1~48 个月似乎不影响复苏结局,但关于卵子冷冻保存时限的具体研究数据较少。基于当前的有限证据,综合卵子冷冻复苏结局、辅助生殖治疗效果、节约医疗资源、生殖伦理学等多方面考虑,推荐冷冻卵子的最佳保存时限为 1 年(图 3-3-5)。

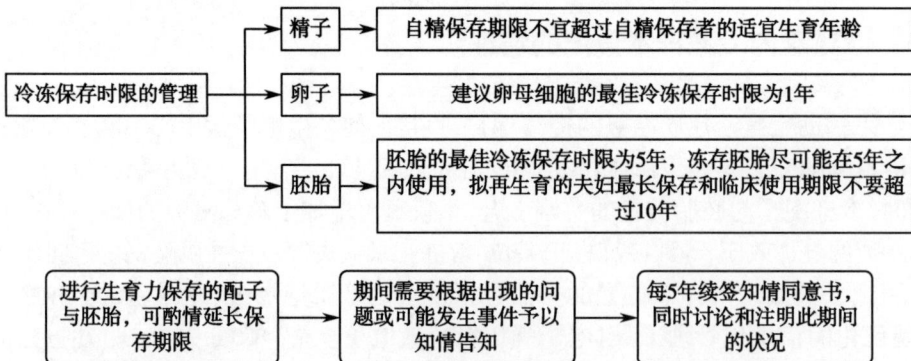

图 3-3-5 冷冻保存时限的管理

(二) 精子冷冻保存时限

《自身精子冷冻保存的中国专家共识》指出,冷冻保存时间可能不会影响精子质量。但

从伦理学角度考虑,自精保存期限不宜超过自精保存者的适宜生育年龄。

(三) 胚胎冷冻保存时限

《冷冻胚胎保存时限的中国专家共识》建议冻存胚胎尽可能在 5 年之内使用,拟再生育夫妇最长保存和临床使用期限不要超过 10 年;对于因疾病需要进行生育力保存的患者配子与胚胎,可酌情考虑延长保存期限,但其间需要根据出现的问题或者可能发生的事件予以知情告知,并每 5 年续签知情同意书,同时讨论和注明此期间的状况。

(四) 冷冻配子与胚胎的销毁

《自身精子冷冻保存的中国专家共识》建议,自精保存者本人有权要求销毁自精保存标本,销毁前应获得本人或其委托人书面签字同意书。①前期已明确约定保存到期后处理方式为销毁的标本,保存机构可以直接销毁。②对于前期约定保存到期后继续保存,但未按期续交保存费用者,应给予保存者不少于 6 个月的宽限期。超过宽限期且通过预留的联系方式无法联系到保存者时,自精保存机构可以按照《自精保存知情同意书》和《自精保存协议书》中的约定,销毁所保存的标本。冷冻卵子的销毁可参照上述冷冻精子销毁处理办法执行。

《冷冻胚胎保存时限的中国专家共识》建议:①对于已签署知情同意书不再继续保存冷冻胚胎的夫妇,应严格核对患者基本信息、冷冻胚胎保存时限、知情同意书等信息,确认无误后方可进行胚胎销毁或用于科研。②对于失去联系且胚胎保存时限已达上限的夫妇,应由伦理委员会同意后方可实施胚胎的销毁或用于科研(图 3-3-6)。

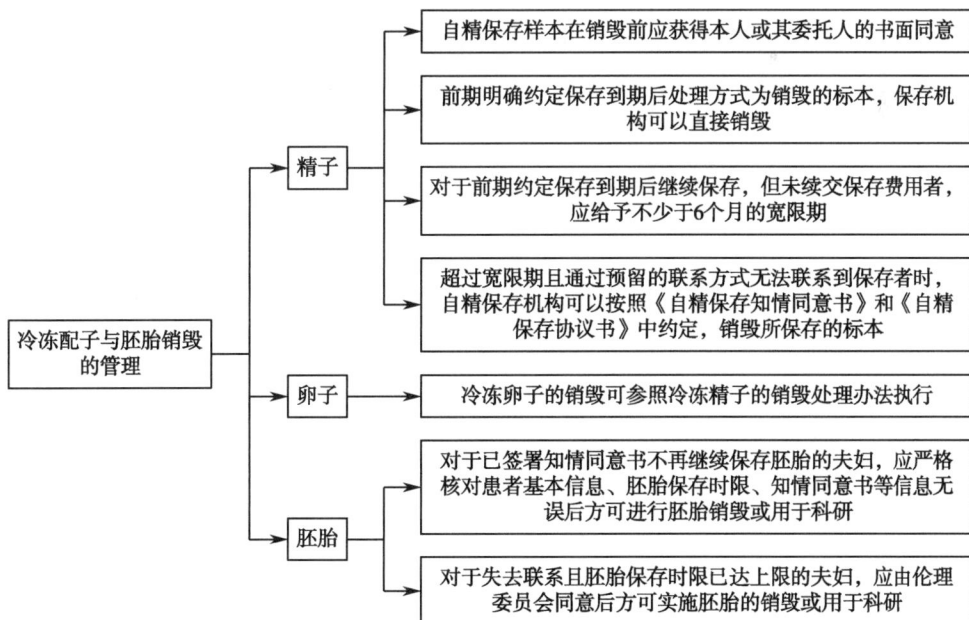

图 3-3-6 冷冻配子与胚胎销毁的管理

五、冷冻胚胎归属权的管理

《冷冻胚胎保存时限的中国专家共识》建议,冷冻胚胎归属于夫妇双方,为了防止造成混乱、差错及引起伦理纠纷,禁止对冷冻胚胎进行跨中心转运、多中心对接等处理和操作(图 3-3-7)。

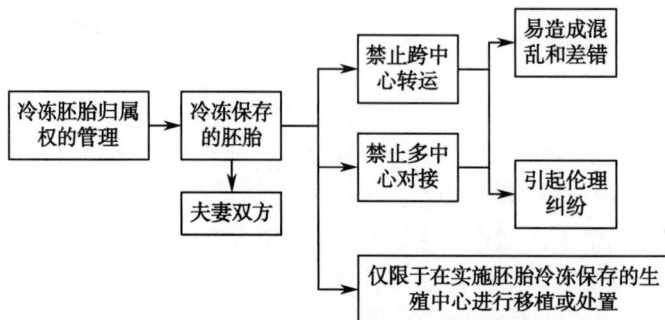

图 3-3-7 冷冻胚胎归属权的管理

冷冻胚胎作为具有潜在生命特征的特殊医疗标本,其处理与操作需严格遵循相关法律法规和伦理规范。跨中心转运、多中心对接等操作不仅可能增加胚胎在转运过程中的风险,如损坏、丢失等,还可能引发一系列伦理和法律问题。例如,不同中心之间的技术标准、操作流程可能存在差异,这可能导致胚胎处理的不一致性和不确定性。此外,跨中心转运还可能涉及胚胎所有权、使用权等法律权益的争议,进一步加剧伦理纠纷的风险。

因此,为了确保冷冻胚胎的安全、有效保存和使用,应严格禁止跨中心转运、多中心对接等处理和操作,并建立健全胚胎实验室管理制度和监管机制,确保胚胎合法、合规处理和使用。同时,医疗机构和医务人员也应加强相关法律法规和伦理规范的学习和培训,提高专业素养和伦理意识,共同维护冷冻胚胎的安全和尊严。

第四节　供精如何实现精益管理

供精管理作为 ART 助孕技术的重要环节,其精益化转型是提升临床效率与安全性的核心路径。本节聚焦供精流程的精益优化,通过构建流程型组织与全闭环管理体系,实现精源管理全程无缝衔接;供精精源的双向闭环管理策略和信息化管理工具的应用助力供精精益管理。

一、建立供精管理流程型组织

供精精益管理依靠流程型组织管理机制。流程型组织以系统化价值流整合理论为依据,旨在满足患者需求,通过信息化工具减少浪费、降低成本。通过供精流程型组织管理,管理者可以清晰地确定供精管理的核心能力和核心流程,实现流程优化和再造的闭环管理;员工可以更好地理解供精精益管理的精益目标。由于流程明确规定了各环节的工作目标、工作规范和工作时限,所以每一个流程的参与者都能够明确本流程与供精精益管理目标的关系,对流程的调整也就意味着供精精益管理目标的改变(图 3-4-1)。组织运作状态的显性化使得在执行供精精益管理的过程中,一切组织内的"黑箱子"都会在流程中一一浮现,从而可以更好地剖析流程的合理性与有效性。

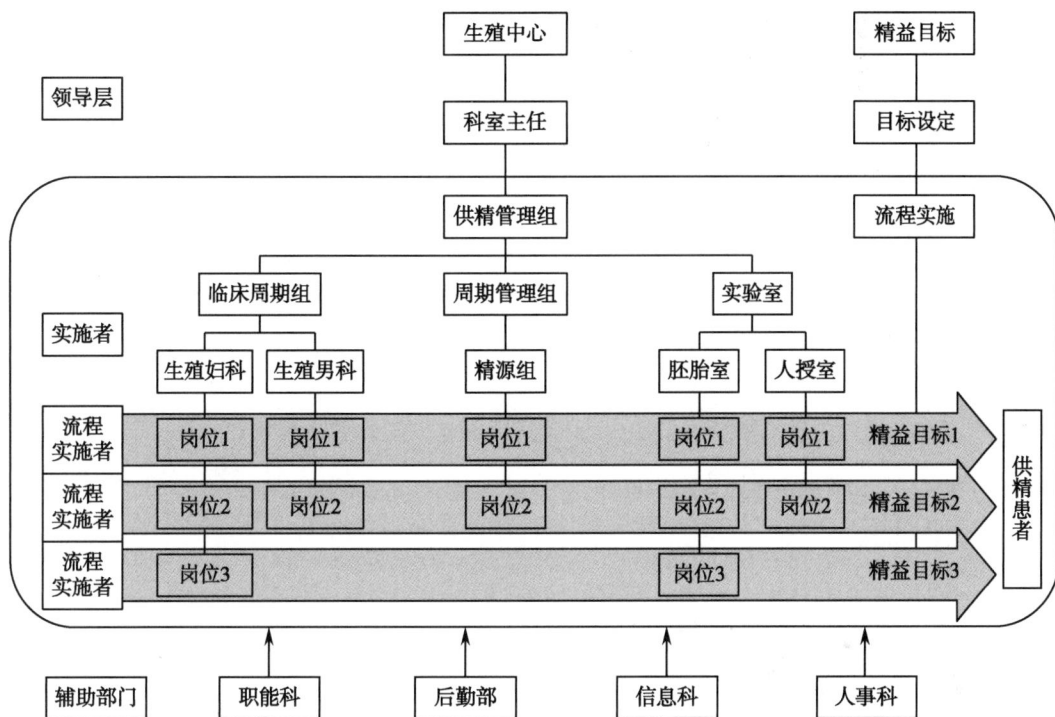

图 3-4-1　供精管理流程型组织

二、供精精源全流程闭环管理

供精精益管理要求对供精精源实施全流程闭环管理(图 3-4-2),包括精源的申请、精子库联络、精源申请的审核、精源入库、精源预约、精源使用、妊娠结局随访、妊娠结局反馈等。

(一)供精精源的申请

生殖医学中心供精管理人员根据精源使用和剩余情况,提交精源需求申请单。供精精源申请需保证可使用精源的数量,减少患者预约等待的可能性。申请单经生殖医学中心双人审核确认后签字盖章。

(二)精子库联络

生殖医学中心供精管理人员将供精精源需求申请单提交至精子库,与精子库负责人商

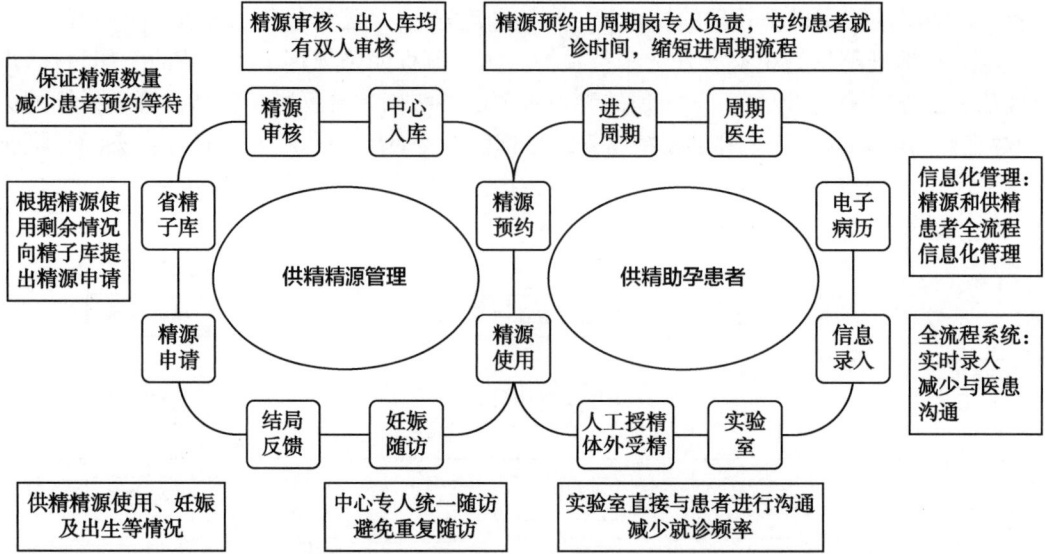

图 3-4-2　供精精源和助孕患者双向交互的全流程闭环管理

议并确定可申请精源种类和数量。若精子库能按生殖医学中心需求提供全部精源,则生殖中心安排 2 名工作人员到精子库取精源;若精子库库存精源不能满足中心需求,则重新调整供精需求申请,直至双方供求一致。另外,生殖医学中心供精管理人员与精子库负责人还需要负责供精管理过程中的一切事宜,如密切沟通精源使用情况等。

(三) 精源申请的审核

生殖医学中心供精管理人员首先需要对精源申请单进行内部审核,审核通过后方可提交到精子库。精子库负责人在收到申请单后,会立即对申请单中精源种类、血型和数量等进行再次审核。若审核通过,则通知生殖医学中心人员择期取走精源;若审核未通过,则通知生殖医学中心人员修改供精需求申请单,直至供求一致。

(四) 精源入库

生殖医学中心需安排 2 名工作人员携带小型运输液氮罐前往精子库取精源,精源信息需双人核对确认,确认后分装放置于供精液氮罐中。

(五) 精源预约

生殖医学中心供精精源采用预约制,患者在进周期前或取卵前预约精源,可避免取卵当天患者对供精者体貌特征不满意的情况。预约制可以较大程度上减少患者的担忧,进而保证超促排卵周期顺利进行。精源预约由助孕周期管理岗专人负责、统一管理,可有效节约患者就诊时间、优化周期流程。

(六) 精源使用

在解冻使用之前,实验室技术人员从患者周期病历中取出精源体貌特征卡(预约时患者已签字并按手印),与患者夫妇再次确认并核对精源信息。

(七) 妊娠结局随访

生殖医学中心设有随访组,供精助孕患者的随访统一由随访组负责,可避免重复随访;同时也避免患者产生不满情绪,从而导致抗拒随访或敷衍回答问题等。

(八) 妊娠结局反馈

生殖医学中心随访组定期将供精助孕患者的妊娠结局随访结果交给供精管理人员,供精管理人员再根据随访结果登记供精管理登记本,并按精子库供精反馈规定,定期将精源助孕结局提交给精子库负责人。至此,供精精源管理的全流程结束。

三、供精助孕患者全流程闭环管理

供精精益管理要求对供精助孕患者实行全流程闭环管理(图 3-4-2),主要包括供精助孕适应证患者筛选、主管医生负责制、电子病历管理、信息录入、助孕方式选择、精源预约与使用、实验室人员沟通。

(一) 供精助孕适应证患者筛选

供精助孕不同于夫精助孕,供精适应证筛选尤为重要。对于有供精适应证,但男方有精子的患者要慎之又慎。特殊患者需要充分交代其他可选择的助孕方式或手术方式,如胚胎植入前遗传学检测、显微镜下睾丸取精术等。

(二) 主管医生负责制

供精助孕由主管医生全程负责,主管医生熟知患者的基本情况,可以避免患者反复回答相同问题,同时可减轻患者的心理负担。主管医生负责制可有效减少不必要的就诊流程、缩短诊疗时间。

(三) 电子病历管理

生殖医学中心使用电子病历对供精助孕患者和供精精源进行信息化管理。与单独创建一个信息化管理系统相比,嵌入电子病历可获得更完整的信息,可更好地实现全流程信息化管理。

(四) 信息录入

实验室通过全流程信息录入系统与电子病历系统互联,可以实时录入精源使用、处理记录等信息,减少与门诊医生或患者的沟通频次。

(五) 助孕方式选择

供精助孕方式有供精人工授精(artificial insemination by donor, AID)和供精体外受精(IVF-D)两种,两者之间存在很大的差异,如妊娠率、周期长短、费用等。临床医生根据患者辅助检查结果和既往史等信息,为患者提供合适的助孕方式,使助孕结局最优化。

(六) 精源预约与使用

精源预约与使用由专岗专人负责,临床医生不参与精源预约和使用等过程,可以避免患者反复咨询,降低操作失误风险。精源预约和使用的具体流程同"供精精源全流程闭环管理"部分。

(七) 实验室人员沟通

精源使用当天,由实验室技术人员直接与患者沟通和核对精源信息,减少患者就诊频率,缩短患者等待时长。

四、信息化管理

ART 技术不断发展并且已进入信息化时代,信息化技术正以其广泛的渗透性和先进性,深刻地影响着人类生产与生活方式,也为不同领域管理工作提供新的思路和手段。信息化管理软件的应用可有效避免供精助孕患者治疗过程中的安全隐患,保障医疗工作质量,提高工作效率。传统精源管理模式存在诸多问题,如信息记录不完整、管理效率低下、安全性和准确性不足等。随着信息技术的快速发展,信息化管理逐渐成为解决这些问题的有效手段。通过构建一个功能完备、操作便捷、安全可靠的信息化管理系统,可以实现对供精精源全流程管理,提升管理效率,保障精源质量和使用安全,为辅助生殖实验室的高效运行提供有力支持。

(一) 模块和功能

一个完善的辅助生殖实验室供精精源信息化管理系统应具备以下核心模块和功能。

1. 精源出入库管理　实现精源的入库、出库操作实时记录,确保精源来源清晰、流向明确。

2. 供精使用查询　方便临床和实验室快速查询精源使用情况,为医务工作者决策提供数据支持。

3. 预约管理　优化预约流程,提高患者就医体验和实验室工作效率。

4. 身份验证　保障精源使用过程中的身份安全,防止信息泄露和误用。

5. 库存管理　实时监控精源库存,确保精源供应的稳定性和安全性。

6. 随访管理　追踪患者术后情况,为临床研究和质量控制提供数据支持。

7. 反馈管理　收集患者和医护人员的反馈,持续优化系统功能。

8. 统计分析　通过数据分析为实验室管理提供决策依据,提升管理水平。

(二) 精源出入库模块

精源出入库是供精精源管理的基础环节,其准确性直接影响到整个管理系统的运行效率和数据可靠性。

1. 入库管理

(1)精源入库时,系统需记录精源的来源信息(如供精者编号、采集时间、采集地点等)。

(2)对精源质量指标(如精子浓度、活力等)进行登记,确保入库精源符合标准。

(3)系统自动生成入库编号,便于后续跟踪和管理。

(4)支持批量入库操作,提高工作效率。

2. 出库管理

(1)出库时需明确精源的使用目的(如辅助生殖治疗、毁弃等)。

(2)记录出库时间、使用科室、操作人员等信息。

(3)系统自动更新库存数量,确保库存数据的实时准确性。

(4)支持出库审批流程,确保精源使用符合规定。

3. 库存预警

(1)设置库存上下限阈值,当库存低于下限时,系统自动发出预警,提醒管理人员及时补充精源。

(2)对于库存时间过长的精源,系统发出提示,确保精源的可用性。

4. 应用场景 在实际操作中,精源出入库模块能够有效避免因手工记录导致的错误和遗漏。例如,在入库时,系统通过扫描条形码或二维码快速录入精源信息,减少人工输入的时间、降低错误率。在出库时,审批流程的设置确保精源使用的合规性,避免精源的滥用或误用。

(三) 供精使用查询模块

供精使用查询模块是辅助生殖实验室管理人员和临床医生了解精源使用情况的重要工具,能够为临床决策提供数据支持。

1. 查询功能

(1)支持按精源编号、供精者编号、使用时间、使用科室等多维度查询。

(2)查询结果包括精源的使用目的、使用效果、患者信息等详细内容。

(3)提供查询结果的导出功能,方便用户进行进一步分析,但需要设置查询导出权限。

2. 统计功能

(1)对精源的使用频率、使用组别分布等进行统计分析。

(2)生成精源使用趋势图,帮助管理人员了解精源的使用动态。

3. 追溯功能 能够追溯精源从入库到使用的全过程,确保精源使用的可追溯性。

4. 应用场景 在临床实践中,医生可以通过供精使用查询模块快速了解某一精源的使用效果,为后续治疗方案的调整提供参考。同时,管理人员可以通过统计分析功能,了解精源的使用情况,优化精源的申请和库存管理策略。

(四) 预约模块

预约模块是提高辅助生殖实验室工作效率和患者就医体验的重要环节,通过信息化手段优化预约流程,能够有效减少患者等待时间,提高实验室资源利用率。

1. 线上或线下预约

(1)患者可以通过医院官方网站或手机应用程序进行线上预约,或者直接在生殖医学中心指定地点进行线下预约。

(2)预约时需填写患者基本信息、预约时间、预约项目等。

（3）系统根据患者需求和实验室资源情况,自动分配预约号。

2. 预约提醒

（1）系统在预约时间前通过短信或应用程序推送精源预约提醒,避免患者错过预约时间。

（2）对于未按时就诊的患者,系统自动发送提醒信息,降低患者失约率。

3. 预约调整

（1）患者可以根据自身情况调整预约时间,系统自动更新预约信息。

（2）管理人员可以对预约情况进行实时监控,及时处理预约冲突。

4. 应用场景　在实际运行中,预约模块能够有效缓解患者排队挂号的压力,提高实验室的工作效率。例如,患者可以通过手机应用程序随时查看预约情况,调整预约时间,减少因排队等待带来的不便。同时,预约提醒功能能够有效降低患者失约率,提高实验室资源利用率。

（五）身份验证模块

身份验证模块是保障供精精源使用安全的关键环节。通过严格的身份验证,确保精源使用的合法性和合规性。

1. 患者身份验证

（1）患者在使用精源时,需通过身份证、指纹、面部识别等多种方式进行身份验证。

（2）系统自动比对患者信息,确保患者身份的真实性。

2. 医护人员身份验证

（1）医护人员在操作精源相关流程时,需通过用户名和密码登录系统。

（2）系统记录医护人员的操作记录,便于后续追溯和责任认定。

3. 权限管理

（1）根据医护人员的职责和权限,设置不同的操作权限。

（2）系统支持权限的动态调整,确保操作的合规性。

4. 应用场景　在供精精源使用过程中,身份验证模块能够有效防止精源的误用和滥用。例如,在精源出库时,医护人员需通过身份验证后才能进行操作,系统自动记录操作人员和操作时间,确保精源使用的可追溯性。同时,权限管理功能能够防止未经授权的人员操作精源管理系统,保障系统的安全性。

（六）精源库存管理模块

精源库存管理模块是供精精源信息化管理系统的核心部分,通过实时监控库存数量和质量,确保精源供应的稳定性和安全性。

1. 库存监控

（1）系统实时显示精源的库存数量、质量指标等信息。

（2）对库存数量低于阈值的精源,系统自动发出预警,提醒供精精源管理人员及时补充。

2. 库存盘点

（1）系统支持定期盘点功能,管理人员可以通过系统快速完成库存盘点。

（2）出现盘点结果与系统数据不符的情况时,系统自动记录并提醒管理人员进行处理。

3. 库存优化

(1)系统根据精源的使用情况和库存动态,自动优化库存管理策略。

(2)提供库存优化建议,帮助管理人员合理调整库存数量和申请计划。

4. 应用场景　在实际运行中,精源库存管理模块能够有效避免因库存不足或过剩导致的问题。例如,通过实时监控库存数量,管理人员可以及时发现库存不足的情况,提前申请精源,避免因精源短缺影响临床治疗。同时,库存优化功能能够帮助管理人员合理调整库存数量,降低库存成本,提高资源利用率。

(七) 随访模块

随访模块是辅助生殖实验室了解患者术后情况的重要工具,通过随访能够为临床研究和质量控制提供数据支持。

1. 随访计划

(1)系统根据患者治疗情况自动生成随访计划。

(2)随访计划包括随访时间、随访方式、随访内容等。

2. 随访记录

(1)医护人员可以通过系统记录患者的随访情况,包括术后恢复情况、妊娠情况等。

(2)系统支持随访记录的查询和导出功能,方便医护人员进一步分析。

3. 数据分析

(1)系统对随访数据进行统计分析,生成随访报告。

(2)随访报告包括患者的术后恢复情况、妊娠成功率等指标。

4. 应用场景　在临床实践中,随访模块能够帮助医护人员及时了解患者的术后情况,为后续治疗方案的调整提供参考。例如,通过随访记录,医护人员可以了解患者术后恢复情况,及时发现并处理可能出现的问题。同时,随访数据分析功能能够为临床研究提供数据支持,帮助研究人员了解精源质量对治疗效果的影响。

(八) 反馈模块

根据精子库反馈要求生成相应的反馈内容。根据模块信息智能生成反馈表格,保障反馈内容的准确性和实时性。

1. 妊娠结局反馈

(1)随访组人员将供精助孕患者妊娠结局随访信息实时录入电子病历系统,如获得临床妊娠、获得临床妊娠但流产、获得临床妊娠且成功分娩等。

(2)供精管理者根据随访信息生成供精精源使用信息反馈表,并将反馈表提交给精子库负责人。

2. 应用场景反馈　在实际运行中,反馈模块能够及时收集供精助孕患者的信息,帮助供精管理人员和精子库负责人掌握精源助孕结局,从而合理规划精源供应。反馈模块的应用贯穿于供精助孕服务的全周期管理,在提升生殖医学服务质量、优化资源配置、保障伦理合规方面发挥着重要作用。该模块通过整合电子病历系统的实时数据流,构建覆盖供精助孕全流程的动态监测体系。在数据管理维度,系统可自动抓取妊娠、流产及出生等关键节点的随访信息,通过智能校验算法排除逻辑错误数据,确保反馈数据的时效性与准确性。

(九) 统计分析模块

统计分析模块是辅助生殖实验室管理人员了解精源管理情况的重要工具,通过数据分析能够为实验室管理提供决策依据,提升管理水平。

1. 精源使用统计

(1) 系统对精源的使用情况进行统计分析,生成精源使用报告。

(2) 精源使用报告包括精源使用频率、使用科室分布、使用效果等指标。

2. 库存管理统计

(1) 系统对精源的库存情况进行统计分析,生成库存管理报告。

(2) 库存管理报告包括库存数量、库存周转率、库存成本等指标。

3. 随访数据分析

(1) 系统对随访数据进行统计分析,生成随访分析报告。

(2) 随访分析报告包括患者的术后恢复情况、妊娠成功率等指标。

4. 数据可视化

(1) 系统支持数据可视化功能,通过图表、报表等多种形式直观展示数据统计分析结果。

(2) 数据可视化功能支持自定义报表,从而方便管理人员根据需求进行数据统计和分析。

5. 应用场景 在实际工作中,统计分析模块能够为实验室管理人员提供全面、准确的数据支持,帮助管理人员做出科学合理的决策。例如,通过精源使用统计报告,管理人员可以了解精源的使用情况,优化精源申请和库存管理策略。通过随访数据分析报告,管理人员可以了解患者的术后情况,提升临床治疗水平。

(十) 总结与展望

辅助生殖实验室供精精源的信息化管理是现代 ART 技术发展的重要趋势。通过构建一个功能完备、操作便捷、安全可靠的信息化管理系统,能够实现对供精精源的全流程管理,提升管理效率,保障精源质量和使用安全。精源出入库模块、供精使用查询模块、预约模块、身份验证模块、精源库存管理模块、随访模块、反馈模块和统计分析模块的设计与应用,为辅助生殖实验室的信息化建设提供参考。未来,随着信息技术的不断发展,供精精源信息化管理系统将不断完善,为 ART 技术发展提供更有力的支持(图 3-4-3)。

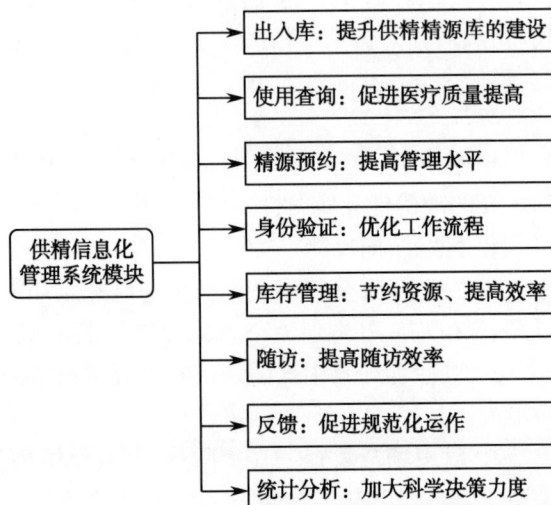

图 3-4-3 供精信息化管理系统模块

第五节 实验室医疗文书如何进行精益管理

胚胎实验室在体外受精-胚胎移植环节中发挥着至关重要的作用。在整个辅助生殖诊疗过程中,需要完整记录并保存相应的信息,因此需要书写与生成相应的医疗文书或档案。各类档案包括但不限于备液记录、OCCCs收集记录、精子处理记录、体外受精与胚胎培养记录、胚胎冷冻解冻记录等实验室病历。各类登记本,如IVF/ICSI登记本、精液处理登记本、胚胎冷冻解冻登记本、PGT实验室登记本等。此外,还有各类SOP文件等。随着辅助生殖周期数的日渐增多,如何对上述文书、档案进行精益管理,成为各个生殖医学中心关注的重点。

一、医疗文书管理的重要性

胚胎实验室和生殖医学中心医学技术的发展与进步均被完整记录在文书档案中,这些资料不仅能为政策制定提供了参考依据,也具有重要的教学研究价值。在信息化技术支持下,文书档案通过多元化的服务方式实现了三重功能:为患者提供诊疗依据、为教学工作提供案例支撑、为管理决策提供数据基础,显著提升了生殖医学中心的整体运行效率。随着档案资源的深度开发和利用,胚胎实验室在技术创新与质量控制方面获得了持续的发展动力,其专业领域研究正不断向更高层次推进。

二、精益管理在实验室文书档案管理中的应用

(一)精益管理在实验室文书档案归档范围的应用

精益管理作为一项系统工程,其核心在于持续改进与贯彻精益求精的理念,这一理念需要全面覆盖文书档案管理的业务模块与流程体系。《精益管理在医院档案管理中的应用》明确指出,实现档案管理精益化的首要前提在于专业能力提升,这不仅是基础性支撑要素,更是推动管理体系化建设的关键着力点。基于此目标导向,胚胎实验室应优先建立规范化的管理制度,通过科学界定归档范围、细化操作标准、明确执行要求以及优化管理方法等系统性措施,确保文书档案从生成到保存全流程的原始性维护与完整性保障。胚胎实验室将精益管理思想运用在文书档案收集整理环节中,应着重提高归档文件材料的质量与安全,并牢固树立文书档案无小事的思想。实验室人员从工作中的点滴做起,注重精确、精细、精心、精准、精品以及细致、细化、细节等方面的工作要求,确保文书档案管理的科学性和有效性。首先,强化全体实验室人员的文书档案意识,使全员充分认识到文书档案价值,高度重视文书档案管理,自觉参与文书档案工作。其次,鼓励保护文书档案行为,严控归档安全意识,加强实验室人员医院文书档案管理知识培训,制定文书档案保密制度,实行专人负责制,明确岗位职责,落实工作岗位责任。最后,建立文书档案信息安全保障体系,采用院内局域网计

算机进行文书档案收集与整理,保障文书档案安全。

(二) 精益管理在实验室文书档案管理制度中的应用

文书档案管理必须强调制度化,文书档案管理制度是文书档案管理工作的前提和条件,胚胎实验室文书档案管理也需要完备的规章制度,只有建立和完善了归档制度,才有可能保障文书档案管理工作与医疗业务工作的同步发展。标准操作规程和 PDCA 循环等精益管理工具可以应用于文书档案制度管理中。胚胎实验室文书档案管理应以国家法规为基础,结合医院和生殖医学中心病案管理规范,建立涵盖全流程的文书档案科学管理制度,如文书档案接收与整理制度,文书档案保管与使用制度,文书档案修改与补充制度,文书档案传递与登记制度,文书档案储存室管理制度,文书档案资料统计与保密制度,文书档案的鉴定与销毁制度,各类文书档案的借阅办法、保管期限、归档范围,管理人员的奖惩制度等,应将文书档案管理的归档、保管、使用、借阅、销毁等明确列入各项规章制度。将以上管理制度纳入考核范围,使文书档案管理工作的每个环节都有章可循、有制度制约,避免文书档案管理的随意性。在制度实施过程中利用精益管理工具不断进行修订与完善,持续改进,使实验室文书档案管理逐步向着规范化、专业化和精益化迈进。

胚胎实验室文书档案管理应与生殖医学中心统一,并将文书档案管理纳入实验室发展的重要内容;革新思想,树立精益理念,夯实文书档案管理的信息化、系统化,推进文书档案的精益管理。实验室设兼职文书档案员一名,负责实验室文书档案收集、整理和归档。实验室定期举行文书档案专业理论和工作技能的专项培训,邀请专业文书档案人员到现场进行业务指导,大力推进文书档案的精益管理进程。通过运用精益管理工具,提高实验室文书档案管理质量,为实验室实施精益管理与生殖医学中心高质量发展打下坚实基础。

三、如何对 SOP 进行精益管理

(一) 明确 SOP 的重要性

胚胎实验室标准操作规程(standard operating procedure,SOP)的制定需遵从如下原则:①易于完成操作;②减少历次之间差异;③减少人员之间差异;④降低安全性风险;⑤ SOP 应是胚胎实验室确保质量控制关键文件;⑥让不同员工尽快达到本中心标准;⑦使人员培训更简便、更快捷;⑧便于统一修订、统一改动,效率更高;⑨便于排除发生不良结果时的操作因素;⑩增进人员之间技术和管理上的沟通。

(二) 注重 SOP 的细节管理

《人类胚胎培养室体系质量控制》指出,胚胎实验室 SOP 应该包含以下主要内容:①各种日常工作的实验操作指南;②各种设备使用与维护方法;③各种管理制度;④实验室生物安全及人员安全性指南;⑤实验室环境维护与废物处理规范;⑥实验室突发情况应急处理预案等内容。

日常实验工作的 SOP 应涵盖完整的操作指南,包括基础信息说明、适用条件界定、具体操作流程以及后续处理步骤等要素。同时,针对各类设备的使用及维护方法,SOP 须为每台仪器建立包含关键参数的详细档案。档案中应包含中文编制的设备使用方法(不推荐英文版使用说明书),校准、维修及备件情况,设备故障时的应急措施。培养箱是胚胎实验室的关键设备,须指定专人负责,制订定期清洁与消毒程序,每日监测温度与气体浓度。由于显微操作系统是单精子显微注射的关键设备,为防止发生故障时无可用设备,建议购置两套完整的显微操作系统,且易损零件须有足够的备件。液氮罐在使用前需彻底清洁,指定负责人监测液氮蒸发量并定时添加液氮,建议安装监控报警装置,监测液氮罐内液氮量并在液氮量不足时发出报警。液氮蒸发会导致冷冻储藏室内氧气含量降低,因此冷冻储藏室需通风良好,同时监控氧气浓度,防止人员窒息事件发生。对标注有报废期限的液氮罐,按照设备说明定期进行报废。

此外,SOP 中应包含培养液和一次性耗材的采购信息、清点程序、存储方式及质控方法(精子存活试验或鼠胚试验)。

(三) 持续修订与完善 SOP

SOP 是在胚胎实验室当前条件下可以实现的操作程序,其内容应切合实际、可操作性强,并尽可能达到更优化、细化和量化。切忌直接照搬其他生殖医学中心 SOP。胚胎实验室 SOP 由实验室责任人负责制定,经由本中心主任批准执行。在实施过程中,定期(通常为1年)修订,对 SOP 进行持续修订与完善。通过建立 SOP 的持续修订机制,确保文件内容随实际工作需求持续优化,逐步完善为契合本中心特色的规范化指导文件。修订后由实验室全员仔细学习,旧版本存档备查。如表 3-5-1 为 SOP 修订页表格,用于记录每次修订内容。

表 3-5-1　SOP 修订页

序号	主题内容	页码	需更改的内容	修订内容	审核人	日期
1						
2						
3						
……						

在修订 SOP 过程中,实验室责任人应以最新共识与指南为依据,结合本中心实际情况进行 SOP 修订。实验室指派专业人员负责收集、更新和管理最新共识与指南,并将共识与指南打印后装订成册,作为档案存档管理。共识与指南作为医疗实践中重要的指导性文件,在我国医疗卫生事业发展进程中发挥着重要作用。近年来,随着胚胎实验室技术的不断发展,国内外专家共识与指南数量日益增多(图 3-5-1),为实验室 SOP 修订与完善提供了重要的参考依据。因此,关注共识与指南的更新,定期修改与完善 SOP,是 SOP 精益管理的重要内容。

四、如何对实验室病历进行精益管理

在信息化技术的快速发展下,医院文书档案管理发生了很大变化。生殖医学中心不仅有传统纸质病历档案,电子病历档案也发挥着不可替代的重要作用。胚胎实验室必须重视

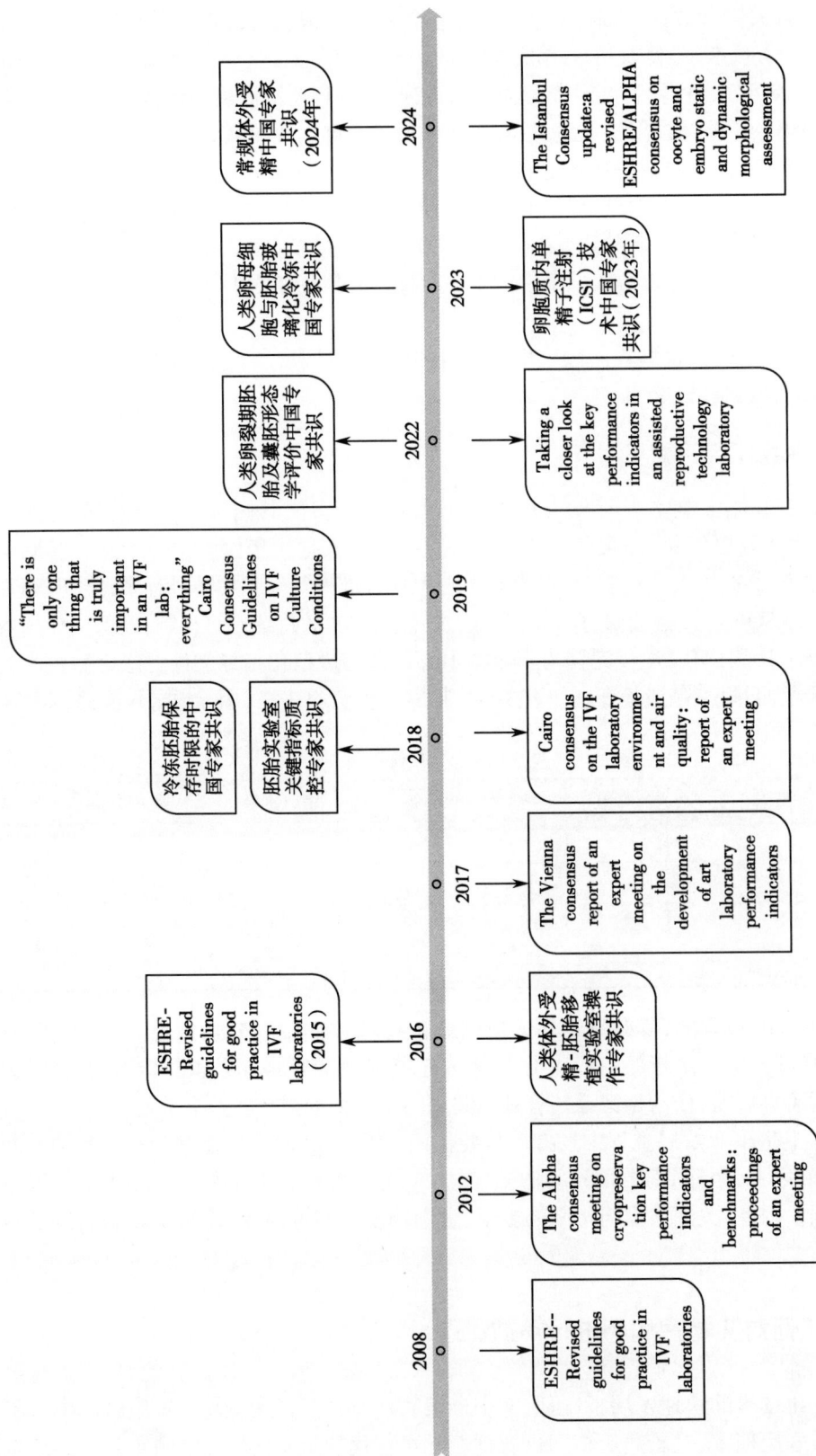

图 3-5-1　近年来胚胎实验相关的国内外共识指南

"双轨制"文书档案管理,并利用信息化技术优化管理工作,提升实验室文书档案管理的整体质量与效率。

(一)完善实验室电子病历功能

首先,电子病历记录与打印功能的完善对于胚胎实验室实现无纸化办公至关重要。胚胎实验室采用电子病历,可准确安全地将患者胚胎信息储存在医院数据库中,并可以在实验室外打印成纸质病历归档,有效地解决了病历涂改的问题,提高纸质病历质量的同时,减少了实验室内纸张使用数量。其次,对电子病历使用权限实行精细化管理,监管人员权限。电子病历可以对人员权限进行管理,规定使用人以及使用人相对应的"读"和"写"权限,能够"有迹可循",有效避免了篡改病历的风险,提高病历质量与安全。最后,完善数据统计功能,提升质量管理。全面采用电子病历(图3-5-2)实现胚胎实验室无纸化办公,可以提高实验室效率、节约资源、降低成本和控制风险;完善数据统计功能可以高效准确地对胚胎实验室各项数据进行统计分析。通过关键绩效指标的监测与管理,实现实验室质量控制,对实验室的质量安全和精益管理至关重要。

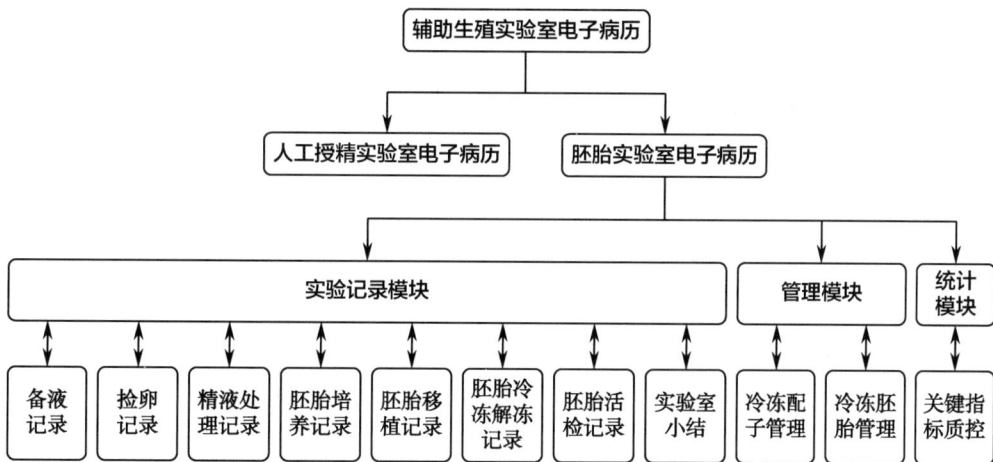

图 3-5-2　辅助生殖实验室电子病历的构成

(二)加强实验室电子病历录入与质控

胚胎实验室电子病历详细地记录了取卵术后患者配子与胚胎发育情况,有利于生殖医学中心不同组别对患者配子与胚胎情况的掌握,提高医护人员工作效率。因此,对患者配子与胚胎信息做到及时、准确录入,确保信息的完整性尤为重要。实验室可通过开展信息录入培训,及时纠正操作过程中出现的问题,确保工作人员严格执行相关规定,从而消除因录入错误引发患者后续治疗的安全隐患。

1. 电子病历录入人员培训　中心设置专门人员负责胚胎实验室电子病历录入工作。人员上岗前需进行严格培训,熟悉胚胎实验室工作流程和胚胎学相关理论知识。在培训的初始阶段,观摩并熟悉电子病历录入和病历质控流程;熟悉流程后,在带教老师的陪同下进行病历录入工作;达到录入准确率标准且通过相应的理论知识考核后,方可独立上岗进行电子病历录入。

2. 电子病历录入质量控制　①及时性：每次操作结束后，由各区域操作人员将纸质病历内容交由录入人员输入电子病历系统。此外，随着实验室信息化建设的完善，全流程系统采用移动设备完成数据采集，具有实时、高效的优点。②准确性：生殖医学中心病历采用四级核对制度。第一级，操作人员在完善纸质病历内容后，需将病历交给电子病历录入人员进行信息的及时录入，录入人员需对其录入部分进行自检，做到及时查漏补缺。第二级，病历归档前由病历岗人员将电子病历各个记录打印成纸质版，实验室分管病历责任人将打印的纸质版与手写版病历中的关键信息进行逐一核对，该过程能及时检查出电子病历录入是否存在漏录（漏录项目导出内容为空白）和错录（打印版与手写版不符）等问题，发现问题及时更正。第三级，病历完结后由实验室分管病历责任人采用电子病历系统数据导出功能，将实验室治疗中特征性数据导出，并将导出信息逐一核对。第四级，安排人员每月对电子病历中的胚胎冷冻信息再次核查，参照手工登记的胚胎冷冻解冻登记本内容，逐一核查与患者后续治疗有关的实验室冷冻记录。

3. 实行严格管理制度　电子病历系统建立严格的分级授权管理机制，未经授权的人员严禁进行数据查阅、打印或删改操作，切实保障病历信息安全。同时配套实施全流程病历质控管理，通过动态监测及时修正病历形成过程中的缺陷，从而全面提升终末文书的标准化质量。①严格管控电子病历的访问权限，确保每名患者个人隐私和诊疗信息的安全。②严格管控电子病历的修改权限，病历修改须由有权限人员进行操作，修改后系统自动记录修改人和修改时间，保障病历信息的真实性。③全体实验室人员须重视病历管理制度并认真执行，违反病历管理制度的行为将受到惩处。④对于擅自篡改、销毁、伪造病历的行为将依法依规处理，严重者追究法律责任。⑤实验室应定期对病历管理制度进行自查与修改，持续完善，保障病历管理工作的规范性。

（三）实验室纸质病历质控

纸质病历是胚胎实验室人员在胚胎培养过程中完整、客观的原始记载，是观察胚胎发育质量、评价胚胎培养效果的重要依据，也是处理医疗纠纷和事故的关键证据。因此，完善对纸质病历的管理，必须加强胚胎实验室人员培训，提高其工作责任心。具体表现在以下几方面。

1. 加强实验室人员对纸质病历质量重要性的认识。纸质病历资料是解决医疗纠纷最有力证据。因此，规范病历书写、提高病历质量，是对医患双方负责的必然要求。只有完整真实的病历资料才具有应用价值。胚胎实验室人员要真正认识到病历质量对医患双方的重要性，从而及时、准确、完整、客观、规范地进行病历书写。

2. 规范实验室人员对病历书写的统一化。严格的工作制度、规范的病历书写要求和质量考评标准等是提高病历质量的有效管理措施。随着信息化技术的持续改进，电子病历系统功能日趋完善，模板设计也逐步实现标准化。但若操作人员存在无序操作或自律缺失，擅自修改关键数据，将直接影响病案的真实性。因此，病历书写必须规范和统一，胚胎实验室人员要严格按照实验室统一的病历书写格式和要求完成病历各项记录。

3. 加强实验室病历各个环节质量控制。胚胎实验室病历按是否完结可分为运行中病历和完结病历。运行中病历需继续观察，根据需要由实验室人员添加各项记录信息，并按取卵日期分开放置,以便对胚胎进行质量评估和记录胚胎级别。完结病历,也就是归档病历,需按事件发生先后顺序进行整理,归档前需由病历责任人核查各项记录是否完整(有无缺页、漏项、破损等)、实验室操作者和核对者签字是否落实,确保病历完整后,方可将病历存入病案室。各项操作人员作为病历质量第一责任人,负责病历质量,应履行审阅、补充、更正并签名的权责,避免病历终末质量不合格(图3-5-3)。

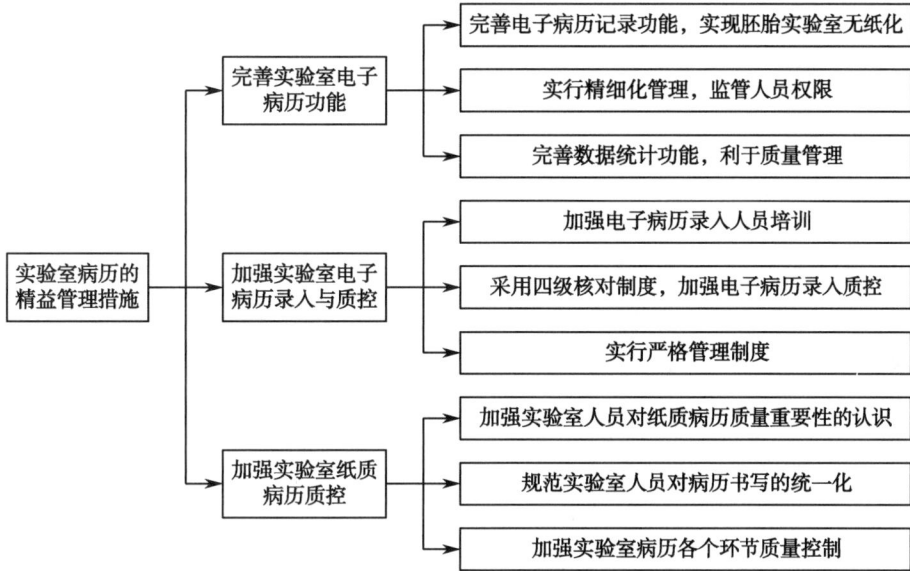

图 3-5-3 胚胎实验室病历的精益管理措施

五、如何对实验室登记本进行精益管理

根据工作需要,胚胎实验室设立了各类纸质登记本,如 IVF/ICSI 登记本、精液处理登记本、胚胎冷冻解冻登记本、精子冷冻解冻登记本、卵子冷冻解冻登记本、PGT 实验室登记本、试剂耗材接收登记本、试剂耗材质控登记本、设备维修维护登记本等。随着实验室工作量的日益增多,诸多纸质登记本必然会增加实验室每日工作量,加重工作人员负担,增加手写等冗余工作,造成工作中"浪费"现象的发生。消除浪费是精益管理的核心理念之一。因此,如何减少和简化各类登记本,消除浪费,是胚胎实验室精益管理重要工作(图3-5-4)。

随着实验室电子病历的普遍应用与完善,可以实现实验室登记本的电子化管理。登记本电子化管理的核心在于引入电子化记录系统,实现信息数字化存储、快速检索和高效管理。胚胎实验室电子病历系统是信息化电子记录系统,可轻松实现对登记本相关数据的采集。系统可根据录入的数据和预设模板,自动生成电子化实验室登记本。电子登记本被安全地存储在实验室电子病历系统中,便于后续查询和利用。电子病历系统提供强大的检索功能,实验室人员可以通过关键词、日期、病历号、患者姓名等多种方式快速定位所需的实验室登记本,大大提高了信息检索的效率,减少了人工翻阅纸质登记本的时间成本。电子病历系统对存储的数据进行加密处理,确保电子登记本的安全性。系统还设置访问权限,只有授权人员才能访问和修改病历记录,防止电子登记本数据泄露或被滥用。此外,根据实验室需求和变化,及时更新电子登记本模板和功能,以适应新的实验类型和数据要求。因此,胚胎实验室取消纸质登记本,利用电子病历系统查询并生成电子登记本,定期进行导出与备份保存,是保留登记本并实现无纸化的可行举措。对于信息化建设完善的实验室,可采用出入库管理系统对试剂耗材进行管理,方便库存统计并实现无纸化。对于其他类别的登记本,各实验室也可根据实际工作需要进行简化,优化流程,减少工作中浪费,提高工作效率。

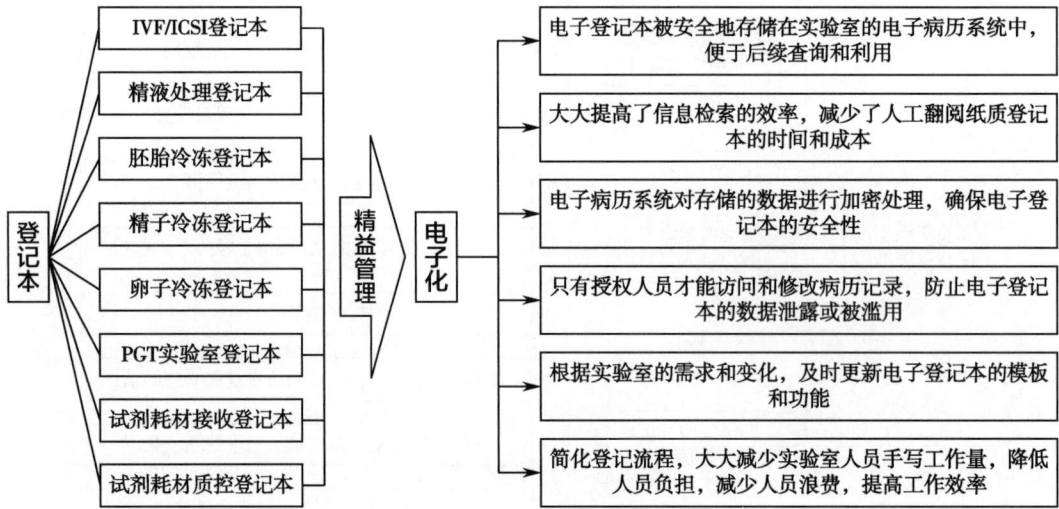

图 3-5-4　胚胎实验室登记本及其精益管理

六、如何对实验室文书档案存档进行精益管理

胚胎实验室文书档案存档管理体系主要涉及设置专人管理、明确存档范围、规范操作流程、保障文档安全及落实保密要求等核心环节。

实验室应当配备兼职档案管理人员,专门负责文书档案的日常管理工作。具体而言,档案员需接收、检查、归档文书资料,同步记录档案的完整性与规范性,保证所有材料能够按时完成分类存储。

在存档内容方面,需全面覆盖实验室建设规划、管理文件、技术文献、设备技术参数、标准操作程序、日常工作记录、管理制度、人员培训考核记录等重要资料,如图 3-5-5 所示胚胎实验室存档示例。

存档流程实施过程中,档案管理人员应先对接收的资料进行分类编码,建立可视化检索目录,确保档案存储规范有序。同时,实验室需根据文档生成频率设定定期归档节点,保证各类文书按时移交存档。

为确保档案实体安全,需配置防火、防潮、防盗等基础设施,避免文档发生物理损坏或遗失。对于电子化存储记录,应采取与纸质文档同等级别的加密保护措施,建立定期备份机制,严格防范非授权访问或篡改。

在保密管理方面,须严格执行档案分级管理制度。借阅档案时需根据密级履行审批程序,严禁私自拆封、涂改、损毁档案资料或违规转借他人。特别注意,纸质病历档案由生殖医学中心病案室实行专项管理。

综上所述,实验室文书档案存档管理是一个系统性工作,需要专业人员、规范流程、安全措施及保密制度等的共同支持。

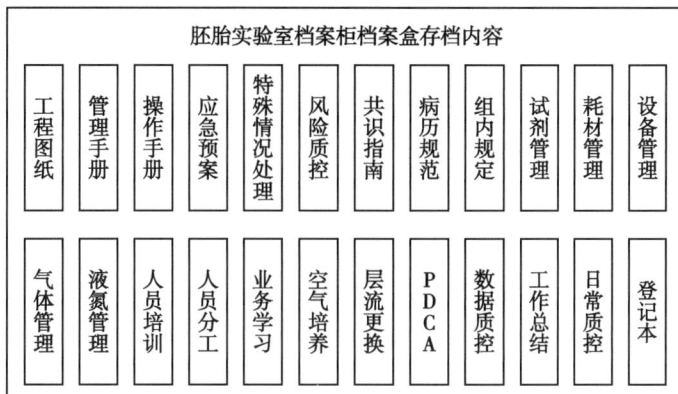

图 3-5-5　胚胎实验室档案柜档案盒存档内容示例

第六节　实验室信息化如何实现精益管理

胚胎实验室信息化管理是借助一些重要的信息化管理工具和手段实现实验室人力、物力和财力等资源有效利用的过程。信息化是手段,精益是目标,业务流程的优化或重组是核心,增强实验室的核心竞争力、实现实验室价值的最大化是最终目的。

一、实验室信息化精益管理

精益信息化管理可以提升生产管理信息化水平。精益信息化管理是一种先进的管理理念(图 3-6-1),旨在通过信息化手段提升生产管理的效率和精度。以下是胚胎实验室如何实现信息化精益管理的几个方面。

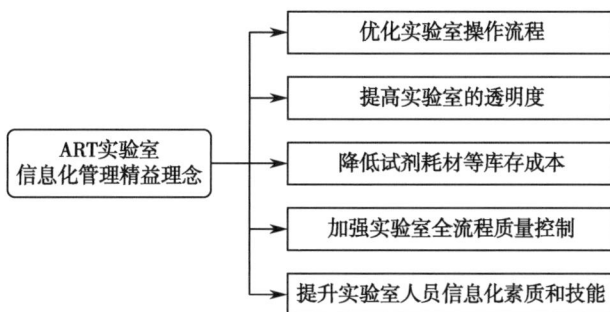

图 3-6-1　实验室信息化管理精益理念

（一）优化实验室操作流程

通过信息化管理系统,胚胎实验室可以对全部操作流程进行全面分析和优化,包括操作规划、物料需求、设备管理、质量控制等多个环节。通过自动化的数据收集和分析功能,可以更好地识别操作流程中的阻碍和浪费,从而制订出更有效的解决方案。优化操作流程需要从多个方面入手,综合运用信息化手段和精益管理原则,通过消除浪费、提高效率、降低成本等措施,实现操作流程的持续改进和提升。

（二）提高实验室透明度

信息化管理系统可以实时收集和更新实验室产生的数据,使工作人员能够实时了解状况,提高实验室透明度。这不仅有助于及时发现和解决问题,还可以提高决策的准确性和效率。同时,工作人员也可以通过信息化系统了解实验室工作情况,更好地协作和沟通。提高实验室透明度需要从数据采集、分析、监控及报告等多个方面入手。通过实时、准确的数据呈现,使管理层能够更好地掌握实验室运行状况,发现和解决问题,推动实验室信息化管理的持续改进。

（三）降低试剂耗材等库存成本

精准的需求预测和计划,可以降低库存成本。信息化管理系统可以实时跟踪试剂耗材等的库存情况,自动调整使用和采购计划,避免过量库存和缺货现象的发生。降低库存成本需要从精准需求预测、实时库存管理、仓储管理及供应链协同等多个方面入手。通过精益信息化管理,可以更好地控制库存水平,降低库存成本,提高运营效率和竞争力。

（四）加强实验室全流程质量控制

通过自动化的数据采集和分析,可以更好地加强实验室质量控制。信息化系统可以对质量控制数据进行实时监控和预警,及时发现和解决问题。同时,还可以通过对质量控制数据的分析,不断优化工作流程。提高质量控制需要从设备自动化、实时监控、关键工序控制、统计过程控制、员工培训及体系审计等多个方面入手。通过信息化精益管理,实验室可以更好地实现质量控制,提高患者满意度,增强信誉和竞争力。

（五）提升实验室人员信息化素质和技能

通过培训和实践,可以提高实验室工作人员的信息化素质和技能。这不仅有助于员工更好地使用信息化系统,还可以提高员工的生产效率和创新能力。提升员工素质需要从培训发展、自主学习、导师制度、激励机制、跨部门交流、实验室文化建设等多个方面入手。通过提升员工的素质和能力,实验室可以更好地实施精益信息化管理,同时员工的积极参与和创造也是推动实验室乃至中心发展的重要动力。

二、实验室精益信息化建设与实践

基于互联网与信息化技术建设实验室全流程管理平台,可以打造智慧化实验室管理新体系,在促进实验室的高质量发展、建设运转高效的实验室管理体系中发挥重要作用。

(一) 存在的问题与解决思路

1. 存在的问题　胚胎实验室从配子获取到胚胎培养,再到胚胎移植、冷冻的过程,以及实验室的全面质量管理等,面临着如下问题。①人工传递信息环节多,容易形成信息孤岛或断层;②各个操作环节均需人工登记,可能造成信息登记错误;③没有配子和胚胎接收、培养、移植、冷冻、丢弃和登记流程的信息数据,回溯困难;④胚胎培养记录由实验室人员人工录入,临床医生无法第一时间查看患者的胚胎情况,信息共享滞后;⑤实验室报告和培养记录纸质存档,查询困难,保存管理难度大;⑥日常质控工作需人工完成,工作量大且烦琐;⑦实验室质量管理工作要求越来越高,需要投入更多的人力、物力和财力,而且很难达到预期的目标。

2. 解决思路　针对上述问题,根据国家人类辅助生殖技术管理办法和相关规定,从实际工作需要出发,设计并建设实验室全流程信息化管理平台以期实现业务数字化、数据价值化和应用智能化。体外受精 - 胚胎移植涉及患者夫妇报到、取卵手术、取精、精液处理、体外受精、胚胎培养及处置等多个实验室流程,对胚胎实验室进行全流程闭环管理,实现数据实时录入、互联互通,提高服务效率,同时还可以有效控制医疗成本和风险。

(二) 信息化系统设计

1. 系统框架构建方案　胚胎实验室精益信息化管理解决方案是通过对"人、机、料、法、环、测"六个方面管控来面对实验室"数据质控、人员质控、流程质控与物料质控"的管理挑战。图 3-6-2 所示为胚胎实验室全流程信息化管理系统。首先,人员与方法的管理。通过全流程质控系统完成样本核对,对 SOP 规定的操作进行实时记录;通过 SOP 设置系统流程并进行流程管控引导、规范操作并实时记录;通过连通时差培养箱等智能化设备,对患者信息、胚胎信息以及对人员、操作和结局相关的数据进行管理与分析。其次,设备与环境的管理。通过物联网技术实现实验室 24 小时监控,通过分布在关键设备和环境的各类型传感器实时掌握设备和环境状况,发生异常情况及时发出报警信号;联动患者信息进行设备分析与管理。最后,物料的管理。通过胚胎库管理和试剂耗材管理对配子和胚胎储存及工作物料进行管理与管控,并且与整个诊疗信息进行联动。

胚胎实验室信息化管理系统设计分为数据服务层、业务层和表现层 3 层架构。数据服务层通过内部网络数据服务接口,提供自成体系且对外部条件依赖性很小的服务数据交互和共享。业务层通过分离部署,实现胚胎实验室工作站与其他工作站(医护工作站)分离部署。表现层则是基于网页或网络浏览,通过使用前端技术实现稳定性好且部署简单的信息化管理系统框架,集成在院内 HIS;移动端基于手机 App 实现交互。信息化管理系统业务架构如图 3-6-3 所示。

2. 系统集成与对接

(1) 与 LIS 对接:IVF-ET 患者在进入周期前需要完善的术前检查,包括精液分析、性激素检测、感染项目检测等多种临床检验项目。除了男科实验室检测、激素检测实验室检测外,还包括检验科等其他科室的检测项目。这些检测结果与医生的临床诊断可通过 LIS 系统实时上传与接收,平台与 LIS 对接后,可共享和导入这些信息,避免人工录入的烦琐。

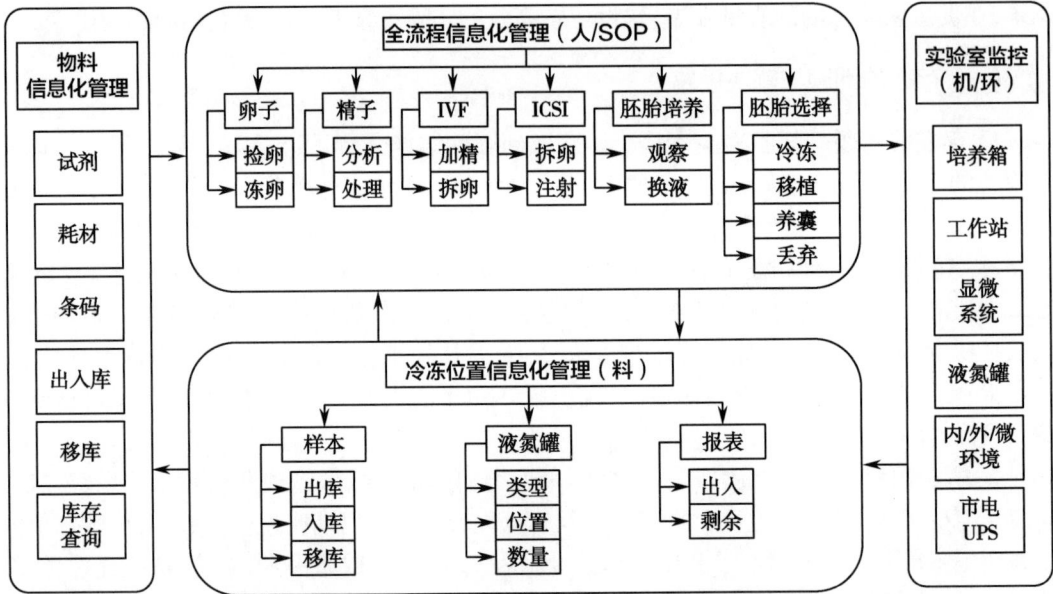

图 3-6-2　胚胎实验室全流程信息化管理系统

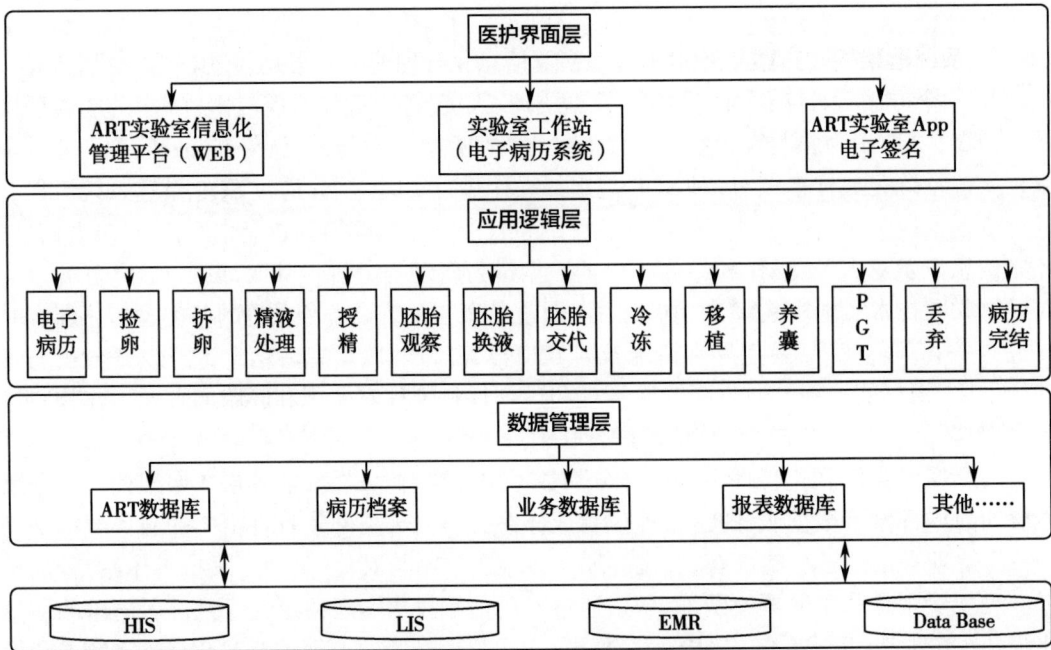

图 3-6-3　实验室全流程信息化管理平台业务架构

（2）与电子病历系统对接：生殖医学中心通常使用独立的电子病历系统，信息化管理平台对接并获取电子病历系统中患者基本信息、手术记录、治疗方案、助孕方式、授精方式等信息，根据手术通知单生成胚胎实验室任务列表；同时，通过全流程系统实时将患者配子和胚胎等培养记录传回电子病历系统，以便临床医生跟进患者流程。

(3)与医疗仓库管理系统对接：实验室申领试剂耗材的名称、规格、供应商、有效期等信息,可通过信息化管理平台定期同步医疗仓库系统。实验室确认后进行入库登记,建设实验室二级库;进行出入库管理与试剂耗材统计,试剂耗材自动匹配到实验过程记录,避免出现人工登记错误等问题。

(三) 实验室精益信息化管理实践

1. 过程管理　利用全流程管理系统进行实验室操作过程的管理,包括精子与卵子获取,核对患者腕带信息,验证取精杯标签信息,记录精子与卵子接收时间、接收人、样本外观等信息;卵子培养,记录培养箱号;精液样本液化并进行分析,确认处理方法;精液样本处理,记录处理信息,双人核对信息;卵子处理,剥除卵冠丘复合物颗粒细胞,记录处理信息,双人核对信息;精子与卵子体外受精,记录操作人员,双人核对信息;胚胎培养与评分,核对培养皿标签,记录胚胎级别信息,确定胚胎移植、冷冻、PGT 或毁弃等去向,记录操作人员,双人核对信息;配子、胚胎的冷冻保存,确定冷冻位置,记录冷冻操作人员和双人核对信息,填写实验室记录;病历完结,所有配子与胚胎最终去向完结后可对病历进行完结。

2. 质量控制　信息化质量控制管理系统是一套专门根据实验室具体操作步骤和操作内容设计的工作流系统,系统利用 RFID 技术和移动设备完成具体业务的同时,高效、自动地完成数据采集和数据校验,基于流程管控和数据分析实现实验室操作全流程的质量控制管理。

3. 设备 / 环境监控　胚胎实验室监控系统是一套涵盖整个实验室重要设备类型和环境监测管理的智能系统,该系统不仅能保障设备和环境的运行安全,还可以在全流程解决方案中,联动患者信息,在质控分析中提供设备与环境的关键数据,帮助找出数据波动原因,有效进行设备管理等功能。通过物联网传感器获取设备机器自身数据对设备进行实时监控,如用独立的探针温度计监控培养箱状态、液氮罐状态、冰箱状态、预混气浓度、气体钢瓶压力、停电、烟雾等。

4. 冷冻位置管理　冷冻位置管理系统是实验室配子与胚胎的重要管理工具,通过该系统可轻松获取液氮罐、提篮等位置信息,查询液氮罐冷冻位置剩余情况、冷冻位置占有率等信息;除了高效管理冷冻物功能外,在实验室全流程解决方案中,还可联动患者信息后轻松进行质控分析工作。

5. 试剂耗材管理　试剂耗材管理系统可对试剂耗材的进出库情况快速进行数据统计,也可对每月使用量进行比较,预估下个月所需的试剂耗材量,便于试剂耗材的订购与库存管理;试剂耗材使用过程中,实时在信息系统记录批号和有效期,当实验室出现不良事件时可进行追溯,对事故原因分析提供帮助。

6. 实验室全流程闭环管理　胚胎实验室作为生殖医学中心的核心组成部分,负责处理从配子收集到胚胎移植的全部过程。全流程信息化管理是一套系统化的质量控制管理体系,通过精益的质量控制保障、环境监控、精确的实验操作流程、实时的数据监控和全面的人员培训,贯穿于精子与 OCCCs 收集直至胚胎移植或冷冻的全过程,以确保胚胎健康成长并最大化提高 ART 助孕技术的成功率。

(孙正怡、张巧利、唐瑞怡、于洋、耿冬峰、李磊磊、胡祝明)

第四章

精益管理如何改善生殖医学中心的医疗服务

精益管理理念作为一种重要的管理理论,已被应用于多个行业领域。精益管理在医疗领域的应用被称为精益医疗,受到越来越多医疗机构的关注。精益医疗倡导从患者的角度出发,构建一套管理体系,不断培养员工解决问题的能力,在每一个环节消除浪费,创建持续改进的文化,为患者、医务人员、医院持续创造价值。精益医疗的核心理念是关注患者、注重价值、缩短诊疗时间、持续改善。笔者在生殖医学中心进行精益管理和精益医疗实践,表明多学组协作在生殖医学中心精益医疗中也起到重要作用。

第一节　关注患者

精益管理在医疗活动中以"将患者放在核心位置"为原则,所有的医疗服务围绕患者的需求设计和优化。"关注患者"的理念贯穿患者就诊的全流程,医务人员通过与患者有效沟通,深入了解患者需求,在关注治疗效果的同时注重患者的就医体验和心理状态,从而实现提升治疗效果、提高患者满意度及降低诊疗风险。如图 4-1-1 所示生殖医学中心关注患者的临床实践。

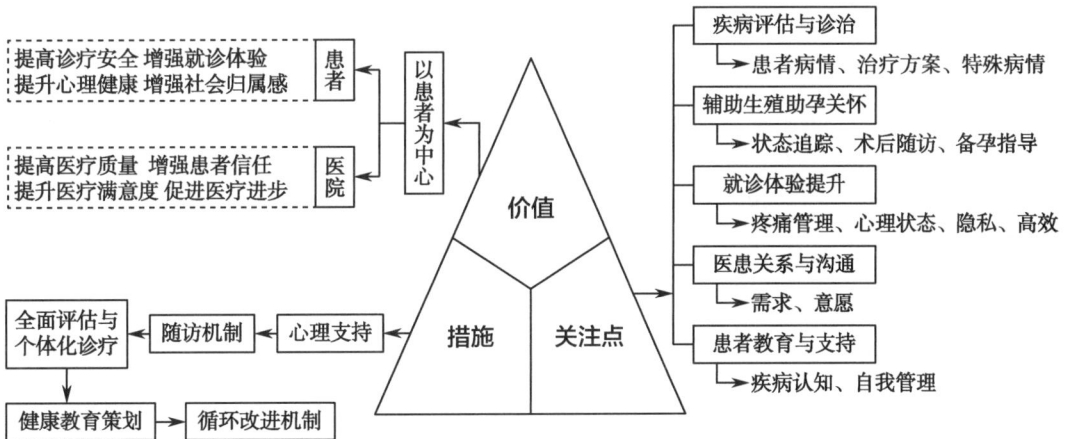

图 4-1-1　生殖医学中心关注患者的临床实践

一、关注患者诊疗全流程

患者确诊符合辅助生殖助孕指征后,开始进入 ART 的治疗周期。整个周期的流程可分为周期术前准备、周期超促排卵、ART 相关手术、ART 术后随访四大模块。周期术前准备需要进行全面详细的周期术前评估,涉及生殖妇科、生殖男科和生殖遗传组,通过多学科团队的综合评估确定夫妻双方的 ART 治疗方案和授精方式。女性患者进入 ART 周期后,由周期医生根据患者的具体情况制订个体化的超促排卵方案。在完成超促排卵后,患者将进行取卵手术、移植手术等。整个过程中,生殖医学中心的医护人员密切关注患者诊疗全流程的相关需求,确保患者在就诊过程中得到安全、高效、舒适、便捷的就诊体验。关注患者诊疗的全流程如图 4-1-2 所示。

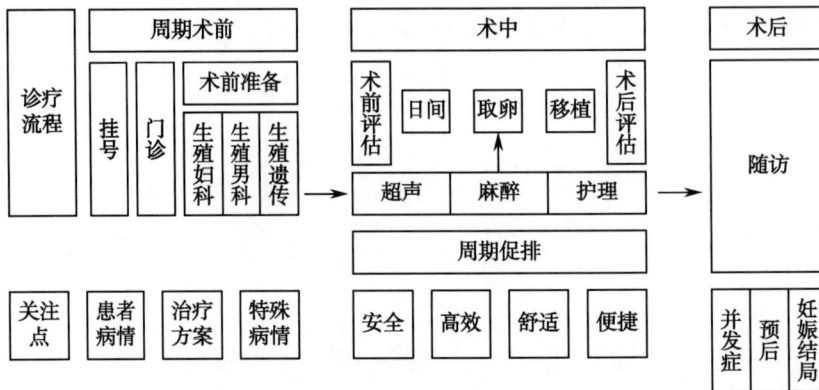

图 4-1-2 关注患者诊疗全流程

(一) 周期术前准备: 全面评估与个性化方案制订

针对 ART 患者就诊时间长、诊疗流程复杂的问题,生殖医学中心针对不同组别患者,设计个性化的诊疗流程和方案。例如,生殖妇科一体化术前检查流程,生殖男科无精子症患者的特色管理方案,生殖遗传精细化评估方案,精准匹配患者需求。

1. 生殖妇科一体化术前检查流程 ART 周期术前检查项目多、过程烦琐,检查项目限制因素多,通过一体化术前检查流程和全面评估减少患者的就诊次数、提高就诊价值,实现患者就诊的"精""短""全",并结合个别患者的特殊情况及时给予相应诊疗措施(图 4-1-3)。

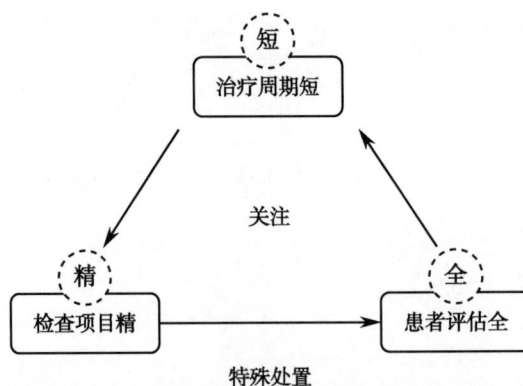

图 4-1-3 生殖妇科术前检查

精:生殖妇科周期患者术前检查项目严格按照 SOP 执行,实现精准检查。

短:在一个月的时间框架内,精心规划患者的三次就诊安排,确保能够高效且系统地完成所有必要的术前检查与准备工作。

全:综合评估病史、异常结果及特殊情况,按照 SOP 进行处置和会诊,做好周期患者术前的全方位准备工作。

生殖妇科术前患者检查流程如图 4-1-4 所示。

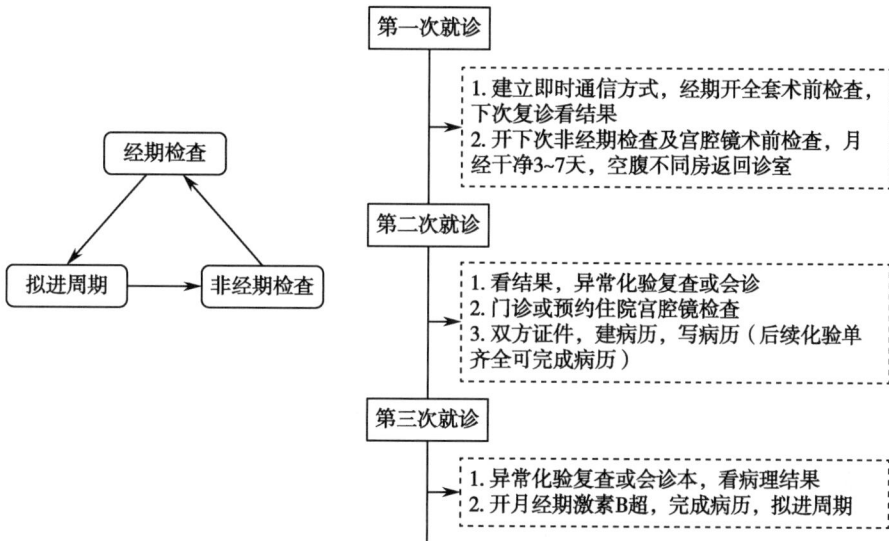

```
┌──────────┐
│ 经期检查 │
└──────────┘
   ↗      ↘
┌────────┐  ┌────────────┐
│拟进周期│→│非经期检查 │
└────────┘  └────────────┘
```

第一次就诊
1. 建立即时通信方式,经期开全套术前检查,下次复诊看结果
2. 开下次非经期检查及宫腔镜术前检查,月经干净3~7天,空腹不同房返回诊室

第二次就诊
1. 看结果,异常化验复查或会诊
2. 门诊或预约住院宫腔镜检查
3. 双方证件,建病历,写病历(后续化验单齐全可完成病历)

第三次就诊
1. 异常化验复查或会诊本,看病理结果
2. 开月经期激素B超,完成病历,拟进周期

图 4-1-4　生殖妇科术前患者检查流程

一体化术前检查流程设计让患者不仅是被治愈者也是参与者。患者首次就诊时,针对其所关注内容,制订一个全面的就诊计划,包括必要的检查项目和具体就诊时间及注意事项,使其更好地规划自己的日程,减少等待时间,提高就诊效率。

2. 生殖男科无精子症患者特色管理方案　不同时期 3 次或 3 次以上精液离心后镜检未发现精子,同时排除不射精和逆行射精等因素,即诊断为无精子症。对于生殖男科而言,无精子症是最难治疗的不育疾病之一,病因复杂,诊断烦琐,诊疗周期长,疗效不佳,部分患者需依赖供精,患者心理压力大,针对无精子症的患者群体进行特殊关注,制订特色闭环管理方案。

诊疗过程中详细了解患者病情,以 2023 年《无精子症不育诊断和治疗中国专家共识》为准则,根据具体情况选择最优检查方案明确临床诊断。大部分无精子症可通过病史、体格检查、必要的实验室及影像学检查明确分类和病因,无精子症的诊断依据是精液常规检查。无精子症分为梗阻性无精子症(obstructive azoospermia,OA)和非梗阻性无精子症(non-obstructive azoospermia,NOA)两种类型,诊断性睾丸活检术是鉴别 OA 与 NOA 的金标准(图 4-1-5)。

治疗过程中坚持"无创 - 微创 - 有创"的总体治疗原则,让患者以最小的治疗代价获得最大的治疗收益。OA 引起的不育采用外科手术重建输精管道或手术取精;NOA 患者选择非同步显微取精术或同步显微取精术备供精助孕治疗,未获得精子或拒绝手术取精的患者可行供精助孕治疗。在患者治疗建议过程中要充分考虑其配偶生育力、生育意愿等因素来决定最终治疗方式(图 4-1-6)。

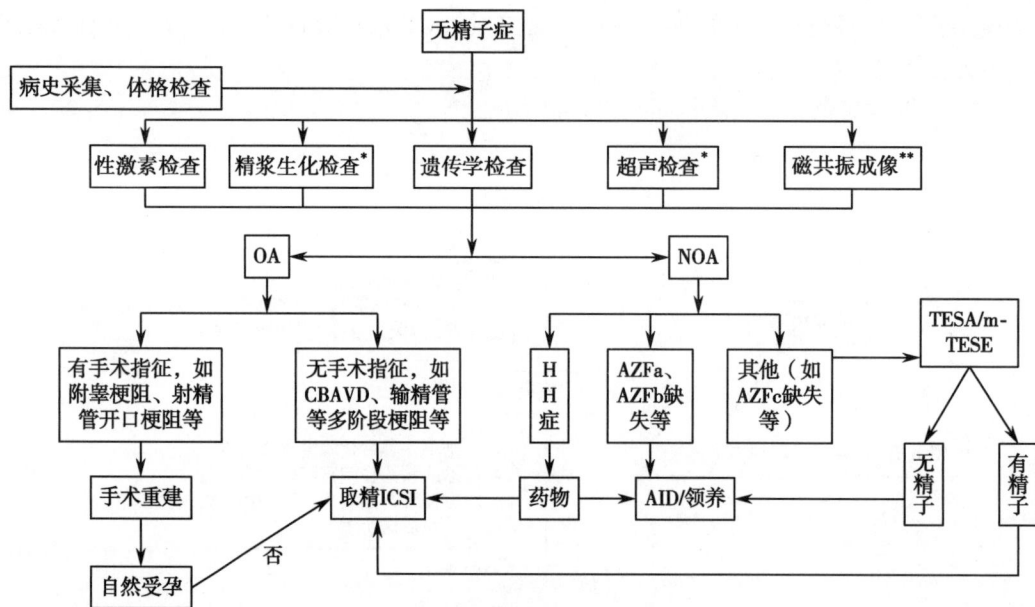

图 4-1-5 无精子症诊疗策略流程图

* 精浆生化和超声检查:根据患者情况选择;** 磁共振检查对部分患者在鉴别有无射精管开口梗阻时选择,并非全部患者都需要检查。OA. 梗阻性无精子症;NOA. 非梗阻性无精子症;CBAVD. 先天性双侧输精管缺如;HH 症 . 低促性腺激素性性腺功能减退症;AZF. 无精子症因子 AZFa、AZFb、AZFc 为三个亚区;TESA. 经皮睾丸穿刺活检术;mTESE. 显微镜下睾丸切开取精术;ICSI. 卵胞质内单精子注射;AID. 供精人工授精。

资料来源:《中国男科疾病诊断治疗指南与专家共识(2016 年版)》。

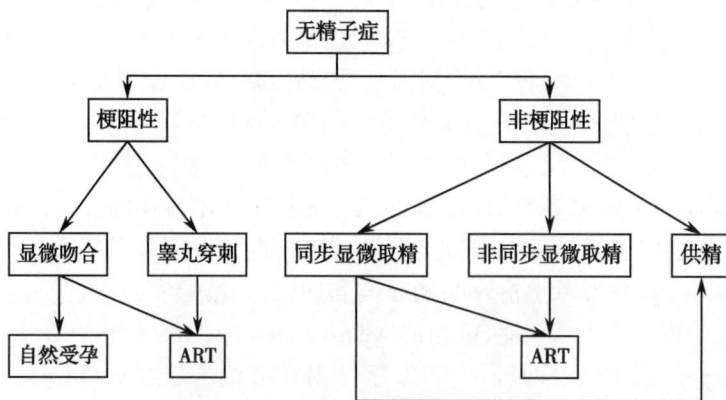

图 4-1-6 无精子症患者闭环管理

3. 生殖遗传精细化管理与评估 ART 患者的助孕前遗传学评估,是决定患者助孕方式和产前诊断遗传检测方向非常重要的环节。如果夫妻双方同时携带某一常染色体隐性基因或女方携带 X 连锁隐性基因,建议夫妇选择胚胎植入前遗传学诊断助孕或自然妊娠后进行产前诊断,以降低出生缺陷的风险;对于既往生育过出生缺陷孩子或自身存在染色体或基因异常的夫妇,计划再次生育前,针对先证者进行详细的遗传学检测以明确病因,一旦遗传学病因明确,建议该家庭选择胚胎植入前遗传学诊断助孕或自然妊娠结合产前诊断,确保下一代健康;无不良孕产史、无特殊家族遗传病史的夫妇,建议进行单基因隐性遗传病携带者筛查;对于高龄、有复发性流产史或反复胚胎种植失败的夫妇,推荐首选胚胎植入前遗传学筛查助孕,以避免因胚胎染色体异常引起自然流产、胎儿畸形等不良妊娠结局,从而实现优生优育的目标。这样不仅可以提高妊娠成功率,还能显著减少出生缺陷的发生率,保障母婴安全与健康。辅助生殖遗传咨询患者的精细化管理如图 4-1-7 所示。

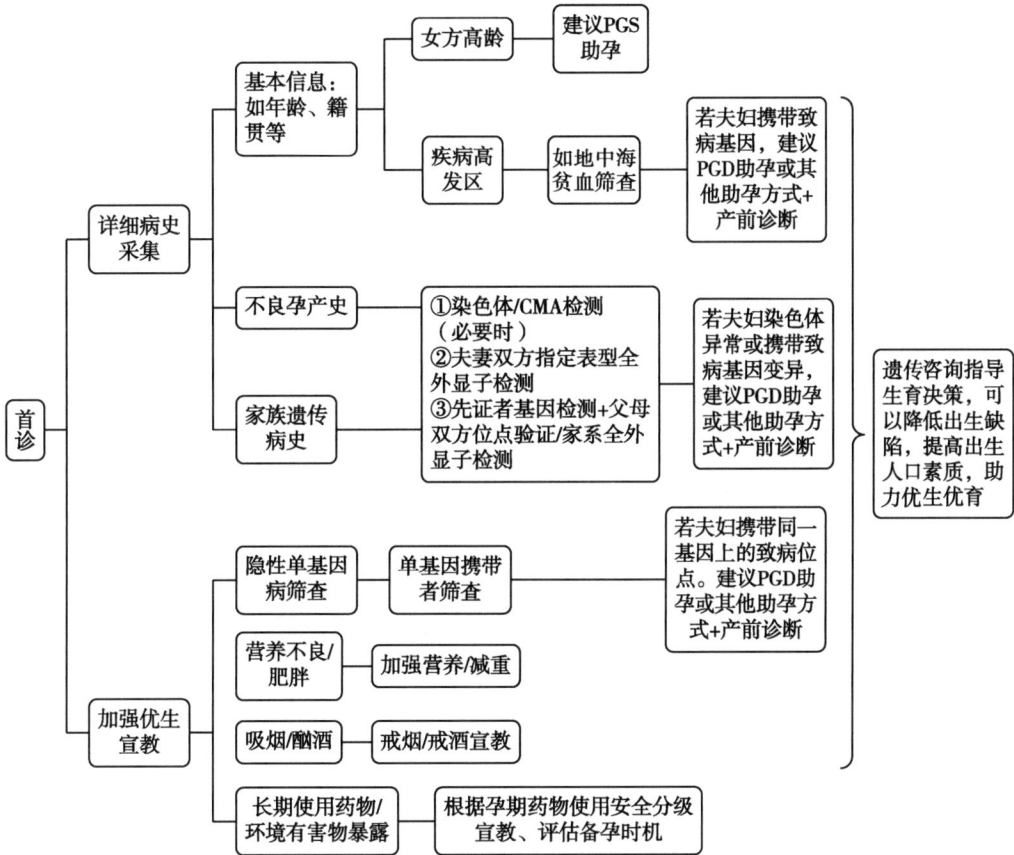

图 4-1-7　辅助生殖遗传咨询患者的精细化管理

(二)周期超促排卵:科学管理与个体化诊疗

周期超促排卵是 ART 中的关键步骤,通过科学管理和个体化诊疗,确保每位患者获得最佳的治疗效果,超促排卵过程中需要进行超声卵泡监测和性激素检测,精确调整药物剂量和扳机时机,预防并发症,如卵巢过度刺激综合征。

在进行超促排卵治疗前,全面评估患者的个人状况,包括但不限于年龄、体重、卵巢功能以及既往的超促排卵经历,以此为基础制订个性化的超促排卵计划。治疗过程中,密切监测患者卵巢对药物的反应情况,灵活调整药物剂量。患者在超促排卵期间出现任何不适或不良反应,及时采取有效措施进行干预。在超促排卵治疗的最终阶段,根据患者的具体情况选择最适宜的扳机方案,以减少并发症的风险并提升新鲜胚胎移植的成功率。这样不仅能够确保治疗的安全性和有效性,还能最大限度地提高患者的妊娠率。超促排卵关注点如图 4-1-8 所示。

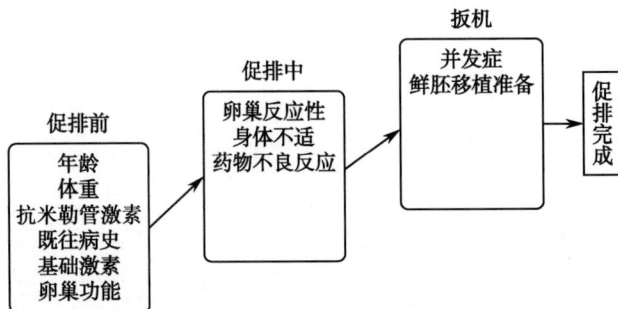

图 4-1-8 超促排卵关注点

(三) ART 手术:精准执行与人文关怀并重

生殖医学中心的手术包括取卵、胚胎移植和宫腔镜手术等,是 ART 患者成功助孕的关键步骤。

1. ART 流程的精准执行

(1)术前评估:病史采集过程中,通过深入细致的沟通,全面了解患者的健康状况,包括患者的既往病史、家族病史,识别可能存在的风险;通过体格检查,更准确地评估患者的整体健康状况,重点关注手术部位及其相邻脏器,为制订个性化治疗计划和手术方案提供科学依据;根据不同的手术类型执行不同的术前检查 SOP。例如,取卵术前需要完善一周内血尿常规、凝血常规、阴道分泌物检查;术前风险评估主要是由手术医生完成,如取卵手术卵巢位置的评估、胚胎移植中的超声监测、宫腔镜术前超声会诊等均是评估的重要手段;综合评估患者对手术的认知和心理准备情况,如有必要,提供专业的心理支持和指导。患者术前对于手术的理解与认知,期待与担忧需要重点关注,如患者担心自己无法获卵、移植不成功、宫腔粘连严重等。

(2)术中评估:关注术中舒适度,在手术过程中患者本身就十分紧张,为患者提供舒适的手术环境,保持手术室的清洁、温度适宜可以缓解患者的紧张;减少患者暴露,注重患者隐私,充分尊重保护患者。在操作过程中轻柔,如置入阴道扩张器时,动作轻柔缓慢,减少患者的不适感;关注术中出血情况,关注患者手术操作过程中的特殊情况和风险,保证患者术中的安全,如取卵、宫腔镜等手术操作术中出血较多时,及时给予止血措施等。

(3)术后评估:术后疼痛管理,取卵后,部分患者可能会出现轻度的腹痛或不适。医护人员及时评估患者的疼痛程度,提供相应的疼痛管理措施,必要时给予止痛药物。对于取卵相对较多或取卵困难的患者,术后给予更多的关注与安慰,充分评估患者的术后病情变化,及时采取有效的应对措施,确保手术安全,提高患者对医生的信任度。对于宫腔粘连患者,术中放置宫腔球囊会导致患者严重腹痛,适当给予止疼措施,缓解患者不适症状。术后告知患者注意事项,给予有效、可行的建议。例如,取卵术后应适当休息,避免剧烈运动,同时指导患者术后的饮食,促进身体恢复;移植术后可适当活动,避免长时间卧床等,缓解移植后的紧张情绪。

(4)出院前评估:为确保患者出院后能够顺利康复并按时复诊,提供详尽的出院指导和清晰的复诊时间。患者出院时携带包括手术时间、手术方式、术后关键注意事项及指定复诊日期等信息的出院通知单,保证复诊咨询过程的顺利与通畅。

2. 患者护理,全方位支持与人文关怀

(1)建立健全患者护理管理制度,确保护理安全:建立患者转接流程,执行患者查对制度,安全核查制度,确保工作行为的准确性、合规性和安全性;加强患者术前、术中、术后宣教,规范患者就诊秩序,保障患者就诊安全;加强医务人员沟通协作,尤其是特殊患者管理,降低风险。

(2)关注患者需求,提供优质护理服务:打造干净、温馨、舒适的手术室环境,手术室环境干净、规整。术前一日,准备患者所需的手术衣、帽子、口罩、拖鞋等。手术当日,提前半小时调控好手术室温湿度,使温湿度适宜,采光舒适。护理人员热情接待患者;帮助患者更衣、系带,手术全过程尽可能减少躯体暴露,保护患者隐私和自尊。加强患者术前、术中、术后宣教,使患者清楚手术时间、手术流程、手术进度、发放报告时间、术后注意事项;采用集中宣教与"一对一"宣教相结合的方式满足辅助生殖治疗患者不同阶段的信息需求。提前做好充足的术前准备,提高手术周转率,减少患者等待,同时减少患者因等待产生的焦虑和恐惧。关注患者需求,满足患者个体化差异的服务需求,热情耐心地解答患者的疑惑,提供专业全面的护理服务(图4-1-9)。

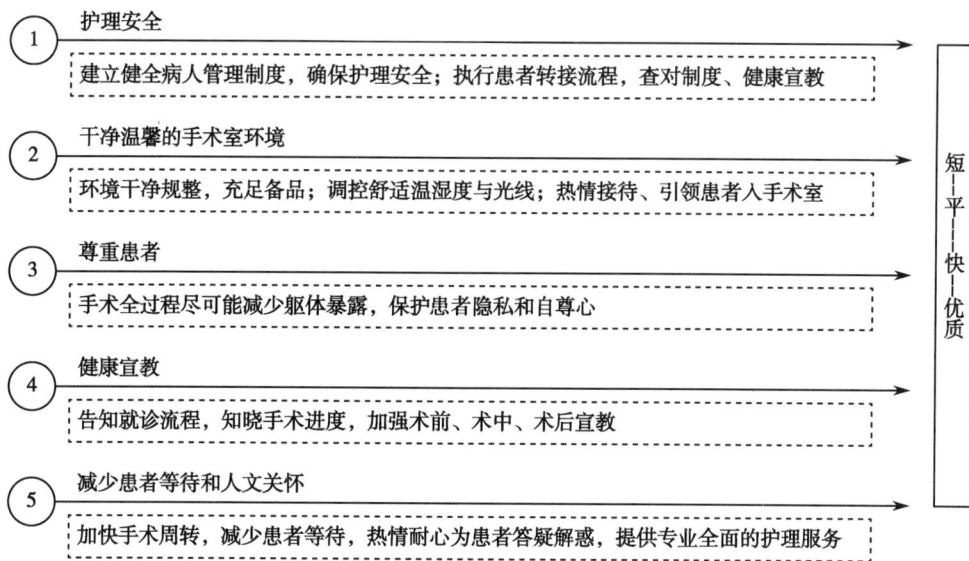

图 4-1-9　以患者需求为导向

(四)随访:状态跟踪与持续关怀

1. 建立随访团队　设立专业化的随访团队,成员须具备良好的沟通能力和深厚的专业知识。设立一名组长,负责精细化工作内容,对患者治疗的每个阶段进行全程跟踪。详细记录患者的随访信息,妥善保存联络方式,同时尊重和保护患者的隐私权,确保所有信息的保密性和安全性。

2. 扩大跟踪服务途径　除传统的电话跟踪外,提供热线咨询和网络平台聊天组,方便患者随时获取帮助和信息。多样化的跟踪服务途径旨在为患者提供更加便捷、高效的支持,确保治疗的连续性和有效性。

3. 跟踪调查项目　建立宣教教室,为患者提供全面的 ART 知识宣传,详细介绍每个步骤的卫生知识,分发宣教资料,并提供"一对一"辅导。加大宣教力度,针对不同类型的患者采取不同的宣教手段,如图片、录像、宣教手册等,详细说明手术后护理要点、服药、进食指导,以及提醒患者按时进行术后检查。设立随访节点,例如,在妊娠初期建议患者进行 hCG 检查,定期随访,并在分娩后 1 年内通过电话追踪随访,对婴儿的生长发育、是否存在出生缺陷、智力发育情况以及产妇身体状况进行详细调查。

二、改善患者就诊体验

改善患者的就诊体验是提升医疗服务质量和患者满意度的关键。通过提供舒适的就诊环境、便捷的就诊流程、关注患者的特殊需求,如轮椅服务、日程安排等,为患者创造一个温馨、便捷、个性化的就医环境(图 4-1-10)。

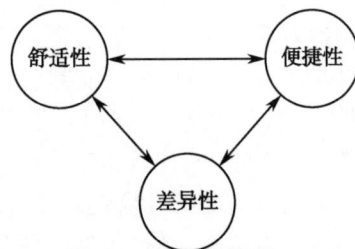

图 4-1-10　改善患者就诊体验

(一) 提升日间手术体验:独立手术间与分区管理

单独手术间配置:为日间手术患者配备单独的手术间,独立的操作环境不仅提升手术的安全性与质量,还能极大地改善患者的就医体验。同时,独立的手术间有利于医护人员对患者实施更加精细化和个性化的管理策略,确保手术的每一个环节都能得到精准把控。这样的配置也是对患者隐私权的尊重与保护,避免了患者在接受手术治疗过程中的尴尬与不适,进一步增强了医疗服务的人性化与尊重感。

留观区分区管理:实施留观区的分区管理策略,科学合理的区域划分使得医护人员能够更加集中注意力和高效能地服务于特定患者群体,减少不必要的交叉干扰,确保每一位患者都能在第一时间获得及时、准确的治疗和服务,有效提升医疗服务的整体效率与质量,同时也为患者创造了一个更加有序、安心的康复环境。

(二) 高效就医新体验:多措施保障患者便捷就诊

电子病历系统:通过先进的电子病历系统,减少纸质文档,患者可以在 App 上随时查看化验结果,医生也能在医院系统中快速访问这些结果,从而缩短流转时间并提高评估效率。

资料管理:严格管理患者术前检查资料,包括彩超报告等,详细记录患者病史和手术注意事项,为术中医生提供参考。术后资料至少保存 3 个月,以便于后续随访和效果评估。

特色医助岗位:生殖医学中心设立特色医助岗位,贯穿 ART 患者就诊全流程,减少患者等待,提高资源利用率,提升就诊体验。

一站式术前检查:集中设置抽血区、注射区和各类超声检查区,实现患者一站式术前检查,减少患者等待时间,提高就诊效率。

(三) 灵活日间手术安排:追求高效与尊重

在确保不违反医疗原则和不损害其他患者利益的前提下,尽可能满足患者需求。在日间手术安排上,将患者的需求作为主要参考,以患者为中心,灵活调整手术安排,旨在提供更人性化、高效的医疗服务,确保每位患者在公平和尊重的基础上得到最佳的治疗体验。

1. 患者需求优先　在手术时机允许的范围内,尊重患者及其家属的手术时间安排意愿,如宫腔镜手术建议在月经干净后的3~7天内进行,患者可在该时间段内提前选定手术日期。提供周一至周日的日间手术选择,节假日手术则需要提前规划。

2. 紧急手术优先处理　对于存在异常流血等紧急状况、需迅速止血并明确病因的患者,给予手术安排上的最高优先级。

3. 特殊患者考虑　在安排手术时,考虑患者的健康状况,糖尿病患者、合并哮喘、高血压等内科疾病的患者,将优先安排。

4. 特殊情况应对　在不违反医疗原则的前提下,尽量满足患者对手术医生资质和性别等的要求。

三、强化心理支持与咨询服务

(一) ART 技术对患者的心理影响

ART 治疗过程中,患者常面临情绪波动与压力、自尊心与自我认同问题以及孤独与孤立感。焦虑、抑郁尤为显著,特别是经历多次助孕未成功的尝试后。高昂的治疗费用也增加了经济负担和心理压力。此外,不孕不育问题可能导致自我怀疑和社会认同危机,影响患者的自我价值感。由于治疗的私密性和复杂性,患者往往感到缺乏理解和支持,难以向他人表达自己的情感需求,甚至在亲密关系中也可能遭遇沟通障碍,加剧了其孤立感和心理负担。这些因素共同作用,严重影响了患者的心理健康和生活质量(图 4-1-11)。

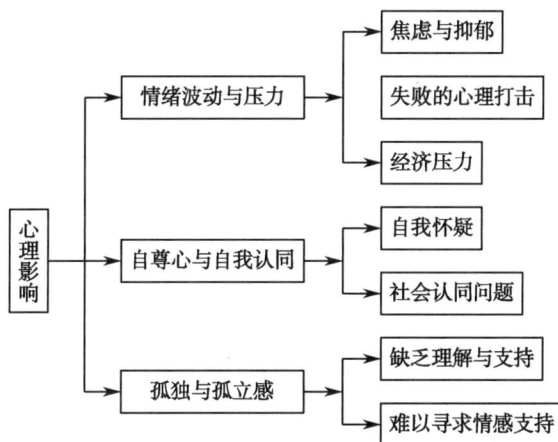

图 4-1-11　ART 技术对患者的心理影响

（二）社会关系对 ART 患者的影响

ART 治疗不仅对患者个人造成生理和心理压力,还显著影响伴侣关系、家庭关系和社会支持系统。在伴侣关系中,沟通不畅和支持不足可能导致情感疏离和亲密关系变化;家庭方面,传统文化对生育的期望和隐私问题可能引发额外压力和伦理冲突;社会上,缺乏支持系统和污名化现象加剧了患者的孤立感和羞耻感。此外,工作场所中的平衡挑战和职业隐私保护需求也给患者带来额外负担,这些因素共同作用,增加了患者在 ART 治疗过程中的复杂性和心理压力(图 4-1-12)。

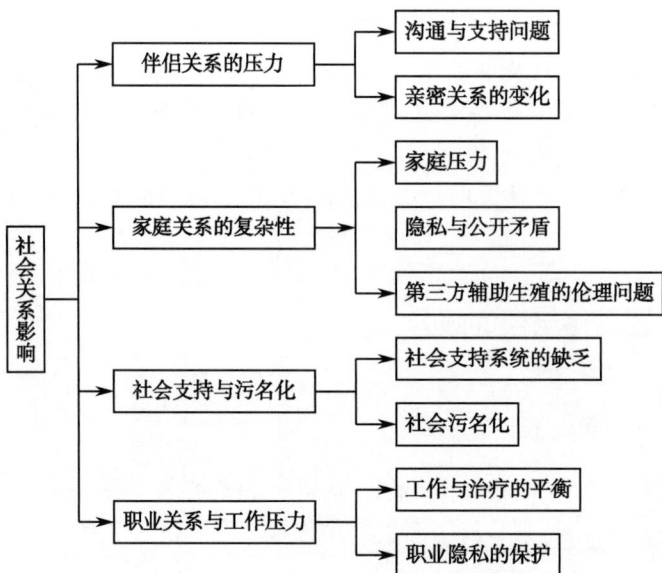

图 4-1-12　社会关系对 ART 患者的影响

（三）应对策略与建议

在 ART 治疗过程中,患者常常感到紧张和焦虑,对治疗结果特别关注。如果胚胎移植后未能成功种植,患者会非常关心失败的原因。因此,进行细致的原因分析、开展透明化沟通,给予患者必要的心理支持和鼓励,对于帮助患者应对挫折、增强信心以及改善其在未来ART 周期中的治疗结果至关重要。

1. 心理支持

(1)心理咨询:部分患者认为 ART 的成功率极高,面对妊娠失败心理落差大,这类群体在术前需要提前予以宣教,调整患者对 ART 妊娠率的预期,使患者以放松的心态去面对。针对 ART 患者的特殊心理需求,心理咨询是一个有效的支持手段。通过专业的心理辅导,患者能够更好地处理焦虑、抑郁、压力等情绪,并学会更积极地应对治疗过程中的挫折,生殖医学中心与心理科建立更加密切的联系,医务人员深挖患者心理需求,积极应对梳理患者消极心理。

(2)患者互助团体:患者互助团体可以帮助患者减少孤独感,分享治疗过程中的经验和感受,从中获得情感支持和力量。生殖医学中心的患者在就诊过程中会根据不同的治疗阶段进入不同的群组,患者在治疗过程中可与"病友"交流,互相鼓励。

2. 失败原因分析 患者面对助孕失败,最关心失败原因,为此做好患者失败原因的分析,制订下一步的诊治方案,可避免再次移植失败造成心理和经济压力(图4-1-13)。

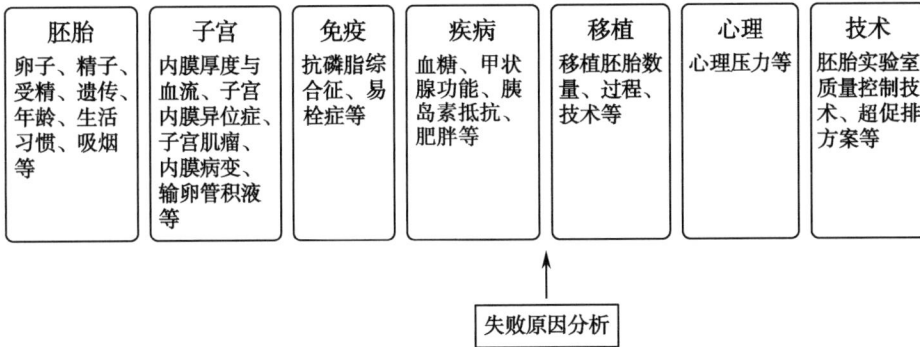

图 4-1-13 失败原因分析

四、健康教育规划

开展健康教育工作,生殖医学中心力求做到"健康教育目标人群精准、内容精准、路径精准、表达形式精准、媒介与渠道精准"。

(一) 生殖医学中心健康教育体系建设

生殖医学中心建立由专职健康教育组工作人员及各组兼职健康教育通讯员组成(临床医生秘书、实验室秘书、超声秘书、护理秘书、咨询岗)的健康教育队伍。健康教育组为具备摄影、绘画、编辑排版、计算机应用等方面特长的人员。建立多组别跨专业团队,为患者提供全流程、全方位、全周期的健康教育服务(图4-1-14)。

(二) 健康教育知识内容库

1. 各组秘书将本组一般就诊流程、检查温馨提示、生殖健康科普、ART 技术科普及 ART 助孕周期中健康教育内容进行收集、编写,移交健康教育组。

2. 以患者问题为导向,咨询岗不断收集患者诊疗过程中的常见问题,定期开展座谈会,对患者问题进行归纳总结,将患者问题系统化,移交健康教育组。

3. 健康教育组针对国家生殖健康政策方针、医院政策方针、科室发展历程、科室发展战略规划、科室特色优势、科室服务内容、科室活动和新闻、信息化相关应用等进行整理、编辑加工形成健康教育资料。

4. 健康教育组与各组秘书沟通,对各组健康教育资料进行再加工处理,将健康教育内容拍摄视频,制作漫画、图表,长文档通过排版拆分为短文档等,形成精准化、统一化、标准化健康教育知识内容库。健康教育知识内容库包括国家生殖健康政策方针、医院政策方针、科室发展历程、科室发展战略规划、开展技术项目、科室特色服务、生殖健康知识科普、不孕症和 ART 助孕技术、就诊流程相关信息、信息化平台使用相关信息等。

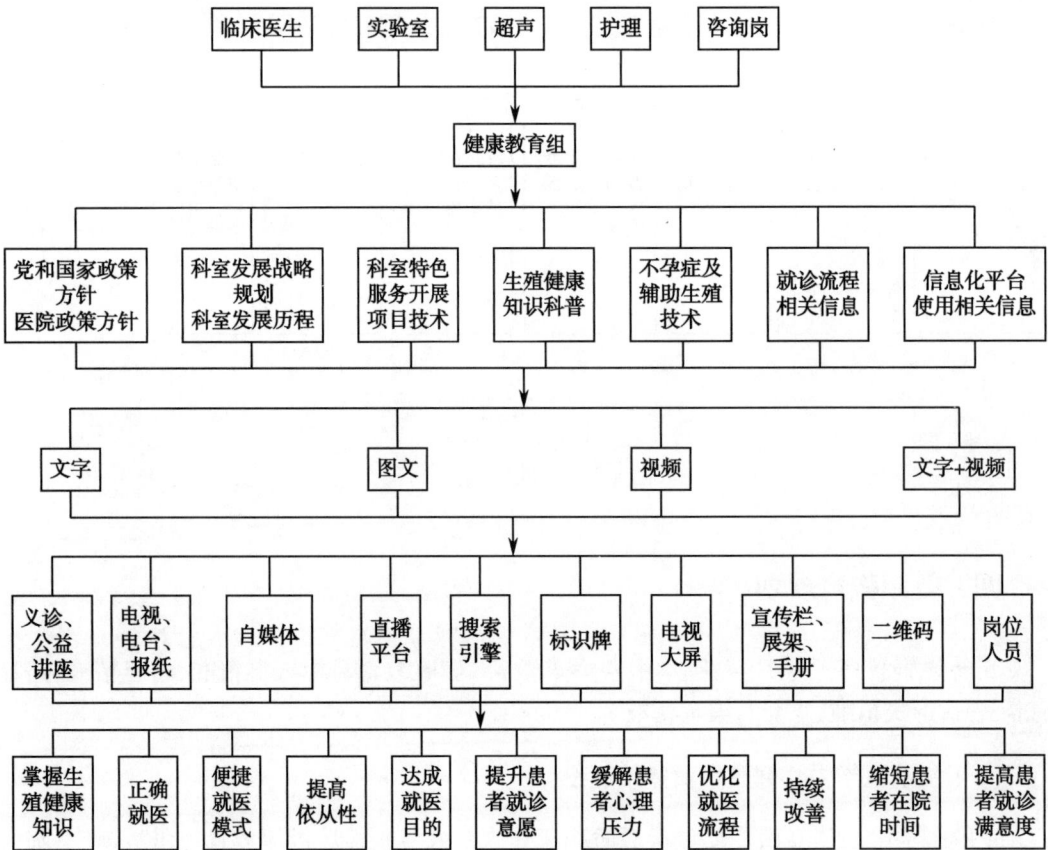

图 4-1-14　生殖医学中心健康教育体系

5. 根据健康教育平台特点,发布不同形式的健康教育内容。

6. 对生殖医学中心员工进行统一培训,在健康教育内容和提问上达成一致性,确保健康教育同质化。

7. 健康教育组根据 ART 助孕技术的发展和中心就诊流程的改变,持续优化健康教育内容。

健康教育知识内容库如图 4-1-15 所示。

(三) 辅助生殖患者健康教育实例

诊前和诊后患者及家属可通过义诊、公益讲座、电视、电台、报纸、公众号等自媒体、直播平台、搜索引擎等线上途径获得健康教育内容,也可通过拨打电话、线上小程序联系电话咨询岗、医助岗等工作人员,获得健康教育内容。诊前健康教育:健康教育前移,帮助不孕症患者顺利就诊,提高不孕不育患者就医目标的达成率,患者在就医前得到专业指导,减轻就医紧张心理,获得良好的就医体验。诊后健康教育:提供人文关怀,提高患者的诊疗效果及其满意度。同时,诊中患者和家属候诊时可通过电视大屏、二维码、就医区域的导诊导医人员、岗位人员以及医助岗位人员获得健康教育内容。诊中精准化健康教育:针对不同的患者或不同的治疗路径提供不同的健康教育内容,可以提高患者诊疗效率,缓解患者心理压力,提高患者依从性。辅助生殖患者健康教育如表 4-1-1 和图 4-1-16 所示。

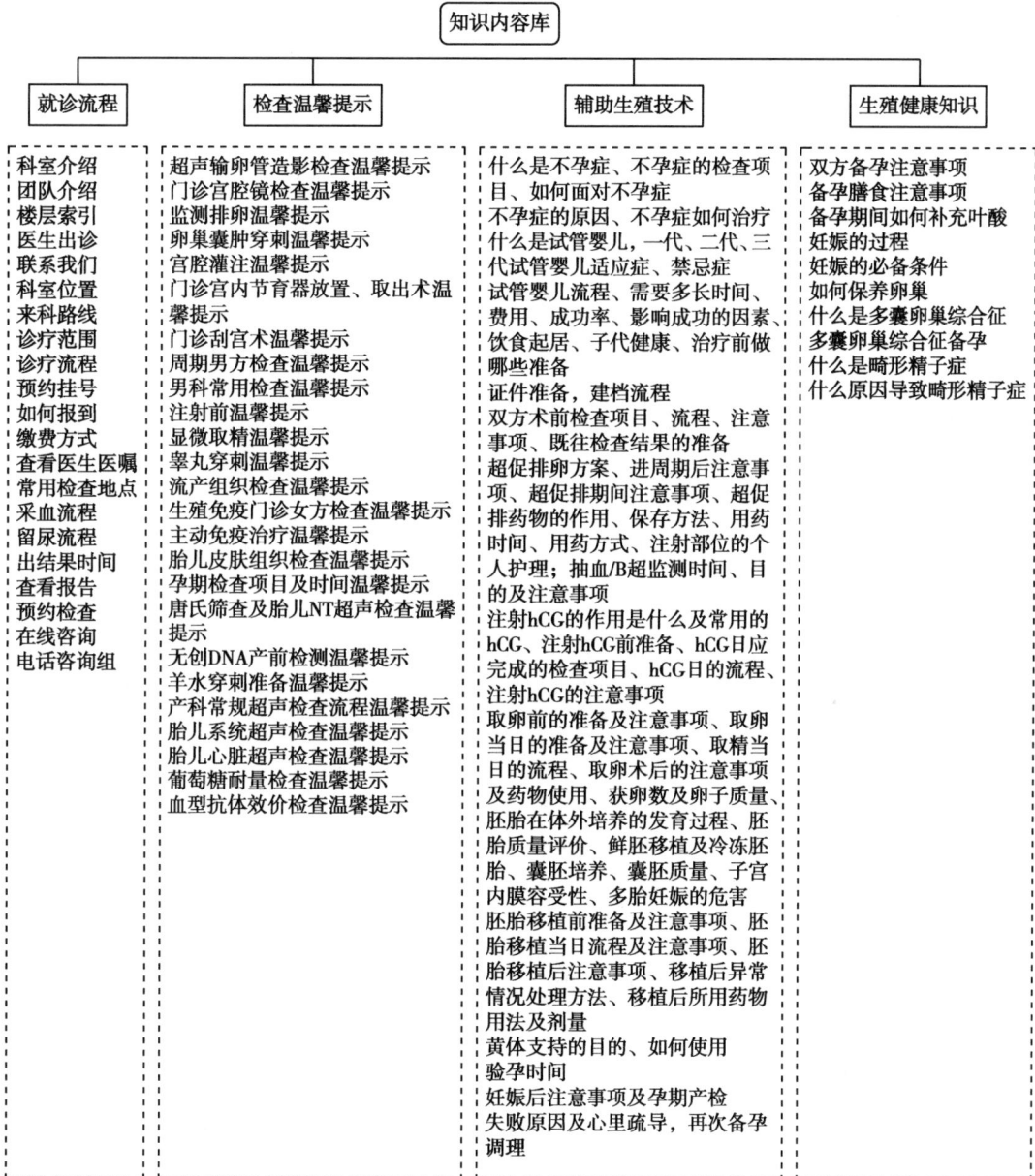

```
                        ┌──────────────┐
                        │  知识内容库   │
                        └──────────────┘
     ┌──────────────┬────────────┴──────────┬──────────────┐
┌─────────┐  ┌──────────────┐   ┌──────────────┐  ┌──────────────┐
│ 就诊流程 │  │ 检查温馨提示  │   │ 辅助生殖技术  │  │ 生殖健康知识  │
└─────────┘  └──────────────┘   └──────────────┘  └──────────────┘
```

就诊流程	检查温馨提示	辅助生殖技术	生殖健康知识
科室介绍 团队介绍 楼层索引 医生出诊 联系我们 科室位置 来科路线 诊疗范围 诊疗流程 预约挂号 如何报到 缴费方式 查看医生医嘱 常用检查地点 采血流程 留尿流程 出结果时间 查看报告 预约检查 在线咨询 电话咨询组	超声输卵管造影检查温馨提示 门诊宫腔镜检查温馨提示 监测排卵温馨提示 卵巢囊肿穿刺温馨提示 宫腔灌注温馨提示 门诊宫内节育器放置、取出术温馨提示 门诊刮宫术温馨提示 周期男方检查温馨提示 男科常用检查温馨提示 注射前温馨提示 显微取精温馨提示 睾丸穿刺温馨提示 流产组织检查温馨提示 生殖免疫门诊女方检查温馨提示 主动免疫治疗温馨提示 胎儿皮肤组织检查温馨提示 孕期检查项目及时间温馨提示 唐氏筛查及胎儿NT超声检查温馨提示 无创DNA产前检测温馨提示 羊水穿刺准备温馨提示 产科常规超声检查流程温馨提示 胎儿系统超声检查温馨提示 胎儿心脏超声检查温馨提示 葡萄糖耐量检查温馨提示 血型抗体效价检查温馨提示	什么是不孕症、不孕症的检查项目、如何面对不孕症 不孕症的原因、不孕症如何治疗 什么是试管婴儿,一代、二代、三代试管婴儿适应症、禁忌症 试管婴儿流程、需要多长时间、费用、成功率、影响成功的因素、饮食起居、子代健康、治疗前做哪些准备 证件准备,建档流程 双方术前检查项目、流程、注意事项、既往检查结果的准备 超促排卵方案、进周期后注意事项、超促排期间注意事项、超促排药物的作用、保存方法、用药时间、用药方式、注射部位的个人护理;抽血/B超监测时间、目的及注意事项 注射hCG的作用是什么及常用的hCG、注射hCG前准备、hCG日应完成的检查项目、hCG日的流程、注射hCG的注意事项 取卵前的准备及注意事项、取卵当日的准备及注意事项、取精当日的流程、取卵术后的注意事项及药物使用、获卵数及卵子质量、胚胎在体外培养的发育过程、胚胎质量评价、鲜胚移植及冷冻胚胎、囊胚培养、囊胚质量、子宫内膜容受性、多胎妊娠的危害 胚胎移植前准备及注意事项、胚胎移植当日流程及注意事项、胚胎移植后注意事项、移植后异常情况处理方法、移植后所用药物用法及剂量 黄体支持的目的、如何使用 验孕时间 妊娠后注意事项及孕期产检 失败原因及心里疏导,再次备孕调理	双方备孕注意事项 备孕膳食注意事项 备孕期间如何补充叶酸 妊娠的过程 妊娠的必备条件 如何保养卵巢 什么是多囊卵巢综合征 多囊卵巢综合征备孕 什么是畸形精子症 什么原因导致畸形精子症

图 4-1-15　健康教育知识内容

表 4-1-1　辅助生殖患者健康教育

路径	媒介	内容
诊前	义诊、公益讲座、电视、电台、报纸、自媒体、直播平台、搜索引擎、电话咨询岗	什么是不孕症,不孕症的原因有哪些,如何面对不孕症,不孕症的治疗方法有哪些,什么是辅助生殖技术,一代、二代、三代试管婴儿的适应证,人工授精的适应证,辅助生殖技术治疗的详细流程、花销费用、潜在风险、子代健康、现阶段的条例法规、目前的移植成功率等,科室诊疗范围,如何挂号,医生简介,医生出诊信息,科室位置,就诊流程,科室联系方式就诊证件准备、不孕症的检查项目及各检查项目注意事项、如何预约检查、心理辅导
初诊	前台导医岗、岗位人员、医助岗、电视大屏幕、标识牌、宣传栏、展架、手册、二维码	就诊流程,挂号医生诊室,如何报到,如何缴费,如何预约检查,各项检查流程、意义及注意事项,如何取结果,心理辅导
试管登记		辅助生殖技术整体健康教育(什么是试管婴儿,一代、二代、三代试管婴儿的适应证,试管婴儿的流程、费用、成功率及所需时间,试管婴儿子代健康),心理辅导
建档		建档需要的证件及流程,术前检查项目,每项检查的意义、检查流程、注意事项、有效期、心理辅导
超促排卵阶段		超促排卵药物的作用、保存方法、用药时间、用药方式、注射部位的个人护理方法,B超监测的时间和注意事项,男方排精时间及排精前注意事项,什么是卵巢过度刺激综合征,心理辅导
夜针、取卵		夜针注射时间、注射流程及注意事项,阴道冲洗方式方法,取卵日的注意事项,取卵的手术过程及术中注意事项,男方取精液的注意事项,麻醉方式及禁食水要求;取卵术后注意事项、异常情况的处理方法、活动指导及饮食护理,获卵数量及卵子质量,胚胎体外培养的发育过程,胚胎质量评价,何时需要胚胎冷冻、囊胚培养、囊胚质量、子宫内膜容受性、多胎妊娠的危害,心理辅导
移植		移植当日的饮食指导,憋尿的目的和如何憋尿,移植的手术过程和术中注意事项,移植后注意事项、异常情况的处理方法、休息时间和复诊时间,移植后所用药物的用法和剂量,验孕时间,心理辅导
诊后	义诊、公益讲座、电视、电台、报纸、自媒体、直播平台、搜索引擎、电话咨询岗、医助岗	复诊,图文问诊,辅助生殖妊娠后的注意事项,健康教育,随访相关,未受孕原因,心理辅导

关注患者可以提升医疗质量和安全性,通过精益的个体化评估和管理,确保每个治疗环节的精准和有效。良好的患者体验能够增强患者的信任感和满意度,提高治疗的依从性和成功率。关注患者的心理和社会需求,提供全方位的支持和服务,有助于缓解患者的焦虑和压力,改善其整体生活质量;使患者受益的同时,也提升了医疗机构的社会形象和竞争力。关注患者不仅是医疗伦理的要求,更是实现高质量医疗服务的基石。

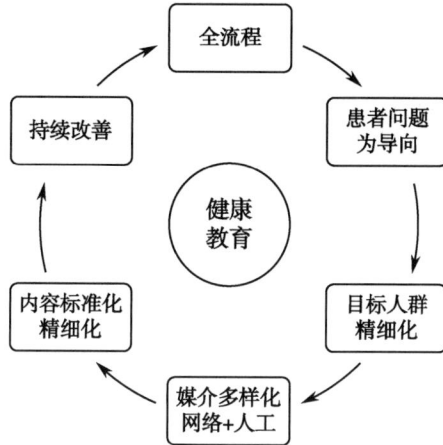

图 4-1-16　健康教育

第二节　注　重　价　值

"注重价值"是精益管理在医疗活动实践中的核心理念之一,即通过消除浪费、优化流程和持续改进,以最小的资源投入实现利益的最大化。图 4-2-1 为生殖医学中心注重价值的临床实践。

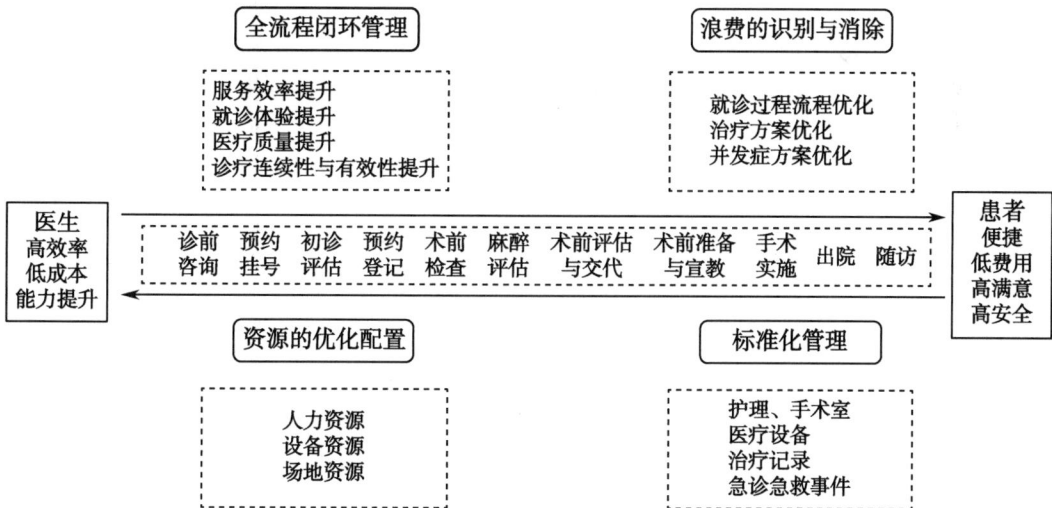

图 4-2-1　生殖医学中心注重价值临床实践

一、患者全流程闭环管理

患者全流程管理的目的是确保患者在每一个诊疗环节都能获得高效、优质的服务,提高医疗资源的利用效率,提高医疗服务的整体质量。

在生殖医学中心患者的全流程闭环管理中,注重患者的高效就诊和高质量就诊,对每个环节不断识别和完善,确保就诊闭环管理的正循环。以日间手术患者为例,从初诊挂号、初步诊断,到各项检查、手术安排,再到术后护理、出院指导及后续治疗跟进,每个步骤均有专门岗位的工作人员负责接待与协调,确保诊疗过程的高效顺畅。患者可在首次就诊当天完成所有必要的检查并直接预约手术,充分准备后在预定入院时间准时入院,并在48小时内完成手术和出院手续,整个过程仅需两次就诊即可全部完成,日间手术患者闭环管理流程如图4-2-2所示。

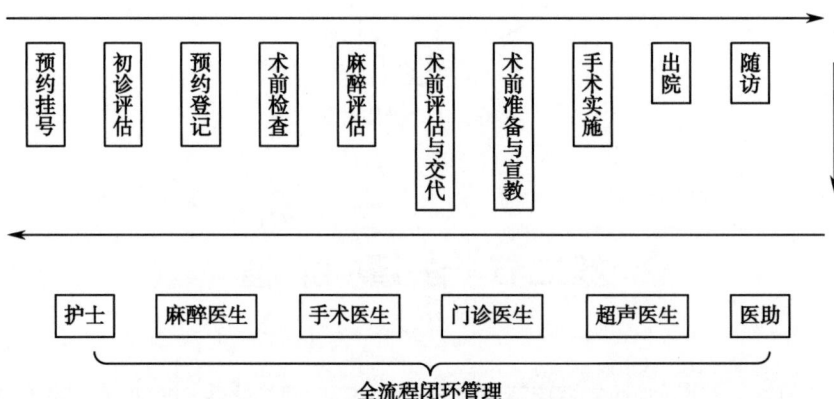

图 4-2-2　日间手术患者闭环管理流程图

1. 预约挂号　患者可以通过多种便捷渠道进行预约挂号,包括线上预约和医院现场窗口挂号等方式,可以根据个人需求和实际情况灵活选择适合自己的预约途径。

2. 初诊评估　在初次就诊时,门诊医生会对患者进行全面地病史采集和体格检查,通过了解患者的健康状况初步评估其是否适合日间手术治疗。门诊医生作为初诊评估的主要负责人依据详尽的病史记录和辅助检查结果综合判断,精确筛选出符合日间手术适应证的患者,确保手术的适宜性和安全性。

3. 预约登记　为提升日间手术患者的就诊体验,生殖医学中心设术前登记岗位,专职负责日间手术患者的入院前准备工作,包括术前检查安排、手术预约及术后随访等事项。经门诊医生评估确认符合日间手术条件的患者,在门诊就诊当天依据标准流程可以顺利完成检查项目,检查后可直接返回家中静候检查结果。如若检查结果出现异常或需要其他科室会诊,将有专人及时通知患者并提供详尽的后续处理建议和方案。此外,患者可以根据自身情况通过电话、网络平台等多种渠道预先约定入院和手术的具体时间,从而实现对手术日期的有效预期管理和规划。

4. 术前检查　依据患者的初诊评估结果,为患者安排必要的实验室和影像学检查。为了确保检查的便捷性和高效性,提供一站式检查服务,检查项目包括心电图、乳腺彩超、腹部彩超等。

5. 麻醉评估　麻醉医生进行麻醉前评估,针对存在过敏史、哮喘病史或其他心肺相关疾病的患者,麻醉医生根据情况制订个性化的麻醉方案,充分预防潜在风险。

6. 术前评估与交代　在患者的术前准备阶段,手术医生亲自带领患者进行超声会诊,更精确地了解宫腔和盆腔的实际状况。会诊结束后,医生向患者详细解释手术中可能存在的风险、具体的手术方式以及预期的手术效果,同时倾听并尊重患者的真实需求和意愿,确保患者对手术风险的充分知情。

7. 术前准备与宣教　术前登记岗位为准备实施日间手术的患者提供详细的术前准备指导和宣教,明确告知其入院和手术的具体时间安排,并发放包含禁食水要求、需停用药物种类及生活方式调整等内容的术前准备温馨提示卡,确保患者充分做好术前准备。

8. 手术实施　手术医生严格按照手术操作 SOP 执行,高效精准地完成手术,减少并发症的发生。在手术过程中,一旦遇到特殊或复杂状况,手术医生立即请上级医生进行紧急会诊,以确保手术的安全性和成功率。

9. 出院　患者术后复查血常规和电解质,以评估恢复情况。患者无不适症状,经医生评估后安排出院,并在出院时详细告知患者相关的术后注意事项,包括饮食、休息、伤口护理及复诊时间等,确保患者能够顺利康复。

10. 随访　患者出院,病理报告回报后,专人通过电话等方式提醒患者按时返回门诊进行复诊。医生依据手术病理结果和患者情况,为患者制订后续的治疗计划,确保治疗的连续性和有效性。

二、识别与消除浪费

在精益管理中,通过识别并消除就诊流程中的浪费、优化就诊流程、精细治疗方案、降低并发症等手段可以有效避免患者在医疗活动中经济和时间的浪费,从而为患者提供更加高效、安全和经济的医疗服务。

(一) 就诊过程的浪费与消除

ART 患者的就诊流程复杂,涉及抽血、验尿、超声、门诊宫腔镜、染色体等多项检查,整体诊疗周期长。通过优化就医流程、合理利用医疗资源,可以识别与消除浪费,有助于不断提升医疗服务水平。

1. 生殖男科患者就诊过程的浪费与消除　所有患者的诊疗过程都可归纳为诊前、诊中、诊后。图 4-2-3 为生殖男科患者就诊流程可能存在的浪费。诊疗过程中,通过减少缺陷浪费(精液检查时间不符)、行动浪费(患者大量来回行走)、加工浪费(性价比低的医学检查)、等待浪费(等待就诊和检查时间),为患者创造价值。例如,诊前通过网络平台加强宣教,科室公众号发布科普视频,规避挂错号或就诊当日无法检查的缺陷浪费。诊中为患者提供全面、专业的建议以及"一站式"服务,一次就诊得到全面评估,减少行动及等待浪费。诊后开通线上咨询,方便距离较远的患者,减少行动浪费。在门诊、周期内及住院患者中,根据患者的特征采取针对性全流程的精益管理。

生殖男科组特设病历书写专岗,精准分流患者,有效缓解门诊排队压力。周末增设各级别医生坐诊,满足患者多元化需求,选择更自由。就诊时提供温馨提示卡,方便患者完成就诊流程。提前规划复诊安排与预约事宜,减少往返次数。跨组诊疗患者组间直接转诊,省去挂号签到等流程。通过医院服务 App、公众号及自助预约机等渠道,为患者提供一站式的智能化服务,覆盖诊前咨询、诊中协助及诊后跟踪,全方位缩短诊疗周期(图 4-2-4、图 4-2-5)。

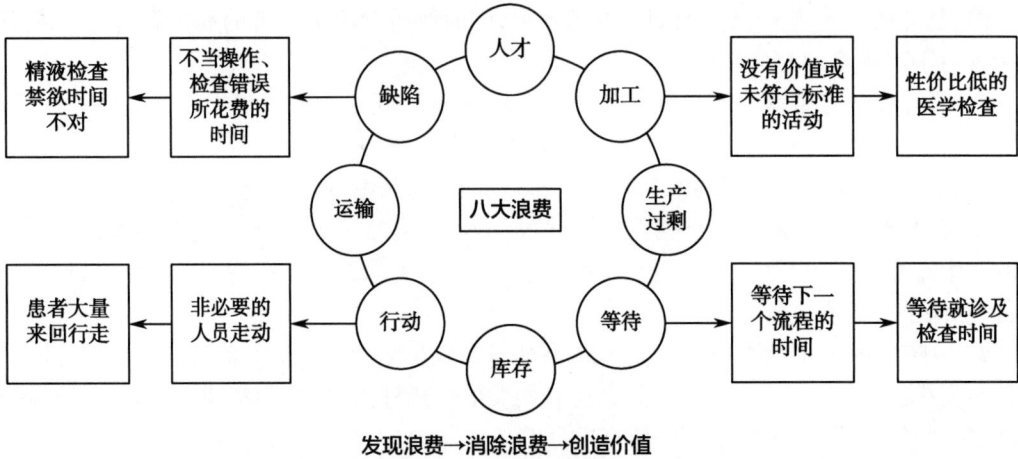

发现浪费→消除浪费→创造价值

图 4-2-3　生殖男科患者就诊流程存在的浪费

图 4-2-4　生殖男科门诊患者精益医疗

AZF. 无精子症因子。

2. 生殖妇科患者就诊过程的浪费与消除　为了优化患者的就诊流程,减少就诊过程中的各种浪费,生殖妇科制订了标准化的术前检查流程,目标是让患者花费更少、就诊时间更短、风险更低、进入治疗周期更快。具体的优化措施如图 4-2-6 所示。

(1)制订化验审核表:设计专门的化验审核表,便于医生快速准确地审核患者检查项目和日期,确保涵盖所有必要的检查。

(2)化验和检查项目互认:对于患者近期在本院或其他同级别的医疗机构已完成的化验及检查项目,实行互认政策,避免不必要的重复检查,节省时间和费用。

(3)个性化评估:基于每位患者的个体情况,评估是否需要进行宫腔镜检查、免疫因素筛查等特殊检查,确保检查的针对性和必要性。

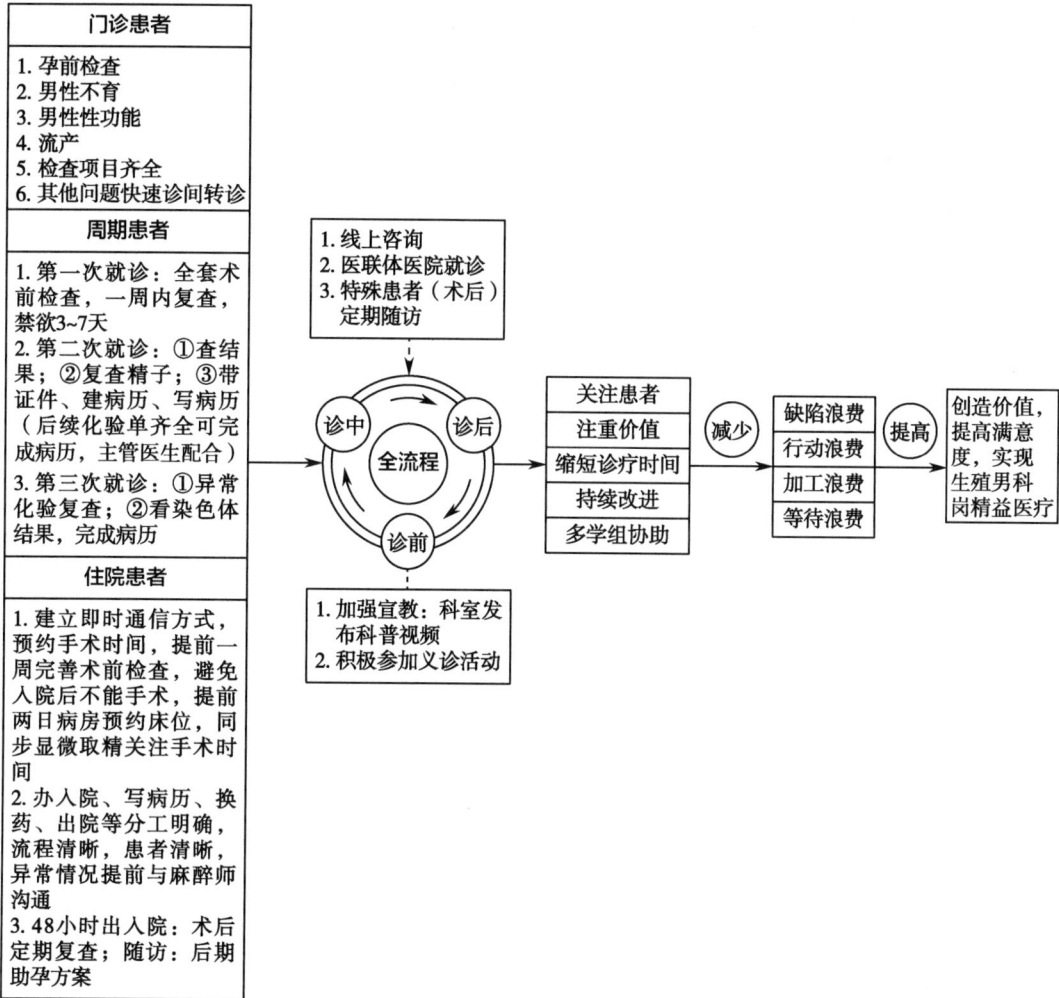

图 4-2-5　生殖男科周期、住院患者精益医疗

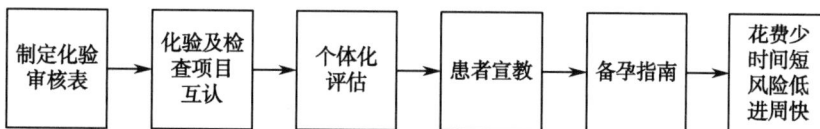

图 4-2-6　生殖妇科患者诊疗流程优化措施

（4）患者宣教：提供详尽的指导手册或温馨提示单，明确列出每项检查的具体要求、最佳时间点及注意事项。例如，基础性激素水平检测应在月经周期的第2~5天进行，而宫颈癌筛查等项目需在非经期完成；若需进行宫腔镜检查，患者应遵守空腹禁食的规定，并提前完成预约和准备工作。

（5）备孕指南：为患者提供改善生活方式的建议，包括戒烟、戒酒、健康饮食、适当减重等，并推荐适量的备孕期维生素补充，以促进身体健康，提高妊娠成功率。

3. 围取卵手术期流程优化设计　在围取卵手术期间，患者需完成扳机日夜针注射、术前准备以及术前超声评估等多项步骤,每一项都是必不可少的。通过集中管理围取卵手术患者,生殖医学中心可对流程进行简化与标准化处理,避免重复操作,减少诊疗过程中的冗余环节。这样可以确保患者在围手术期的就诊体验更加流畅、便捷(图 4-2-7)。

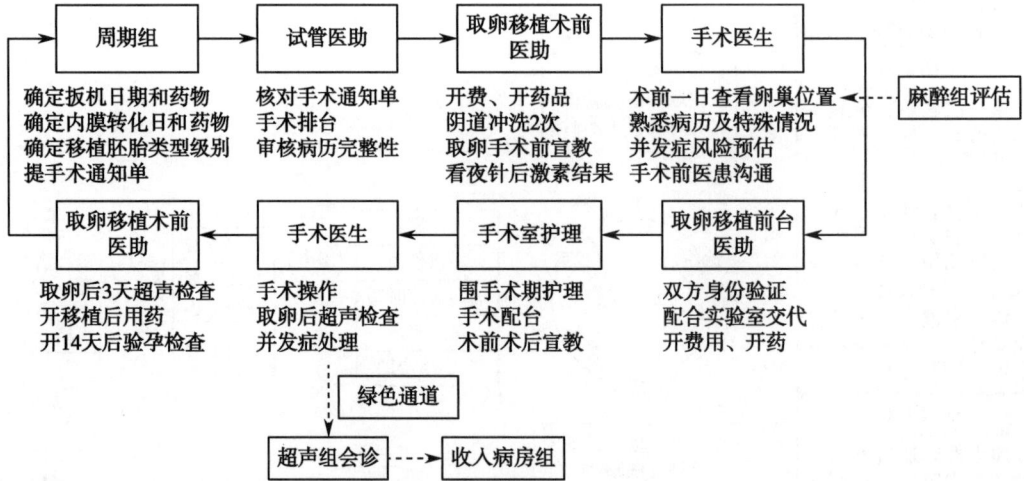

图 4-2-7　围取卵手术流程

医生确认患者卵泡达到扳机标准,提交手术通知单。患者在医助的帮助下完成阴道冲洗、加入夜间注射患者群组等术前准备工作。为了帮助患者更好地理解体外受精过程中的关键时间节点和相关注意事项,医助将提前告知患者围手术期的具体流程和注意事项。这不仅有助于减轻患者的焦虑情绪,还能让患者合理规划个人时间,从而降低患者就医过程中的压力。

(二) 治疗方案的浪费与消除

在既往超促排卵方案选择时,医患双方更多关注卵子数量的提升,但一味追求卵子数量和胚胎数量,忽视个体化差异和医疗资源的合理利用,不仅使医疗成本增加,也会导致患者 ART 并发症发生率上升。合理的治疗方案设计可以降低患者花费和并发症的发生风险。

1. 超促排卵方案设计　在精益管理下,超促排卵方案设计注重的价值点包括最佳获卵数、最高累积活产率及持续妊娠率,同时力求降低周期取消率和 ART 并发症发生率(图 4-2-8、图 4-2-9)。

(1) 卵巢反应性评估:超促排卵过程中,卵巢的

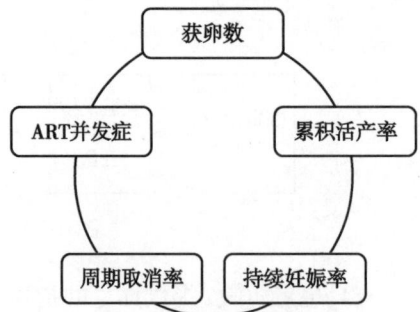

图 4-2-8　超促排卵关键指标

反应性因人而异,在外源性促性腺激素(gonadotropin,Gn)的刺激下,不同患者卵泡发育的数量、质量存在明显的个体差异。卵巢反应性根据患者年龄、抗米勒管激素(anti-Müllerian hormone,AMH)、基础窦卵泡计数(antral follicle count,AFC)、基础性激素水平进行综合

判断。卵巢反应性分为低反应、高反应和正常反应,高反应患者有卵巢过度刺激综合征(OHSS)的风险,而低反应患者则可能存在获卵差、取消周期的情况。

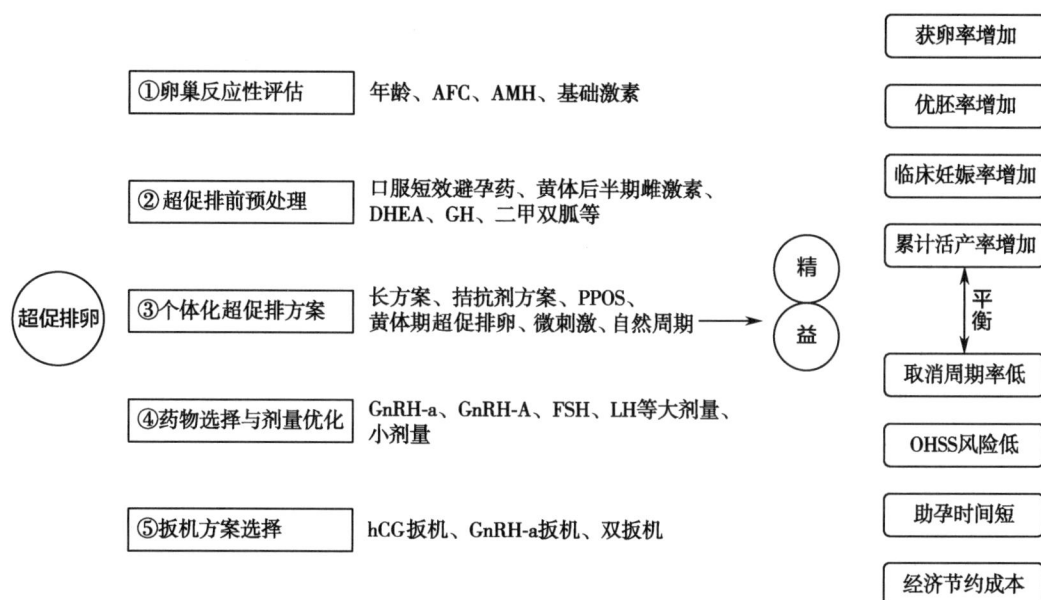

图 4-2-9　超促排卵治疗的个性化策略

AFC. 基础窦卵泡计数;AMH. 抗米勒管激素;DHEA. 脱氢表雄酮;GH. 生长激素;PPOS. 高孕激素状态下促排卵;GnRH-a. 促性腺激素释放激素激动剂;GnRH-A. 促性腺激素释放激素拮抗剂;FSH. 促卵泡刺激素;LH. 促黄体生成素;hCG. 人绒毛膜促性腺激素;OHSS. 卵巢过度刺激综合征。

(2)超促排卵前预处理:虽然超促排卵前预处理方案会在一定程度上增加治疗的复杂性和费用,但其长期收益却不容忽视。超促排卵前预处理可以促进卵泡同步化、优化卵巢反应、改善胚胎质量,从而总体上减少患者的治疗时间和经济负担。目前常用的超促排卵前预处理方案包括口服短效避孕药预处理、雌激素黄体中期预处理、雄激素预处理、生长激素预处理及二甲双胍预处理等。

(3)个体化超促排卵方案选择:根据卵巢反应性评估,在保证安全性的基础上选择更加经济的个体化超促排卵方案。临床上目前常用的方案包括长方案(包括短效长方案、长效长方案和超长方案)、拮抗剂方案、黄体期超促排卵方案、卵泡期高孕激素状态下超促排卵(progestin primed ovarian stimulation,PPOS)方案、微刺激方案、自然周期方案,各种超促排卵方案都有各自的特点、适用于不同的人群。

(4)药物选择与剂量优化:药物和剂量的选择是超促排卵方案的重要环节。对于卵巢储备功能良好的患者,适度降低卵泡刺激素剂量有助于避免 OHSS 的发生,同时也能提高取卵数量。对于卵巢储备功能较差的患者,可以通过适度提高卵泡刺激素剂量或采用黄体生成素补充方案来刺激卵泡发育,尽可能提高卵巢反应性。超促排卵过程中根据超声监测及性激素水平,避免 OHSS 风险,避免卵巢反应不佳而取消周期。

(5)扳机方案的选择:超促排卵扳机是确保卵子成熟、提高取卵效率及增加妊娠成功率的关键环节。在实施扳机方案时,结合患者的个体差异与卵巢反应性进行评估,判断扳机时机、确定扳机药物、扳机方式和剂量,提高卵泡成熟率的同时减少 OHSS 等并发症。

2. 移植的方案设计　胚胎移植是体外受精 - 胚胎移植治疗中最关键的步骤之一,优先为患者选择用药少、花费低、用时短,且能缩短达到活产时间的移植方案。胚胎移植可从移植时机、移植胚胎数目、移植胚胎质量等方面进行精益管理(图 4-2-10)。

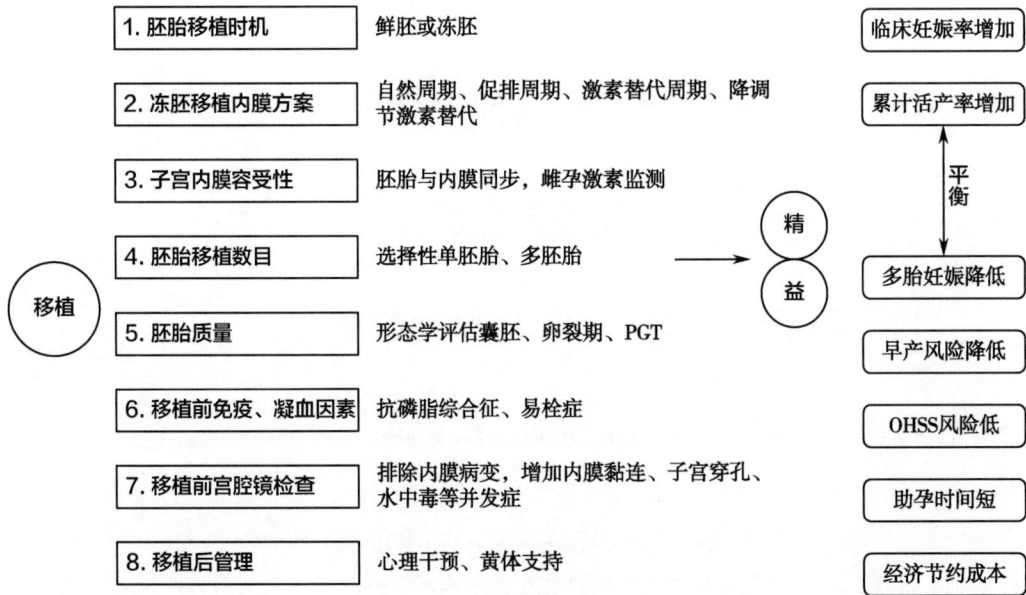

图 4-2-10　胚胎移植的个性化策略

(1)胚胎移植时机:若患者性激素、内膜等情况允许,首选鲜胚移植。鲜胚移植的优点是周期较短、可以缩短到达妊娠活产的时间,同时减少胚胎冷冻复苏的经济成本。部分患者在取卵后可能出现性激素水平过高或子宫内膜不适合移植的情况,此时可选择待患者身体恢复后进行冷冻胚胎移植来提高移植成功率。存在宫腔粘连需要处理的患者待宫腔镜手术后进行移植。PGT 患者需要胚胎筛选结果回报后择期移植。

(2)冻胚移植内膜准备方案:常用的冻胚内膜准备方案有自然周期、激素替代周期、降调节激素替代周期及诱导排卵周期等,不同的方案有各自的特点。在为患者制订移植方案时,医生不仅要考虑方案的适应性和有效性,还需兼顾患者的就诊便捷性。例如,采用自然周期移植方案虽可减少药物费用,但由于需要频繁复诊以确定最佳移植时机,对于路途较远的患者而言,总体就医成本可能会增加。因此,应根据个体情况选择最适合的方案。

(3)移植胚胎数目:推荐选择性单胚胎移植(elective single embryo transfer,eSET),对于胚胎质量较高、子宫内膜状态良好的年轻患者,首选单胚胎移植。对于合并子宫畸形、瘢痕子宫、内外科合并症、PGT 等患者,首次移植强烈建议患者选择单胚移植。例如,选择一次最多移植 2 枚胚胎,对于反复移植失败的患者或年龄较大的患者,移植 2 枚胚胎可能有助于提高妊娠率,然而移植 2 枚胚胎会增加多胎妊娠、异位妊娠等并发症的风险,因此需要在精确评估和患者知情同意的情况下谨慎选择。

(4)移植胚胎的质量:囊胚的整倍体率高于卵裂期胚胎,首选优质囊胚移植,可以提高妊娠率,降低流产率。

(三)辅助生殖并发症导致的浪费

ART 的并发症主要包括卵巢过度刺激综合征、医源性多胎妊娠、异位妊娠、多部位妊娠,以及有创操作带来的感染、出血、脏器损伤等。医疗资源浪费、时间浪费和经济负担是并发症带来的三大问题。

应用精益管理原则对 ART 周期中并发症的管理流程进行优化,旨在通过制定清晰的操作标准来规范常规操作,同时早期识别高风险因素,并对高危患者实施重点监控和管理。通过多节点防控措施,实现并发症预防优先于治疗的目标。辅助生殖并发症的浪费与管控如图 4-2-11 所示。

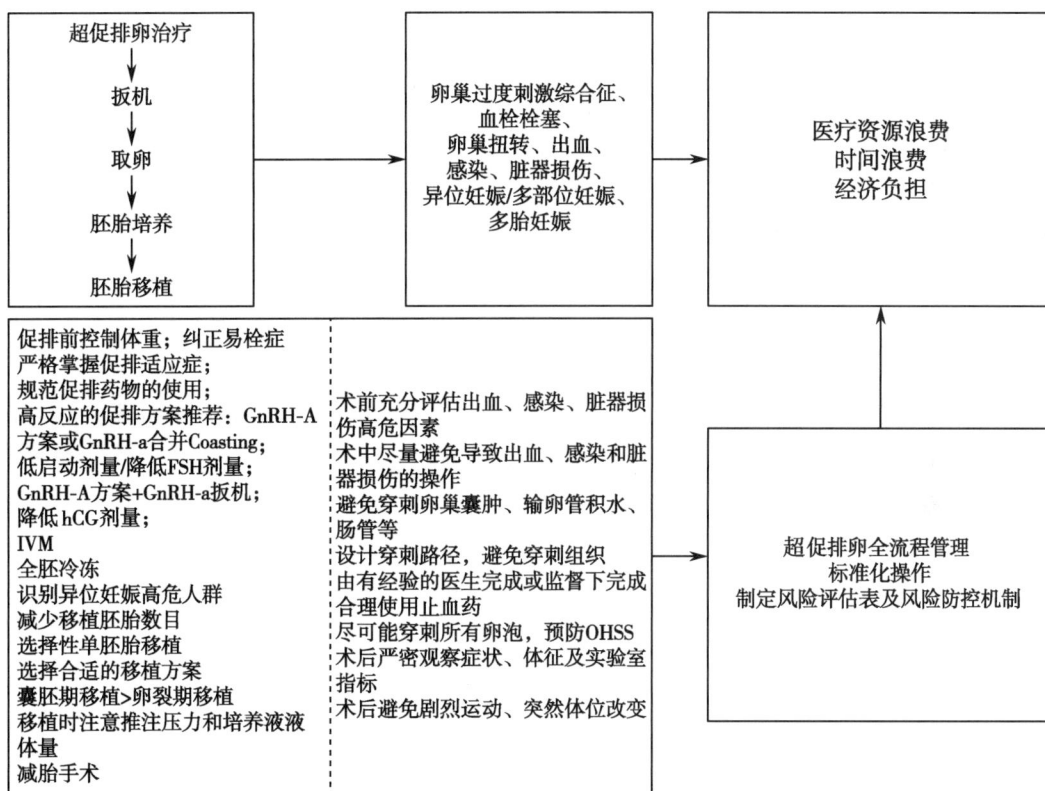

图 4-2-11　辅助生殖并发症的浪费与管控

GnRH-A. 促性腺激素释放激素拮抗剂;GnRH-a. 促性腺激素释放激素激动剂;Coasting. 滑行方案;FSH. 促卵泡刺激素;hCG. 人绒毛膜促性腺激素;IVM. 未成熟卵母细胞体外成熟培养;OHSS. 卵巢过度刺激综合征。

(四)麻醉全流程管理中的浪费识别与消除

麻醉在手术操作中扮演着至关重要的安全保障角色。通过精细化管理和优化流程,可以为患者提供更高效、更安全的医疗服务。

根据手术类型和手术时间选择相应的麻醉方式,生殖医学中心的手术麻醉主要为全凭静脉麻醉和全身麻醉。术前手术医生积极与麻醉医生沟通,评估手术难度和手术时长,以便选择合适的麻醉方式。

借助信息化技术,及时调取患者既往手术的麻醉单、术前评估单等,对于特殊情况特殊标记,方便了解再次麻醉的注意事项。通过信息化技术,使各部门信息互通,提高工作效率。具体全流程管理如图 4-2-12 所示。

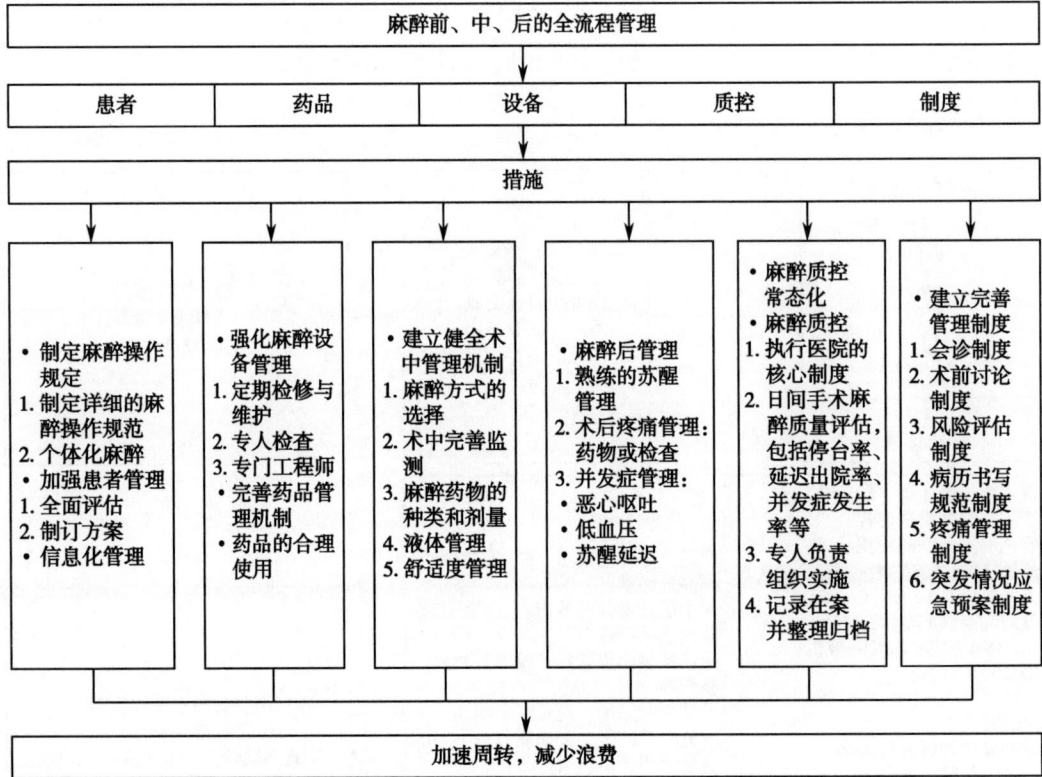

图 4-2-12 麻醉全流程管理中的浪费识别与消除

三、资源优化配置

优化资源配置是提升医疗服务质量和价值的关键策略。通过对医护人员、设备和药品等医疗资源进行精准调配,能够在保证治疗效果的同时有效控制和降低医疗成本,避免不必要的资源浪费。生殖医学中心手术室资源配置采用以价值为导向的资源配置方式,不仅改善了患者体验,也促进了医疗机构整体服务质量和运营效率的提升(图 4-2-13)。

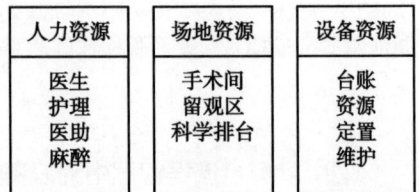

图 4-2-13 生殖医学中心资源配置

(一) 人力资源配置

1. 医生团队配置 在医生的配置上,采取灵活高效的"一人多岗"和"一岗多人"的人力资源配置模式。建立科学合理的轮班制度,确保医生能够得到充分的休息,避免了医生因长时间连续工作而过度疲劳,进一步提高医生的工作效率与医疗安全。

2. 医助人员配置 配置一名医助(由经验丰富的护士担任),主要负责术前登记及各项准备工作,能够有效分担医生在患者管理方面的工作,使医生能够更专注于诊疗本身。

3. 护理和麻醉团队配置 采取固定手术团队成员的策略。固定的团队成员不仅能更快地适应彼此的工作习惯和节奏,还减少了因人员变动产生的磨合问题,确保手术团队内部成员之间的长期合作与深入了解,提升手术团队的默契度和协作效率。

(二) 手术场地资源配置

手术场地资源配置是高效开展手术的重要保证。

1. 单独手术间配置 为日间手术患者配备单独的手术间,改善患者的就医体验。

2. 留观区分区管理 实施留观区的分区管理策略,术前患者集中在一个留观室,术后患者集中在另一个留观室。留观区护士把更多的时间和精力用于关注术后患者的状态,及时给予护理。术后患者和术前患者分区,避免给术前患者造成心理压力。

3. 分时段排台管理 采用上、下午分时段排台的方式,不仅可以确保手术器械有足够的时间进行彻底消毒处理,保障手术安全,还能让医生在手术间隙完成术前会诊、病历书写、病情交代等必要工作。

(三) 设备资源配置与优化

保证医疗设备在使用过程中处于最佳状态。建立设备综合管理体系,培训专业技术人员定期校准,确保设备在使用周期内都能得到适当的维护与保养。使用监控或预警系统,减少设备故障率并提高设备的使用效率,同时建立快速响应的应急维修流程,减少设备的停机时间。

四、标准化管理

标准操作规程的实施对提升患者安全、诊疗效率及员工价值具有重要意义。

(一)日间手术室标准化管理

日间手术以其快速周转、迅速恢复及住院时间短暂为特点,日间手术组标准化管理设定严格的患者准入标准与手术方式标准,同时也对执行手术的医生提出了具体的技术要求。这样能够有效保障日间手术患者的安全性,提高手术室周转效率(图 4-2-14)。

1. 准入患者的标准化 严格筛选符合日间手术条件的患者,要求病情相对简单、身体条件良好(如意识清晰、无精神疾病病史、围手术期有成人陪护),能够耐受手术并顺利康复。同时,患者需排除日间手术禁忌证和严重内外科并发症,并自愿接受日间手术模式。

2. 准入术式的标准化 选择风险低、恢复迅速、安全性高且手术时长短的术式,确保围手术期出血风险、气道受损风险及术后疼痛均控制在较低水平。针对生殖医学中心以不孕症患者为主体的特点,日间手术范畴主要集中在解决宫腔环境问题上,包括宫腔镜手术(采用刨削系统)、宫腔镜手术(电切镜)、宫颈锥切术等,涵盖子宫内膜息肉、子宫颈疾病、宫腔内妊娠组织残留、宫腔粘连、子宫黏膜下肌瘤等多种疾病的治疗。

3. 准入医生的标准化　手术医生需具备出色的专业技能、高尚的医德以及较强的沟通能力,且须持有主治医师职称3年以上或高级职称医师,并获得相应级别手术的操作资质。

4. 手术操作的标准化　手术操作的标准化是确保医疗质量和患者安全的重要措施。所有手术操作均需严格按照SOP执行,确保每一步都符合规范要求。遇到复杂或特殊的情况时,应立即向上级医生报告并请求会诊,以获得更专业的指导和建议,确保手术过程顺利进行,最大限度地降低手术风险,保障患者的生命安全。

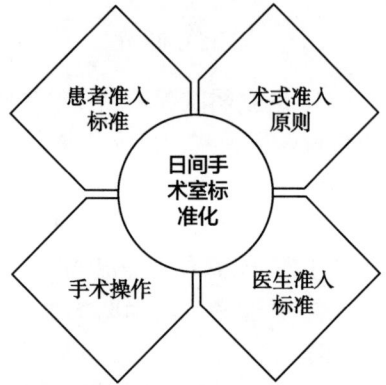

图 4-2-14　日间手术室标准化

(二) 护理标准化操作

护理标准化操作不仅涉及制定详尽的工作管理制度与规范,还旨在为护理人员提供清晰、一致的工作依据,确保每一项护理活动都能按照既定的标准和流程高效、安全地执行。手术室护理核心管理制度如图4-2-15所示。

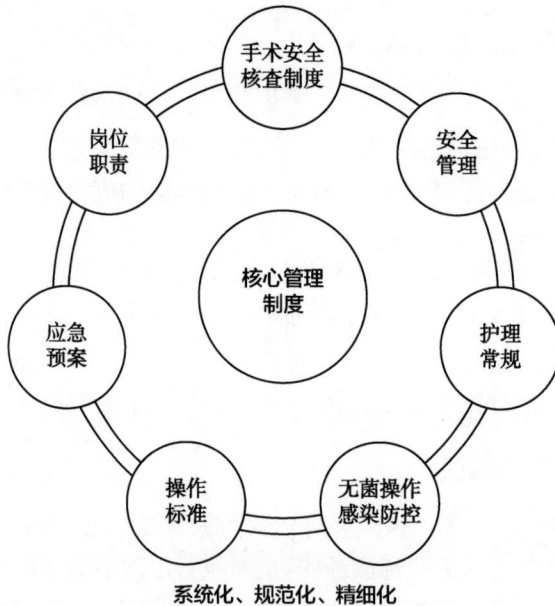

图 4-2-15　手术室护理核心管理制度

1. 执行手术安全核查制度　护理人员认真细致地核对患者姓名、性别、年龄、手术名称、手术部位、手术顺序、相关病历资料、进入手术室人员,严防差错。

2. 执行无菌操作技术和感染控制管理规范 严格执行无菌操作技术、消毒隔离制度；定期检测手术室的空气质量，执行医院感染控制管理规范。

3. 执行并落实各岗位护理操作标准和手术室护理常规 生殖医学中心制定的操作标准与规范涵盖手术室所有手术项目，如取卵、移植、宫腔镜、造影、显微取精、刨削、宫腔镜、造影等；执行关键环节护理常规，如术前患者的生理状态和心理状态，术中患者生命体征、膀胱截石位肢体安置状态、皮肤保护情况、电刀和吸引器使用情况，术后患者生命体征、出血量及疼痛评估、患者意识状态等。

4. 执行手术过程安全管理制度 严格执行手术标本管理制度，规范标本的保存、登记、送检等流程，有效防止标本差错。加强手术患者体位安全管理，安置合适体位，防止因体位不当造成手术患者的皮肤、神经、肢体等损伤。实施手术中安全用药制度，防止用药差错。加强特殊药品和急救设备的管理，急救药品和急救设备"四定管理"，定品种数量、定点放置、定人管理、定期检查维修。麻醉药品"五专管理"，专人负责、专柜加锁、专用账册、专用处方、专册登记；建立并实施手术物品清点制度，有效预防患者在手术过程中的意外伤害，保证患者安全。

5. 建立并完善各类突发事件应急预案和处置流程 快速有效应对意外事件，提高防范风险的能力。加强消防安全管理，妥善保管和安全使用易燃易爆设备、设施及气体等，有效预防患者在手术过程中的意外灼伤。

（三）医疗设备标准化管理

1. 医疗设备与器械台账管理，确保账册相符。根据设备、器械情况建立管理档案，对手术室仪器设备实施精细化管理。

2. 手术设备专人管理、定位放置、定期清点、擦拭维修保养。按照手术室"8S"管理要求对仪器、设备进行定点定位放置，并做好统一的标识，结合使用频率，线管设备摆放在相对明显的位置。使用时拿取动作要轻稳，减少搬动，使用完后及时归位。通过对各步骤进行精细化管理，可规范流程、落实责任制，使管理责任明确化、具体化。

3. 手术室耗材定期盘库、申领，确保手术物品供应的连续性。根据手术室耗材类别、消耗量、生产地（进口或国产）等，对手术室耗材进行分级管理。针对不同级别，制订相对应的每月、每周等申领频次和数量，确保手术物品供应的连续性，同时避免耗材堆积过期或过度占用耗材库房空间。

（四）医疗记录标准化管理

通过数字化和标准化手段管理患者的病历和档案，实现数据的安全存储与高效检索，快速获取患者信息用以支持精准医疗决策（图4-2-16）。

1. 生殖病历系统 生殖医学中心在医院的支持下建立生殖病历系统，在生殖病历系统中可以共享夫妻双方的基本信息、身份验证、病史、超促排卵监测表、胚胎培养记录等信息，医生可以通过患者的姓名、

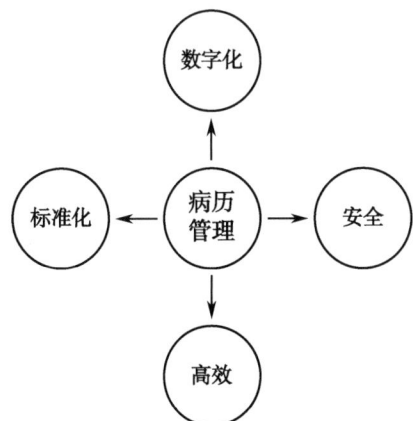

图 4-2-16 病历管理

生殖病历号等查询信息和录入生殖病历,能够快速清晰获取患者的疾病信息,实现高效诊疗。

2. 日间病历标准化　在严格遵守相关法律法规的基础上,生殖医学中心制定日间手术病历的相关管理制度。该制度规范病历的书写、存储与使用流程,解决传统住院病历在日间手术场景中复杂的问题和重复发生的问题。通过日间病历模式,减少人力资源的浪费,提升工作效率。

3. 电子病历系统整合　门诊病历与住院电子病历系统统一,提高了病历的准确性,实现了医生对患者病情的精细化管理。

(五) 急诊急救事件标准化处理

为了确保医护人员在面对术中子宫穿孔、异位妊娠破裂、麻醉过敏反应及重度卵巢过度刺激综合征等紧急情况时,能够迅速而有效地采取行动,生殖医学中心建立一套完整的抢救流程和处理标准。通过标准化流程的制订与实施,确保在紧急情况下医护人员有明确的操作指南,这有助于减少医疗差错和治疗延误,显著提升医疗质量和患者安全性。

启动响应:一旦发现危及患者生命的特殊情况,首位发现者(无论医生、护士还是麻醉医生)应立即通知周围医护人员。随即由护士、麻醉医生、主治及以上医生和导诊人员迅速组成专业抢救小组,开启急诊绿色通道。

初期处理:迅速建立静脉通道,密切监测患者生命体征。现场年资最高的医生指导抢救工作,必要时请相关科室急会诊,制订详细的治疗策略。护士全程配合医生,执行所有必要的抢救措施。

患者转运:若患者需紧急转至手术室或检查室,导诊人员迅速协调转运工具(如转运床或轮椅)。同时,指定一名医生或护士陪同患者家属,协助其办理住院手续,确保流程顺畅、快速响应。

手术或处置准备:医生向患者和家属交代病情和治疗方式,并签署相关知情同意书。

术后工作:医护人员完善抢救记录、医嘱记录等。

事后总结:急救结束后,生殖医学中心适时组织讨论会,回顾抢救过程,评估处理措施的有效性,及时发现并弥补流程中的不足之处,持续优化急诊急救流程。细化急诊患者的分级管理有助于更精准地实施急救流程。例如,针对异位妊娠的不同情况,包括异位妊娠破裂导致的失血性休克、异位妊娠破裂但生命体征平稳、确诊异位妊娠未破裂以及疑似异位妊娠等情况,进一步制订详细的应对方案。通过这种方式,进一步提高急救效率和质量,满足患者在不同病情下的治疗需求,提升团队应对紧急情况的能力。图 4-2-17 为生殖医学中心急危重患者应急预案和程序。

价值创造是医疗服务活动中精益管理的核心灵魂。以患者需求为导向,精准识别并创造价值是提升医疗品质的关键。从诊断的精准高效、治疗的适宜有效到患者体验的优化,每一步都围绕价值展开。持续聚焦价值,整合医疗资源,消除浪费环节,确保医疗服务中的每个行动都能为患者带来真正的价值。

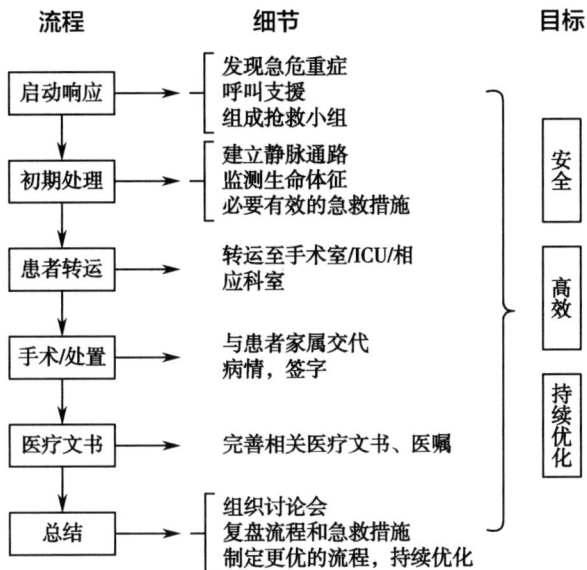

图 4-2-17　生殖医学中心急危重患者应急预案和程序

第三节　缩短诊疗时间

精益管理思想的主要创始人大野耐一指出"我们一直都在关注从接到客户订单开始到收到全部付款为止这段时间轴,并努力通过消除非增值的浪费来缩短这个时间轴"。精益管理企业时间轴的定义对应到医疗服务的时间轴,是从一个患者感觉到病症到接受诊治,最终获得满意的治疗结局的过程,其目标是通过努力消除非增值的浪费来缩短患者诊治的时间轴,即尽可能减少患者等待,提高医务人员的工作效率,改善医疗服务水平,提高医疗服务质量,避免差错事件和无效治疗,降低风险,从而整体提高运营效率。对于患者而言,缩短诊疗时间不仅可以节约时间成本,还可以缓解焦虑情绪,提高满意度;对于生殖医学中心而言,缩短诊疗时间可以节约运营成本,包括人、财、物等资源(图 4-3-1)。

图 4-3-1　生殖医学中心缩短诊疗时间的措施

一、优化就诊流程

(一) 简化挂号流程

简化挂号流程主要包括优化线上挂号界面、新增线上挂号候补功能、实行分时段挂号、自助挂号机备用等。图 4-3-2 为生殖医学中心简化挂号流程示例。

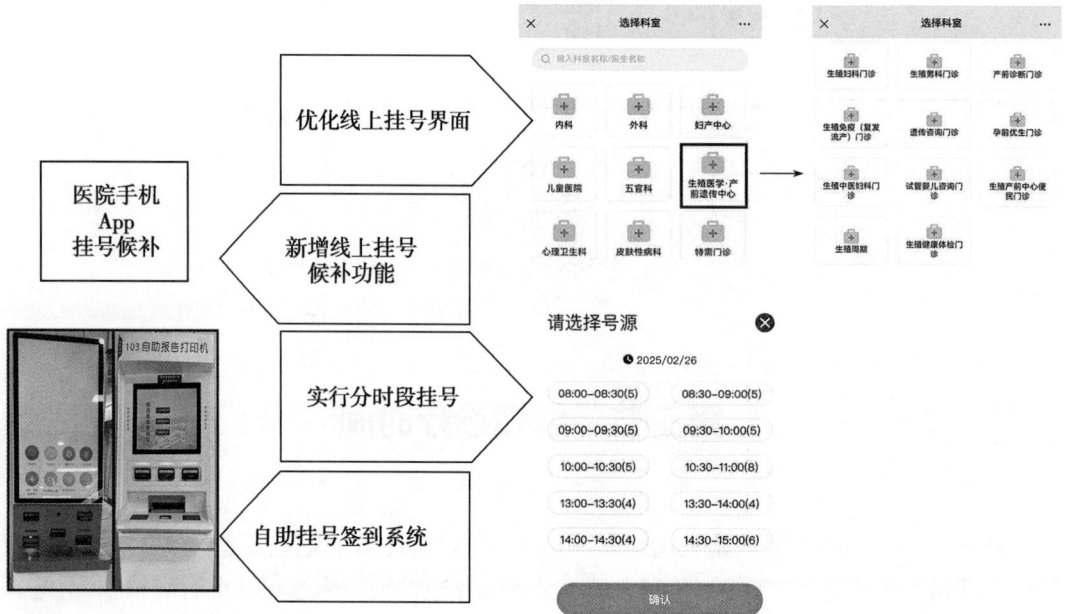

图 4-3-2　简化挂号流程示例

1. 优化线上挂号界面　随着互联网技术的发展,患者可以通过医院官方网站或手机 App 进行线上挂号,实现提前预约挂号,减少现场等待时间。由于大型三甲医院分科种类多,一级科室下分类详细,挂号页面中不能显示所有的二级科室,需要逐步选择挂号科室,才能最终找到拟挂号的科室。目前在多数大型三甲医院的挂号系统中,生殖医学中心被包括在妇产科即一级学科里面,首次点开挂号页面中并不显示"生殖妇科""生殖男科"或"试管婴儿门诊""辅助生殖门诊"等字样,导致一大部分患者找不到相应的挂号科室,不仅增加了患者对于是否能就诊的焦虑,也浪费了大量时间寻找挂号科室。

预约挂号首页由最初的"妇产科"直接升级为"生殖医学中心",优化后的挂号系统使患者无论文化水平高低、了解医疗行业与否,都可以非常明确挂号至相应科室;一方面缓解了患者"挂不懂号"的焦虑,另一方面也节省了工作人员指导挂号的时间,并降低了错误频率。

2. 新增线上挂号候补功能　候补功能可以利用后台系统实时监测医生号源,做到有人退号时自动补给下一位患者,即某位医生号源已被挂满的同时,在该医生名字右侧会出现颜色醒目的"加入候补"模块,患者只需点击"加入候补",就可以在该医生有号源时自动挂号,不用反复刷新挂号页面,节省了患者的时间成本。

3. 实行分时段挂号　生殖医学中心合理安排每天门诊量和实行临床坐班值班制度,以平衡接诊压力和人员专注度。根据医生接诊能力和患者需求,合理设置每个时段的挂号数量,避免患者长时间等待和人员拥挤。实行分时段挂号需要先试行一段时间后,根据情况动态调整号源,以适应不同时期由于患者量变化引起的波动。实行限时接诊制度,根据医生工作量和患者需求,合理设置医生接诊时间,确保每位患者都能得到及时、有效的诊疗服务。

4. 自助挂号机备用　在医院门诊大厅等显眼位置设置自助挂号机,患者可自行操作完成挂号,缓解人工窗口压力。同时这也是线上挂号系统因网络或拥挤造成瘫痪后的保障。

(二) 缩短候诊时间

生殖医学中心通过完善分诊制度、设立转诊功能、推广诊间支付功能、增设取药窗口、简化医保报销流程等多种方式缩短患者候诊时间(图4-3-3)。

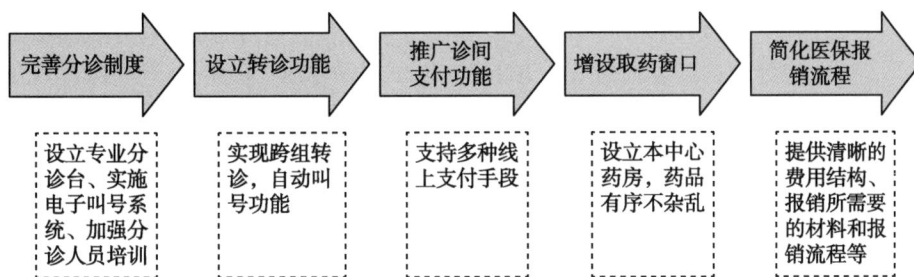

图 4-3-3　缩短候诊时间

1. 完善分诊制度　在门诊大厅设立专业分诊台,由经验丰富的导诊负责分诊,设立导诊服务,确保患者能够准确、快速地找到对应诊室。加强分诊人员培训,定期对分诊人员进行业务知识和服务态度的培训,以提高分诊准确性和患者满意度。实施电子叫号系统,患者就诊前,先报到取号,实行报到-等候叫号就诊的诊疗流程,报到方式包括自助机报到和线上小程序报到。就诊队列可分为2个等候队列,"预约队列"即初诊患者、"非预约队列"即当日号和回诊患者。除看诊需要报到外,为了分流患者,采血、超声检查、精液检查、注射均设置报到程序,患者可同时报到多个项目,诊室外呼叫显示屏和线上小程序会显示患者就诊编号和脱敏处理后的患者姓名(注意保护患者隐私)。患者可通过线上小程序实时查看排队队列,缩短诊疗时间。

2. 设立转诊功能　辅助生殖技术涉及多学科之间的联合治疗,综合评估才能给予患者完善的治疗方案。如进周期前需要生殖男科医生查看辅助检查结果,完善病历;复发性流产助孕患者需要同时在生殖免疫组就诊,筛查流产相关因素;染色体或基因异常患者进周期前需要在生殖遗传组就诊,评估PGT等。以上这些情形需要患者同时预约其他组的号源,现场挂号不仅浪费时间,还可能面临该医生号源已满,无法挂号。因此,生殖医学中心在已有预约叫号系统内设立转诊功能,首诊医生在叫号系统中可为患者转至其他组医生的叫号队列里,患者无须再次排队,只需等待叫号,即可在相应组别医生处就诊。

3. 推广诊间支付功能　目前,诊间结算功能已打破了传统的医生开单、人工窗口排队缴费的困境,医生电脑端连接扫码结算机器,患者只需打开在线支付即可扫码支付,同时还可以提供支付小票,显示支付详情、开单项目等。患者节省了寻找人工窗口和在窗口排队的时间,消除了无效的走动浪费和时间浪费。实现线上支付功能,支持多种支付方式,为患者提供便捷的线上支付服务。

4. 增设取药窗口　生殖医学中心可向医院提出申请,在中心内增设取药窗口,增设的药房内皆是辅助生殖相关用药。智能药房将药房排队环节前置,患者确认缴费成功后,药房可使用自动包药机完成摆药工作,患者到药房即可凭序列号取药,省去患者窗口排队时间,缩短诊疗时间。

5. 简化医保报销流程　近年来,国家对 ART 的重视程度不断提高,相关政策也在持续变化。国内 ART 的医保现状正在逐步改善,以吉林省为例,医院生殖医学中心已在吉林省医保部门的指导下启动 ART 的报销工作。辅助生殖医保的应用,旨在通过优化流程、消除浪费和提高效率,为患者提供更高质量的服务。在就诊前、就诊中明确告知患者哪些费用可以报销、报销所需要的材料及相关流程,提供清晰的费用结构,帮助患者在治疗开始前做好预算,使其在治疗前有清晰的经济预期,了解辅助生殖治疗的过程、费用和可能的结果,避免因费用不清导致的延误。配合信息化管理,建立电子报销系统,患者在诊疗后可以即时获取报销信息,减少后续的烦琐手续。打造便捷的报销平台,如通过手机 App、小程序直接上传相关材料,简化申请流程,支持诊间缴费,直接报销,减少窗口医保审核、排队造成的时间浪费和人员浪费。

(三) 优化检查项目和流程

优化检查项目和流程主要包括精简 ART 检查流程和项目、加强医技人员培训、更新医疗设备和技术、多学科协作等(图 4-3-4)。

1. 精简 ART 检查流程　ART 术前检查是一个细致的排查过程,包含了多种检查项目,以确保 ART 的安全性和有效性,根据临床需求,合理安排检查项目和时间,减少患者往返奔波和等待时间。在 1 个月的时间内,术前医生安排患者完成一系列检查和准备工作。具体措施详见第四章第一节中的生殖妇科患者术前检查流程。

2. 优化 ART 检查项目

(1)移植前免疫因素筛查:对于有不良孕产史或移植失败的患者,在胚胎移植前可转诊至生殖免疫组进行免疫因素的筛查,早发现,早治疗,避免延误治疗导致移植失败。

(2)移植前宫腔镜检查:对于超声提示宫腔异常回声的患者,在胚胎移植前建议行宫腔镜检查,明确内膜病变,为胚胎移植做好充分准备。

(3)必要的遗传咨询:遗传咨询是辅助生殖过程中的重要环节。临床医生通过为不同患者选择适合的遗传学检测方法,继而采取不同的助孕策略,为患者提供高效、精准的医疗服务,帮助患者做出生育决策,从而达到优生的目的。

3. 加强医技人员培训　通过培训、学习等方式,提高医技人员的专业技能和服务意识,确保检查结果的准确性和及时性,避免因报告不准确造成患者诊疗不及时。

4. 更新医疗设备和技术　引进先进的医疗设备和技术,提高诊疗准确性和效率。定期对医疗设备进行维护和更新,确保设备处于良好状态。现代化的设备可以更快地进行诊断和治疗,从而减少患者等待时间。

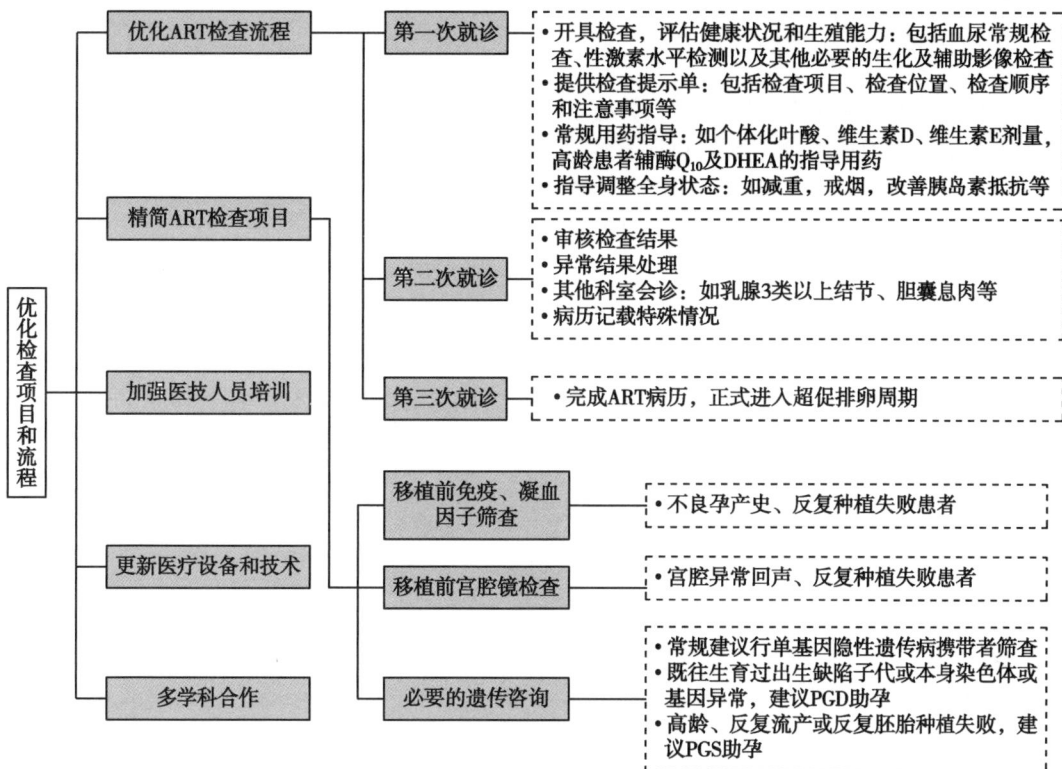

图 4-3-4　优化检查项目和流程

5. 多学科协作　建立多学科协作机制,促进医生之间的交流与合作,提高诊疗效率。除此之外,促进医技科室与临床科室之间的紧密合作,确保检查申请、结果反馈等环节顺畅进行。

二、患者"统筹"+"分流"+"统一"管理

该管理模式主要包括周期医生的"统筹"管理,患者的"分流"管理和"分流"后的患者"统一"管理(图 4-3-5)。

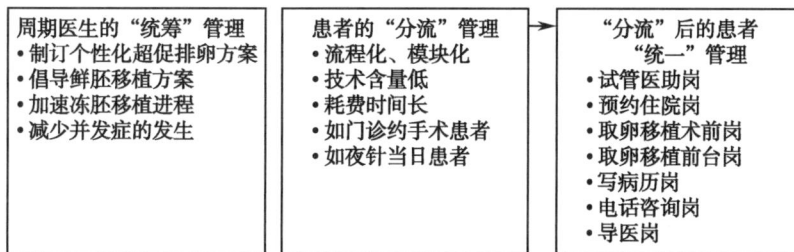

图 4-3-5　患者"统筹"+"分流"+"统一"管理

(一) 周期医生的"统筹"管理

ART 环节多、流程多、涉及岗位多,在这个漫长且复杂的治疗过程中,周期医生起到"统筹"管理作用。周期医生从超促排卵开始,陪伴患者经历了超促排卵、取卵、移植、黄体支持等全过程。在这期间,患者会对周期医生产生巨大的信任和依赖,周期医生的"统筹"管理在患者的治疗效果和心理安慰上具有重要意义。

1. 制订个体化超促排卵方案　辅助生殖质量管理中超促排卵的终极目标是获得充足的优质卵子。对于接受辅助生殖助孕的患者来说,超促排卵这一过程重要、复杂且漫长。周期医生需要根据患者的年龄、卵巢储备等情况,制订个体化超促排卵方案,包括卵巢反应性评估、超促排卵前的预处理、药物选择与剂量优化及扳机方案的制订。在获得充足优质卵子的前提下,使周期取消率和卵巢过度刺激的风险降到最低,避免因再次超促排卵或治疗并发症导致诊疗时间延长。

2. 倡导鲜胚移植方案　鲜胚移植周期短,通常在取卵后的第 3 天或第 5 天进行,若患者性激素、内膜及全身状态等情况允许,首选鲜胚移植。鲜胚移植方案不仅可缩短到达妊娠活产的时间,还可减少胚胎冷冻复苏的经济成本。

3. 加速冻胚移植进程　不适合鲜胚移植的患者,若无其他异常情况,可在取卵后第 1 次月经周期进行冻胚移植。主管医生在取卵手术后,告知患者何时返院进行宫腔镜检查和冻胚移植,避免患者取卵后不知何时返院,造成往返医院的时间浪费。

4. 减少并发症的发生　ART 并发症的发生增加了患者的额外治疗时间,导致后续治疗步骤推迟,延长了 ART 助孕的时间。因此,减少并发症的发生可以避免患者因治疗并发症导致的诊疗时间的延长。

(二) 患者的"分流"管理

患者进入 ART 周期后在各个手术节点进行分流管理。例如,夜针患者转诊至取卵移植术前岗,拟行手术患者转诊至预约住院岗,医助岗位指导患者完成标准化、流程化的术前准备步骤,减少患者在门诊医生处的等待时间,以便医生高效诊疗。

(三) "分流"后的患者"统一"管理

患者"分流 + 统一"管理模式的安全有效运行,一方面,依赖于门诊医生已将患者诊疗相关的重要决策制定完成,让患者放心;另一方面,取决于统一管理岗位的细心、耐心和责任心,充分取得患者的信任,使患者安心从门诊医生转移至统一管理岗位。

1. 医助岗

(1)初诊患者:医助岗工作人员在周期登记册上记录患者基本信息,包括姓名、年龄、电话、首诊医生、周期组别、助孕方案,并及时修改患者治疗进程状态。例如,登记患者处于检查中,状态则填写为术前检查中;患者首次建档,状态由术前检查中改为已建档,并填写建档日期;试管患者已取卵,状态由已建档改为已取卵,填写取卵日期等。

(2)建档患者:医助岗为患者录入基本信息,包括身高、体重、联系电话(包括第三方联系人)等;审核并扫描证件,包括双方身份证、结婚证、夫妻双方现场拍照等,录入指纹。

(3)填写术前检查单审核表:审核患者术前检查是否完成、完成时间,医生可根据此表格快速判断患者术前检查情况。

(4)签署知情同意书:患者面对各种文书签署时常因专业术语和潜在压力产生不安情绪,医助耐心对专业术语进行解释,逐项说明文书要点,帮助其准确填写。

(5)分发病历夹:检查报告、ART周期审查、知情同意书、相关证件复印件需放置在病历文件夹中。不同种类病历使用不同颜色病历夹(如IVF/ICSI为蓝色,PGS/PGD为紫色,人工授精为绿色,显微取精为橘色,感染病历为红色)。

(6)健康教育:对患者的特殊状况进行评估,根据患者实际情况宣教健康教育相关知识,帮助其更好地认识ART技术,增强患者助孕成功的信心。医助岗工作人员将有关的专业知识和问题编写成手册,现场讲解,同时添加患者的联系方式,将手册内容及时发送给患者,便于患者反复观看,让患者及其家人更好地了解ART相关知识和需要注意的问题,使患者和家属掌握治疗流程、成功率、费用、就诊时长、子代健康、医保政策等,同时在生活中更加关注防护,了解正确的生活习惯等,防止因不遵守医嘱引起不良事件。

(7)利用网络平台与患者进行实时联系以掌握患者的状况,对患者进行及时的引导,提供不受时间限制的持续性照护;及时回答患者的问题,定期嘱咐患者按照相应的临床要求进行检查,告知注意事项等。

(8)分阶段随访患者:早期妊娠14天随访,在移植术后两个星期,提醒患者进行hCG验孕检查及用药调整;移植后5周随访,提醒患者来医院进行B超检查,检测孕囊,并给予患者孕期指导;移植后3个月随访,提醒患者来医院查看胎儿的发育情况,了解孕期的产检情况,给予患者孕期监护;移植后7个月(孕中期)随访,了解患者妊娠情况、妊娠期合并症情况、胎儿发育情况、产前情况;出生时随访,了解患者分娩情况、新生儿健康情况、各项指标是否正常及是否有出生缺陷;出生后1年随访,了解子代生长发育情况等。试管医助岗工作如图4-3-6所示。

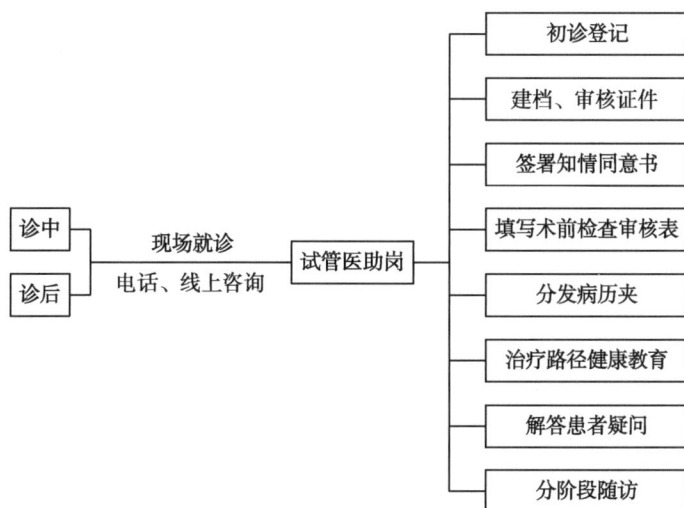

图4-3-6 试管医助岗

2. 预约住院岗 患者门诊就诊后,接诊医生评估患者,如需住院治疗,患者则到预约住院岗处办理住院相关事项。预约住院岗将入院评估和健康教育工作前移(图4-3-7)。入院评估内容：①评估患者的基础信息、现病史、既往疾病史、用药史及过敏史等基本情况；②评估患者是否为月经期，是否为手术窗口期；③为患者开具术前检查；④评估患者自带的外院检查结果是否符合入院标准；⑤查看患者所有术前检查结果是否齐全、有无异常结果，若结果异常，不符合日间手术准入标准，暂不能手术者，指引患者到相应科室就诊，待病情允许再预约手术；⑥书写门诊病历；⑦若病房没有床位，患者未能入院，有床位时主动联系患者，告知患者入院。健康教育内容通过口头、文字、音视频多种形式讲解，包括术前检查的流程和注意事项；住院流程和注意事项；医保政策和转诊办理手续；术后注意事项、术后用药注意事项；复诊时间，指导患者提前进行预约挂号的方式方法；定期随访。随访内容包括出院后电话回访，于患者出院后次日随访，评估居家适应状况、医嘱依从性，确认用药及注意事项；术后一周随访，通知病理检查结果已出，预约复诊时间；术后一个月随访，了解患者康复的情况，收集患者就医体验及满意度，制订后续健康计划。

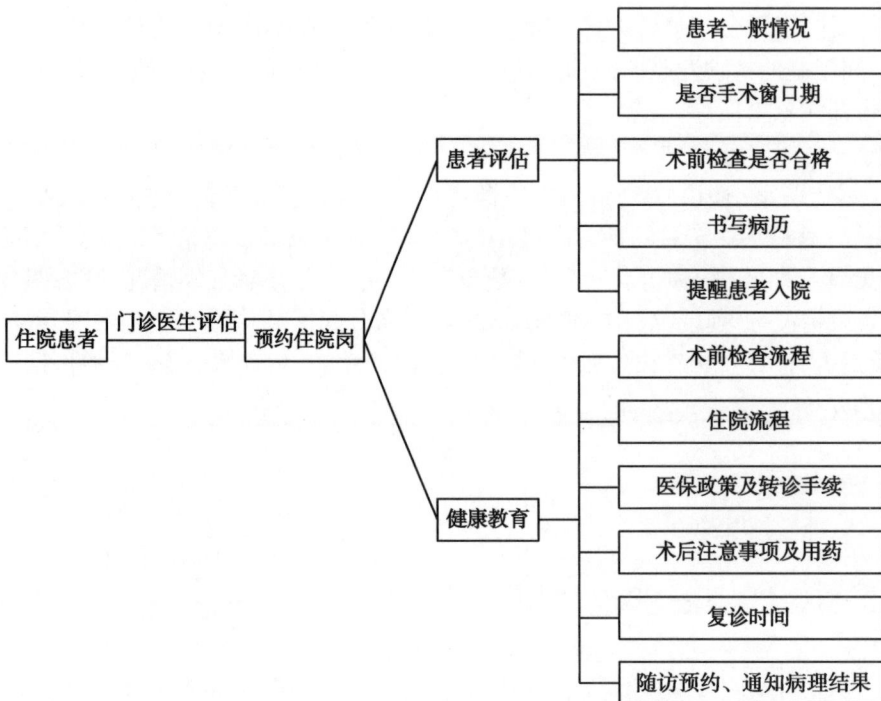

图 4-3-7 预约住院岗

3. 取卵移植术前岗 在取卵和胚胎移植前为患者宣教术前、术中和术后流程和注意事项，新建 ART 患者群，统一集中管理。集中管理不仅可减轻门诊医生工作量，还能避免患者因遗漏用药等差错导致的不良后果。

4. 取卵移植前台岗 在取卵移植当天，通过指纹系统核验患者指纹，核对患者身份证、结婚证原件与取卵病历里的复印件是否一致，宣教取卵取精注意事项等。

5. 男科病历岗 患者每次进周期前均需要男科医生核实化验单是否过期，男科检查是否完善，异常情况是否处理等，为进周期做准备。对于再次进周期患者，仅需要写男科病历或者仅需要开过期化验等情况，生殖医学中心设立男科病历岗，无须挂号排队，简便快捷。

6. 电话咨询岗　电话咨询岗安排在一个单独房间,主要负责诊前和诊后患者沟通,有三种沟通途径——电话、即时通信软件、线上小程序。

(1)与公众电信运营商合作,成立集约式电话咨询中心,包括软电话座席、系统录音、来电弹屏、自助语音、客户备注、排队分流、电话转接、自动外呼、工作人员管理、监控管理、统计报表等功能。

(2)建立专门专线电话席位,植入电脑操作系统,一部专线 10 个通道,配备专用耳机和拨号键盘。每天安排 3~4 名工作人员接听咨询电话,根据不同时段的繁忙情况随时调整接听人员数量。

(3)工作人员佩戴耳机接听电话,可以边接听电话边查询相关信息、记录患者信息,降低操作失误,提升工作效率。

(4)下班后预约电话增设语音提示,上班后工作人员主动回拨电话,实现 24 小时全时段预约。

(5)所有的通话记录自动录音,遇到问题可以及时查询,同时保证组长可以随时抽查通话质量和内容,不断改进。

(6)可查询每日、每月、每年统计报表,及时掌握工作量动向,根据工作量调整排班模式和工作流程。

电话沟通具有实时通话性,能听见工作人员的声音,使患者更加信任;线上咨询可以发送文字、图片、视频,使沟通更加丰富多彩。电话咨询组工作人员针对所有打进电话的患者,都添加患者其他联系方式,将本次通话患者想了解的内容再次发送给患者,患者可反复观看,以免遗忘。

电话咨询岗的主要工作内容包括以下几方面。

(1)诊前咨询:解答患者就诊相关问题,如挂号的操作流程、医生简介、医生出诊信息、中心位置、就诊流程、中心联系方式、就诊证件准备、不孕症的检查项目及各检查项目注意事项等。诊前咨询是医疗过程中的重要一环,患者在诊前获得就诊相关信息,提前了解病情,准备相关检查资料,这能帮助患者及时准确就诊。

(2)预约检查:集中预约检查,根据医生开具的医嘱,为患者预约检查,同时告知患者检查项目相关流程、准备工作、注意事项,便于患者做好检查准备,达到就医需求。

(3)查询结果、邮寄报告:染色体、基因检测等报告涉及患者隐私,医院网络平台查询不到,可咨询电话岗人员报告结果,并可申请邮寄服务。

(4)患者投诉处理:工作人员接到投诉时,及时安抚患者,详细记录相关情况,沟通相关人员,3 天内给予患者回复。

(5)遇到预约就诊、检查、治疗时间需要临时调整的情况,提前告知患者或其家属,征求调整意见。

(6)收集患者问题及意见:根据患者咨询问题,定期进行归纳和总结,将患者问题系统化,根据患者就诊反馈,不断优化就诊流程。

(7)对患者进行健康教育:例如,患者咨询"已经结婚两年了,未避孕未孕,不知道是不是不孕症",工作人员需为患者科普不孕症的定义、如何面对不孕症、不孕症治疗方法有哪些,什么是辅助生殖技术、辅助生殖技术的适应证,人工授精的适应证,辅助生殖技术治疗的详细流程、花销费用、潜在风险、子代健康、现阶段条例法规、目前体外受精助孕的成功率等(图 4-3-8)。

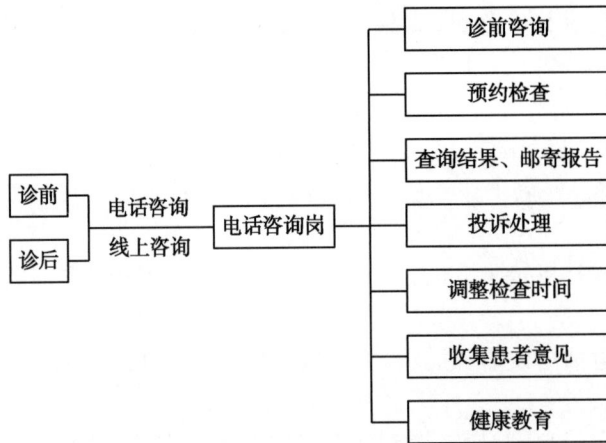

图 4-3-8 电话咨询岗

7. 导医岗 为避免患者到生殖医学中心后对路径迷茫,也为了减少患者在中心因办理事务性业务而各处往返奔波,生殖中心设置前台导医综合服务中心,提高诊疗效率,节省患者就医时间(图 4-3-9)。

导医岗主要工作内容包括以下几方面。

(1)提供分诊咨询与引导:当患者来院就诊时,不熟悉医院的环境和就诊流程,会耽误就诊时间,导诊工作人员主动迎接,鉴别分诊,根据患者情况正确引导患者有序就诊。

(2)流动巡导与秩序维护:门诊大厅、各个楼层均设立导医,设区域负责人,明确岗位职责,责任到人。使患者在门诊任何地点都能看到导医,及时解答就诊疑问,减少患者在就诊过程中的随机性和盲目性,使患者就诊、检查、治疗流程更趋合理,减少患者非医疗等待时间。

(3)检查治疗指引:对患者所需检查、治疗项目进行主动接应、解答指引,特殊患者提供陪同服务(如送至功能区),提升服务主动性。

(4)协助信息化操作,缓解患者焦虑:生殖医学中心设置自助缴费、自助打印化验单、自动查询等平台,大大缓解等候排队的问题,但有些患者可能操作不熟练,导诊人员及时帮助处理或指导,会缓解患者的焦虑情绪。

(5)参与急救:发现在门诊等候的患者突发紧急情况,立刻采取应急措施,通知附近的医生,协助医生和护士进行现场抢救。如需转至急诊科,提前联系好急诊科、护送到救治地点。

(6)收集意见:收集患者对医疗服务的意见和建议,反馈窗口等候时间,促进生殖医学中心不断提高医疗服务水平。

(7)提供便民服务:如轮椅、担架、冷热水、针线、纸、笔等。

(8)故障报修:如电梯故障、地面损坏等,及时联系后勤部门维修。

(9)发放相关检查报告:染色体、基因检测等报告涉及患者隐私,医院网络平台查询不到,可申请邮寄报告,也可来医院前台导医服务中心领取。

(10)其他:如审核患者病假证明、病历复印、身份核查等。

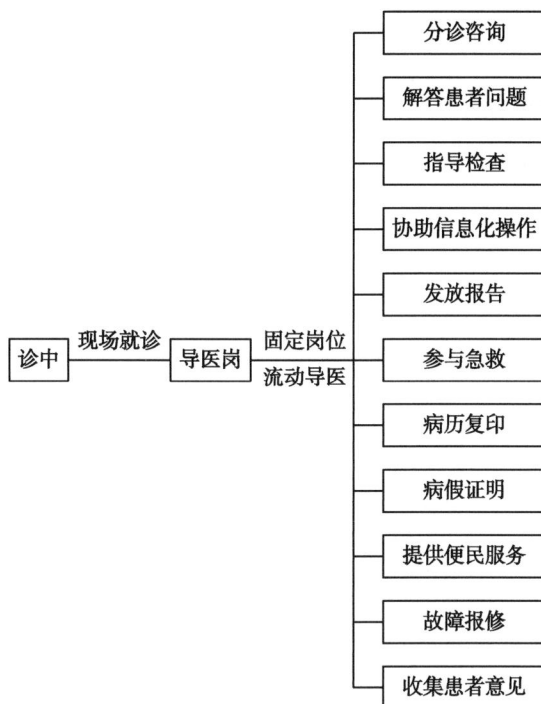

图 4-3-9　导医岗

三、组间沟通零成本

ART 技术是一个多环节、多流程、环环相扣且复杂多变的过程。在日常诊疗过程中,组与组之间不可避免地需要沟通解决患者诊疗过程中的问题。

(一)智能一体化的电子病历系统

辅助生殖信息化管理是简化组间流程的必备条件,智能一体化周期电子病历系统是集数据监测、流程管理、数据挖掘于一体的智能平台,实现信息的获取、传递、处理、再生与利用,是有效的文件管理和沟通系统。其涉及临床工作中的方方面面,如电子病历管理、检查结果信息采集管理、身份核对信息管理、就诊预约管理、手术计划管理等。智能一体化周期电子病历系统将患者诊疗过程中临床和实验室所有环节紧密衔接,建立每例患者系统性的全流程电子档案、病历全程质控,不仅能提高临床工作效率,也可有效地减少患者诊治过程中的无效往返,有利于提高服务质量,保证患者的满意度。通过电子病历管理模块,实现了患者信息的数字化存储和共享,减少了纸质病历的传递时间和人力成本,提高了医疗流程效率。

(二)日值班表公示

生殖医学中心设有统筹排班人员,月末负责收集各组排班表,统一汇总成生殖医学中心当日排班表,于前一天晚上发至科室工作群中。各岗位在岗医生一目了然,工作中的组间沟通无须四处询问当日在岗人员和相应问题负责人,只需打开工作群,找到对应组别,即可清晰找到当日的岗位负责人。

四、远程医疗服务平台

远程医疗服务平台为患者提供在线咨询服务,缓解医院人满为患的压力,提高医疗服务的可及性。远程医疗服务借助互联网,提供患者远程在线咨询、复诊等服务。这不仅方便了患者就诊,也解决了部分地区看病难的问题(图 4-3-10)。

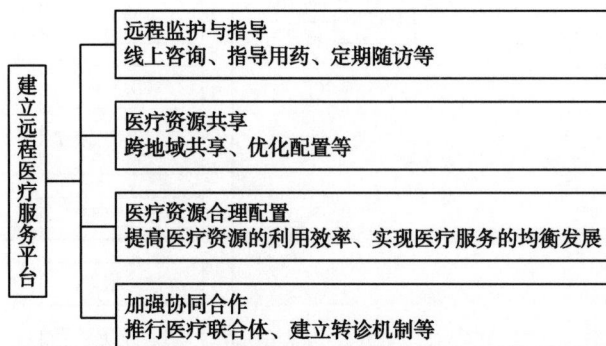

图 4-3-10 远程医疗服务平台

(一) 远程监护与指导

由于 ART 的治疗具有周期性,患者需要多次往返医院就诊。这给异地患者造成了诸多不便,如务工请假、住宿开销、舟车劳顿等,有悖于精益管理的理念。因此,生殖医学中心各个组均应开通线上咨询功能,医生 24 小时内回复。平台可实现对患者的远程监护和指导,如对妊娠患者的定期随访、用药提醒等,提高患者的自我管理能力。有些检查出报告时间长,如染色体、单基因遗传病携带者筛查等,提供邮寄报告服务的同时,支持患者线上图文问诊,使患者在异地便可问诊,简单的事情线上即可零成本解决,复杂的问题医生也会告知患者需要返院治疗。减少患者的就诊次数和缩短患者的就诊等待时间,进一步降低治疗成本,提高患者就诊体验。

(二) 医疗资源共享

通过远程医疗服务平台,实现医疗资源的跨地域共享和优化配置,提高医疗资源的利用效率。

(三) 医疗资源合理配置

通过优化医疗资源配置,实现医疗服务的均衡发展,提高医疗资源的利用效率。

（四）加强协同合作

建立医疗机构之间的协同合作可以优化资源配置和减少患者就医等待时间。例如，推行医疗联合体、建立转诊机制等可以加强医疗资源的共享和调配，提高医疗服务效率。

五、加强医患的有效沟通

在 ART 治疗过程中，患者面临身体与精神的双重挑战，加强医患的有效沟通，不仅可以让患者充分了解 ART 治疗的特征，还有利于患者对自身病情的全面掌握，提高患者的依从性，避免因沟通不畅导致的猜疑、不满，甚至风险事件的发生（图 4-3-11）。

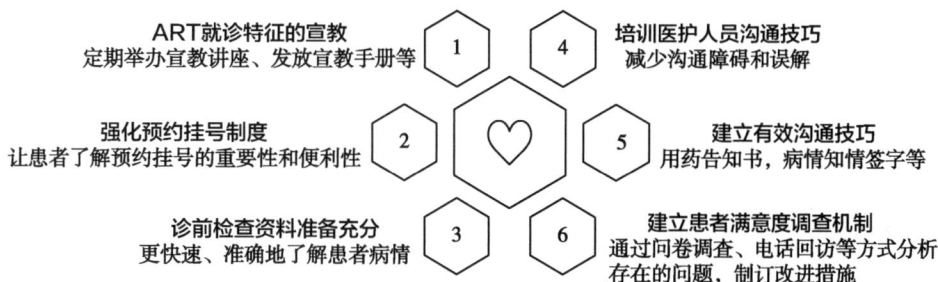

图 4-3-11　加强医患的有效沟通

（一）ART 就诊特征的宣教

开展 ART 就诊特征宣教活动，定期举办宣教讲座、发放宣教手册，提高患者对 ART 治疗过程的认识，避免因患者认知不足引起的医患矛盾。

（二）强化预约挂号制度

推广预约挂号，分时段挂号等减少患者现场等待时间，提高就诊效率。同时，加强对患者的宣传和教育，让患者了解预约挂号的重要性和便利性。

（三）诊前检查资料准备充分

在患者就诊前，工作人员提醒其准备好相关病史资料、检查报告等，以便医生更快速、准确地了解患者病情。

（四）培训医护人员沟通技巧

加强医护人员医患沟通技巧的培训，提高其与患者沟通的能力，减少沟通障碍和误解。鼓励医护人员多倾听患者的诉求和建议，关注患者的心理和情感需求，增强患者对医护人员的信任感和满意度。

（五）建立有效沟通机制

制定医患沟通规范，明确沟通内容和方式，确保医患之间信息传递的准确性和及时性。

如各种用药告知书、病情知情签字等。

(六) 建立患者满意度调查机制

定期开展患者满意度调查,针对患者满意度调查结果,认真分析存在的问题和不足,制订相应的改进措施,不断完善生殖医学中心门诊诊疗服务。

第四节　持 续 改 善

ART 医疗工作中的风险防控管理和并发症管理是精益管理中持续改进的主要体现,生殖医学中心各组在医疗工作中需要加强风险防控和并发症管理,增强风险意识,防微杜渐,减少医疗差错,保障患者安全,提高医疗服务的可靠性(图 4-4-1)。本节将在 PDCA 循环的基础上详细阐述 ART 精益管理中的风险防控和并发症管理。

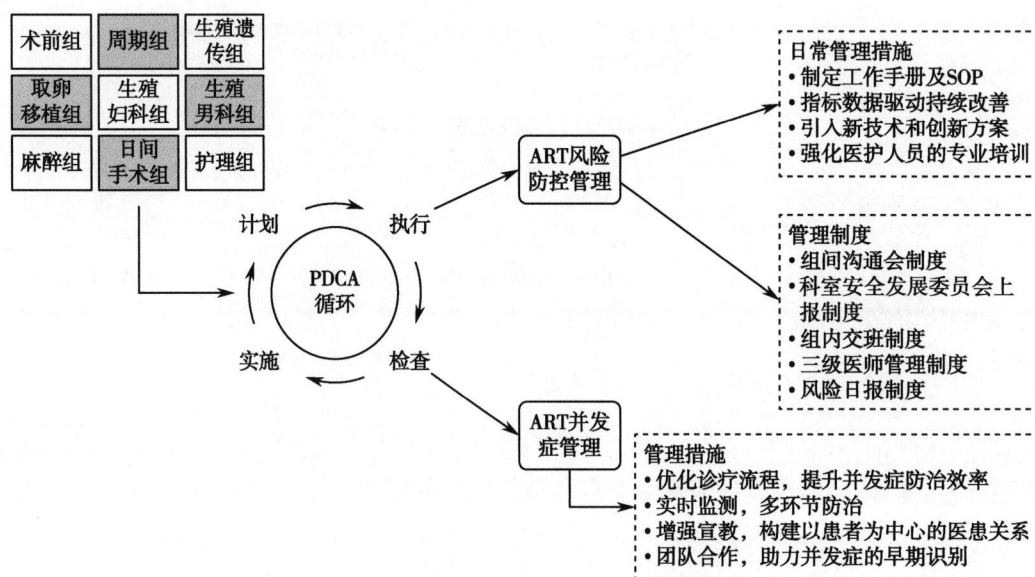

图 4-4-1　PDCA 循环和精益管理的持续改进

一、风险防控管理

生殖医学中心风险防控分为组内防控、组间防控及科室安全管理委员会防控。组内设立组长,负责组内人员排班、岗位 SOP 的执行和更新、新入组人员的培训和考核及当日风险日报。例如,某医院生殖医学中心组间风险防控以各组组长线下组间讨论会议的形式进行,时间为每周一 11∶30 至 13∶00。会议内容围绕各组之间需要沟通解决的问题进行商量讨论,并制定出相应的规定和解决流程。组间会议有专职人员做相关会议纪要,每次会议后形成完整的纪要发至生殖医学中心工作人员群中并存档。生殖医学中心工作人员以会议纪要为行为准则,解决相似的组间问题。科室设立科室安全与发展管理委员会,其成员为科主任、副主任、护士长以及各组大组长,从专业的角度出发,将科室风险降至最低,为科室保驾护航。

(一) 风险防控管理机制

1. 文件规范

(1)遵循国家及行业规定。

(2)内部管理文件:制定《医生手术基本操作手册》《急诊急救手册》《人员培训手册》等一系列指导手册,通过这些手册,确立严格的过程监督机制,并配套实施全面的考核机制。

2. 监管机制

(1)组织:科室安全与发展管理委员会承担着对科室内全面监督管理各项质量风险的职责。对潜在和已显现的质量风险进行分析,精准识别风险源头,明确界定风险责任人。同时,委员会积极督促相关责任人采取有效措施进行改进,不断提升科室的安全管理水平,保障医疗质量与患者安全。

(2)会议制度:组内沟通会议以每周一次的频率开展,会上各成员须上报本周内的风险案例和特殊病例作为组内共享的学习资源,总结经验,不断提升团队处理复杂情况的能力。组间沟通会旨在与其他相关学组建立常态化的交流机制,就患者管理的共性问题,如质量风险的识别与防控,进行深入探讨,不断完善和优化现有的管理流程。

(3)三级医生制度:严格实施三级医生负责制,并配套建立完善的组内会诊制度。在人员配置上,明确划分为三级医生体系,确保每个层级的医生都能在其职责范围内发挥最大作用。组内会诊制度要求在遇到复杂或疑难病例时,必须逐级请示上级医生,确保诊疗决策的科学性和准确性。同时要求各级医生在发现潜在风险或问题时及时上报,以便迅速采取措施,保障患者安全,不断提升医疗服务质量。

(4)日报制度:日报制度是一种风险识别与快速评估的上报机制,针对已发生的风险或潜在风险问题,根据风险级别与紧急程度上报,分为当日上报、立即上报等多种上报响应机制,并要求所有涉及该风险的工作人员均须执行上报程序,积极鼓励医务人员主动报告医疗风险和不良事件,通过对事件的深入分析,对事不对人,研讨改善措施,最终消除潜在风险。

3. 人员能力提升

(1)培训:对医务人员进行相关的职业素养和手术技能培训。提高医务人员的操作规范性和技术水平,确保手术过程中的安全和质量。

(2)定期考核与评估:定期对医务人员进行相关的考核和评估。根据评估结果制订改进措施,提高医务人员的专业水平和服务质量。

4. 持续改进　构建全面高效的反馈循环机制,从多个维度收集信息,持续改进。重视患者及其家属的声音,鼓励其通过电话、网络、投诉箱等多种途径反馈就诊体验与服务质量存在的问题。建立组间紧密的沟通网络,通过与科室组间的交流,间接捕捉更多患者及其家属的隐性反馈。制订针对性的改进措施并持续跟踪,评估改进成效,形成闭环管理(图 4-4-2)。

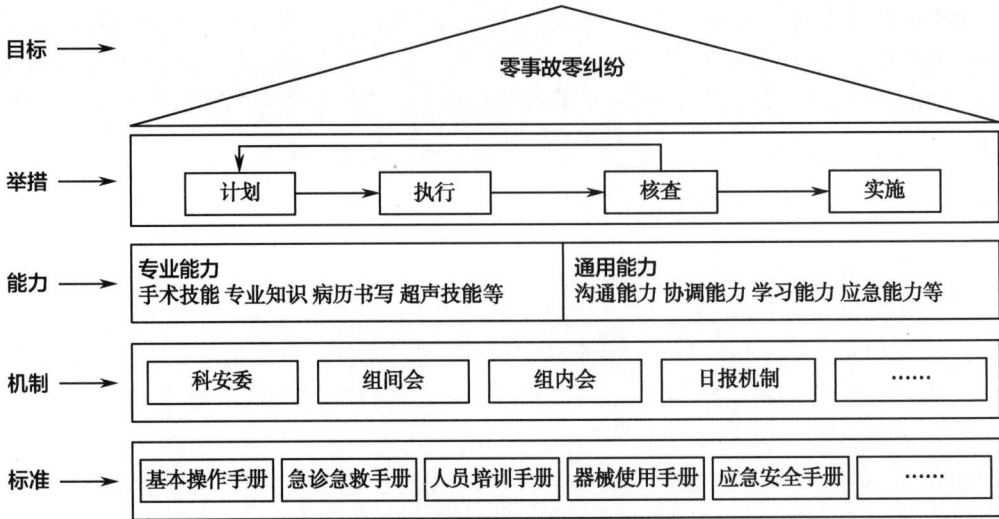

图 4-4-2　生殖医学中心风险防控管理

(二) ART 术前风险防控管理

生殖妇科在风险防控管理上,组内均严格执行基本操作手册、组内 SOP 等相关规定,特殊情况则通过院内会诊或科室内会诊防范风险。妇科的特殊情况,如子宫肌壁间肌瘤或子宫黏膜下肌瘤、子宫肌瘤体积较大或附件区存在肿物等,及时请示上级医生并制订相应的治疗方案(图 4-4-3)。生殖男科在诊疗过程中常规告知患者注意事项,遇到特殊情况时及时提出应对方案(图 4-4-4)。

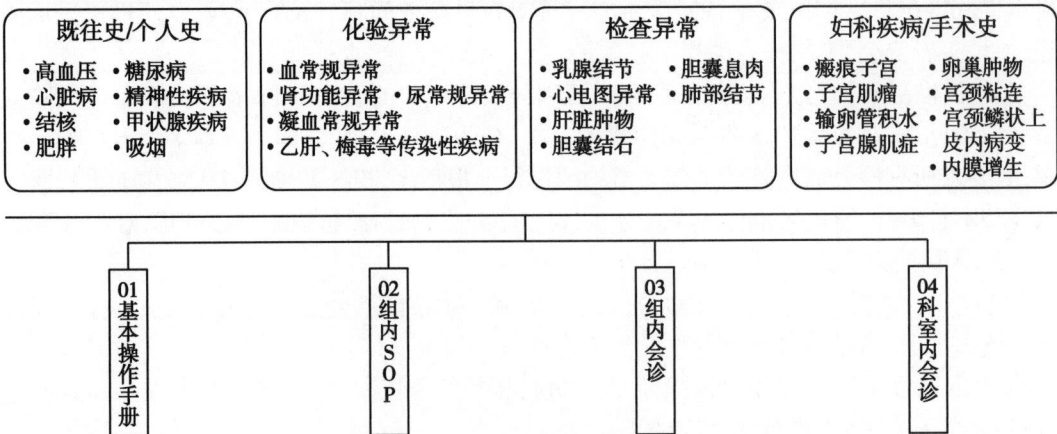

图 4-4-3　生殖妇科风险防控管理

(三) 子代安全风险防控管理

子代安全不仅关乎个体的健康,还影响家庭和社会的稳定。诸多因素可能影响子代安全,包括夫妇双方的遗传背景、年龄、自身免疫因素、环境因素以及生活方式等。

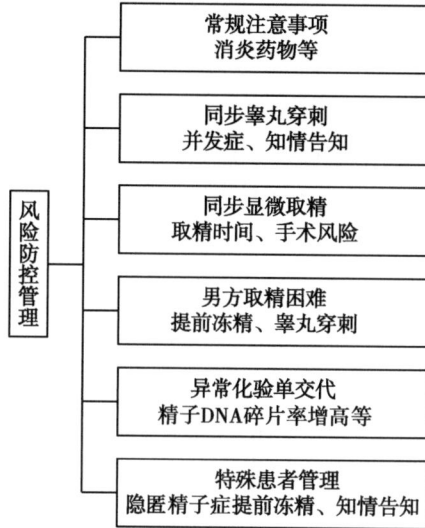

图 4-4-4　生殖男科风险防控管理

遗传学在提高生殖成功率和降低遗传疾病风险方面发挥着关键作用,遗传风险的评估是确保子代安全的关键环节。随着遗传学和分子生物学的快速发展,评估方法已经从传统的家族史分析和体表特征观察,发展到染色体核型分析、染色体微阵列、荧光免疫分析、高通量测序、基因芯片、全外显子组测序、全基因组测序等多种遗传学检测技术。遗传咨询医生通过分析家族遗传史和遗传学检测结果,预测某些遗传病的发生风险。目前对遗传性耳聋、地中海贫血、苯丙酮尿症、脊髓性肌萎缩、进行性假肥大性肌营养不良、肝豆状核变性、糖原贮积症、多囊肾病等多种单基因遗传病高风险人群进行相关基因检测,对基因诊断明确的夫妇通过 PGT 助孕,有效降低了出生缺陷的发生率(图 4-4-5)。

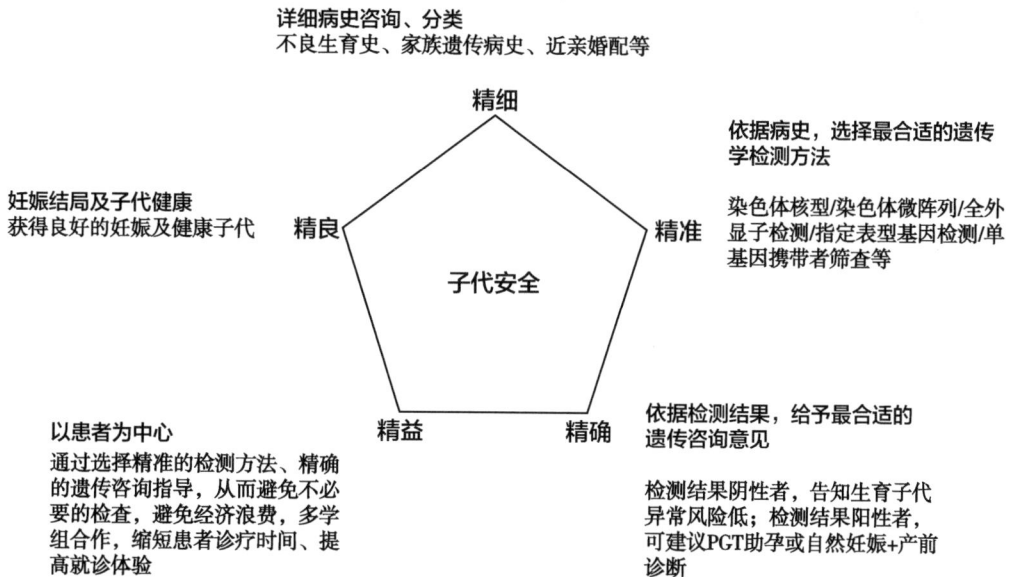

图 4-4-5　子代安全风险防控管理

(四) 取卵移植风险防控管理

1. 数据驱动的持续改进,加强风险防控

(1)定期数据分析与反馈:通过定期收集和分析诊疗数据,如取卵数量、胚胎移植成功率、妊娠率、患者满意度等,来评估当前的治疗效果和工作效率。数据分析可以帮助发现潜在的问题,识别需要改进的环节。

(2)关键绩效指标追踪:建立一套与岗位相关的关键绩效指标,如取卵过程中的获卵率、胚胎移植成功率、术后并发症发生率、应用不同取卵针的手术时间和资源使用率等,定期监控这些指标,确保岗位的各项工作在持续改进中得到提升。

2. 引入新技术和创新方案 持续关注辅助生殖领域的新技术和新设备,如取卵手术中的取卵针和负压泵的更新与改进、腹部彩超设备等;如铁质管芯在困难移植患者中的应用,能进一步提高手术操作的精准性和效率,减少不必要的资源消耗和手术时间。

3. 强化医护人员的专业培训

(1)定期进行专业培训与学习:持续对医护人员进行专业技能的更新培训,包括新技术的应用、新疗法的介绍、手术技巧的优化等。同时,参加国内外相关领域的学术交流和会议,了解行业内的最新进展和最佳实践。

(2)交叉培训和多学科协作:通过交叉培训让不同岗位的医护人员能够掌握更多技能,从而更灵活地应对工作负荷,减少流程中的人为延误。鼓励多学科团队合作,以提高综合治疗效果。

4. 质量管理体系的建立

(1)建立质量控制系统:制定明确的 SOP,每个环节严格按照标准执行。通过质量管理体系,定期审查每个环节的执行效果,发现问题后进行修正。

(2)外部评估和审核:定期邀请第三方机构或专家对诊疗流程、手术操作、实验室管理等进行评估,识别问题并提供改进建议,确保医疗服务保持在较高标准(图 4-4-6)。

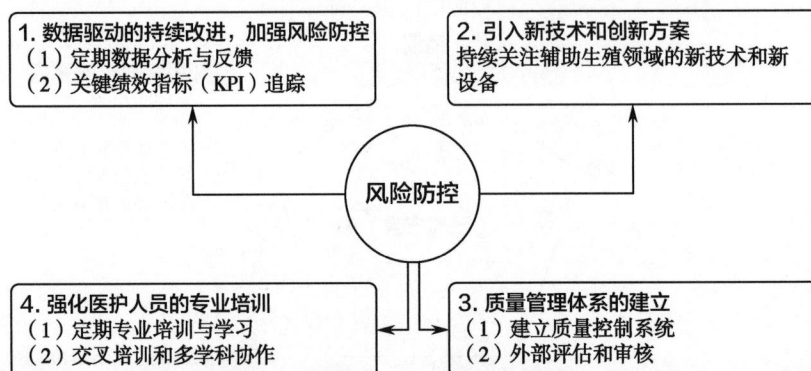

图 4-4-6 取卵移植风险防控管理

二、辅助生殖并发症的管理

在辅助生殖领域,应用精益医疗可以显著改善流程,通过系统性优化,有助于降低并发症的发生率和严重性。

(一) 优化诊疗流程,提升并发症防治效率

运用精益管理的原则,对并发症的管理流程进行优化,对于 ART 周期中的常规操作,制定明确的操作标准,以减少步骤中的变异并降低出错率。同时,对接受 ART 技术的患者进行全面的评估,早期识别高危因素,并对高危人群进行重点监控和管理,通过多环节评估来防控并发症的发生。对于已发生的并发症,应制定详细的应急预案,包括应急响应流程、人员职责和资源调配等(图 4-4-7)。

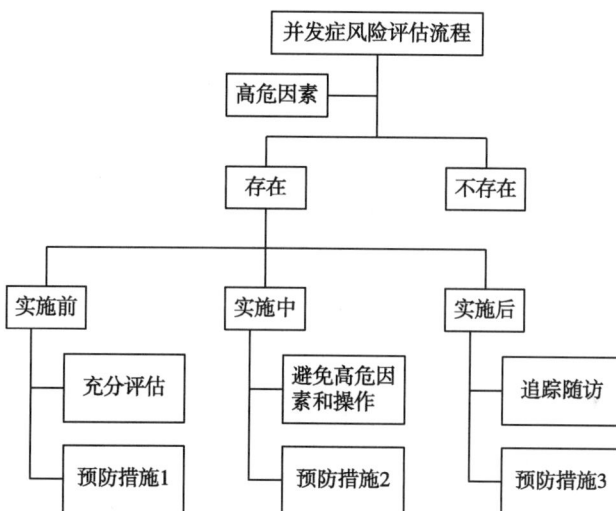

图 4-4-7 辅助生殖并发症的精益管理流程

(二) 实时监测,多环节防治

辅助生殖并发症的防治贯穿 ART 治疗周期的各个环节,对有高危因素的患者进行充分评估,并根据不同的适应证,选取关键监测指标,构建并发症的评估监测体系。这些关键指标应能够反映辅助生殖过程中可能出现的并发症及其发展趋势。通过监测体系,采取针对性的预防措施。监测体系的应用有助于降低并发症的发生率,提高辅助生殖的安全性和成功率。

以 OHSS 为例,其发生与 AMH 水平、低龄、多囊卵巢综合征、应用 hCG 诱发排卵或黄体支持等因素相关。OHSS 的预测指标如表 4-4-1 所示。针对这类患者,通过检测 AMH、窦卵泡数、超促排卵方案及用药过程中雌激素水平等关键指标,形成 OHSS 发生风险评估体系,对高危患者进行量化评估,从而早期识别 OHSS 高危人群,实现多环节防控,降低 OHSS 的发生率(表 4-4-2)。

表 4-4-1 卵巢过度刺激综合征(OHSS)的预测指标

	高危因素	预测指标
原发因素 (患者本身 因素)	高抗米勒管激素水平(A 级证据)	>3.36μg/L 可独立预测 OHSS
	低龄(A 级证据)	<33 岁可预测 OHSS；2013 年 ESHRE 建议<30 岁
	既往 OHSS 病史(B 级证据)	既往有中、重度 OHSS 史,住院患者
	多囊样卵巢(A 级证据)	双侧卵巢窦卵泡计数>24 个
	基础窦卵泡计数(A 级证据)	窦卵泡计数>14 个
	低体重指数(存争议)	结论存在争议
	过敏体质(自身免疫性疾病)(存争议)	结论尚不确定
	甲状腺功能减退(存争议)	促甲状腺激素使卵巢增大
继发因素 (卵巢功能 相关因素)	中/大卵泡数量多(存争议)	≥13 个直径≥11mm 的卵泡,或>11 个直径≥10mm 的卵泡
	高的或增长迅速的 E_2 水平及大量卵泡(存争议)	E_2≥5 000ng/L 和/或≥18 个卵泡可预测重度 OHSS
	获卵数(存争议)	获卵数>11 个；2013 年 ESHRE 建议获卵数>20 个
	应用 hCG 诱导排卵或黄体支持(A 级证据)	hCG 诱导排卵或黄体支持与 OHSS 相关
	早期妊娠(A 级证据)	早期妊娠致内源性 hCG 升高与晚发型 OHSS 相关

注：ESHRE. 欧洲人类生殖与胚胎学学会；hCG. 人绒毛膜促性腺激素；E_2. 雌二醇。

表 4-4-2 卵巢过度刺激综合征(OHSS)风险评估表

阶段	项目	分层	评分	其他
术前评估	年龄/岁	≤25	3	
		26~29	2	
		≥30	1	
	体重指数/(kg·m⁻²)	≤18.5	3	
		18.6~23.9	2	
		24~30	1	
	基础窦卵泡计数	≥24	3	
		15~24	2	
		10~14	1	
	抗米勒管激素/(ng·ml⁻¹)	≥10	3	
		7~<10	2	
		4~<7	1	
	既往 OHSS 病史	是	2	

续表

阶段	项目	分层	评分	其他	
超促排卵	超促排卵方案	降调节方案	3		
		非降调节方案	1		
	hCG 日雌激素 /(pg·ml⁻¹)	≥5 000	3		
		3 000~5 000	2		
		≤3 000	1	9分	
	扳机药物	单纯注射用醋酸曲普瑞林	全部归零		
		注射用重组人绒促性素	3		
		hCG 4 000（mIU·ml⁻¹）	2		
		hCG 2 000（mIU·ml⁻¹）	1		
取卵	获卵数	>30	3	低风险组：8~10分	
		20~30	2	中风险组：11~13分	
		≤19	1	高风险组：≥14分	
黄体支持	hCG 黄体支持或妊娠	是	3		

预防措施的制订是风险防控的关键。在辅助生殖并发症的风险防控管理中,根据风险评估的结果,制订针对性的预防措施,构建辅助生殖并发症的全流程风险防控,包括改进技术操作流程、加强从业人员培训以及使用更安全的药物等。预防措施的制订应综合考虑风险的可能性、影响程度和可控性,以确保措施的有效性和可行性(图 4-4-8)。

(三) 加强宣教,构建以患者为中心的医患关系

在 ART 助孕的医患模式中,良好的沟通、共同决策、持续支持和多学科协作是实现成功治疗和提升患者体验的关键。为了更好地应对和预防 ART 助孕过程中的并发症,从以患者为中心的角度出发,关注患者的生理和心理需求显得更为重要。为患者提供关于辅助生殖并发症的清晰、全面的信息是确保其安全和治疗成功的重要一步。通过有效的宣教,帮助患者掌握必要的知识,增强其应对和自我管理能力,从而改善治疗体验和结果。了解潜在并发症及其预防措施,不仅能帮助患者做出知情选择,还能减少焦虑,提升治疗的安全性和有效性。保持与医疗团队的良好沟通,积极参与到自身健康管理中,都有助于提高治疗体验和效果。

(四) 团队合作,助力并发症的早期识别

辅助生殖并发症的防治通常需要临床医生、护理、超声医生、检验师以及胚胎学家的多学组协作,充分利用各方面的专业知识,分享信息和资源,以便更好地应对复杂的临床情况,

组织多学组会诊,优化治疗决策,降低并发症的风险。

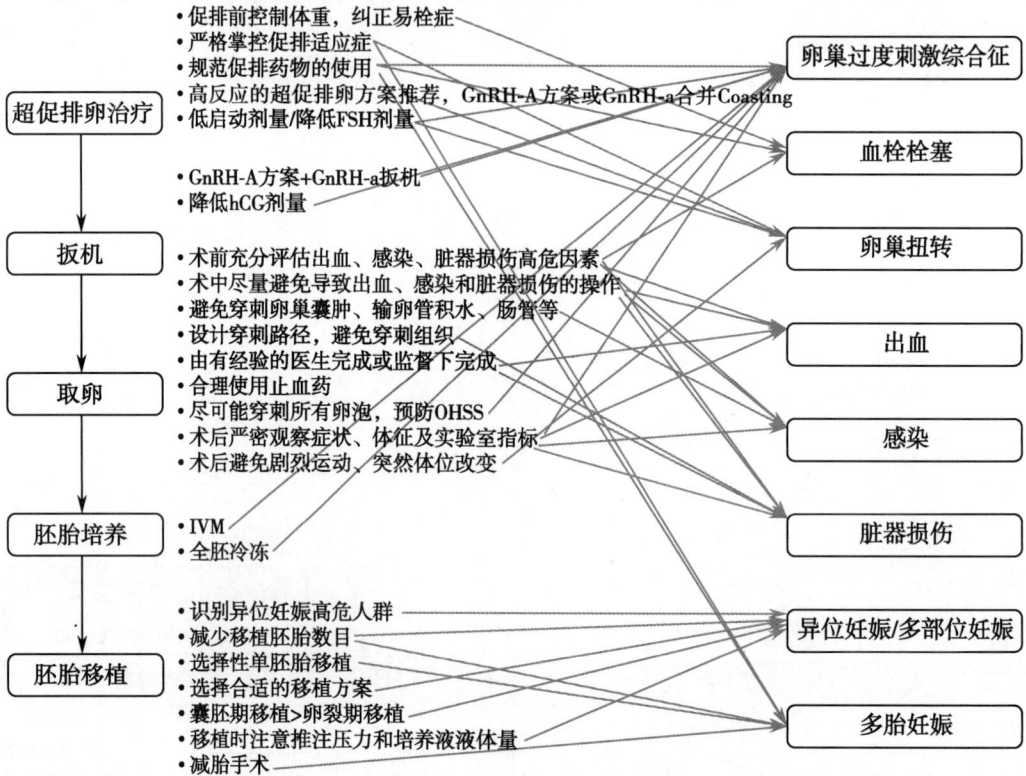

图 4-4-8　辅助生殖并发症的全流程风险防控

GnRH-A. 促性腺激素释放激素拮抗剂；GnRH-a. 促性腺激素释放激素激动剂；Coasting. 滑行方案；FSH. 促卵泡刺激素；hCG. 人绒毛膜促性腺激素；OHSS. 卵巢过度刺激综合征；IVM. 未成熟卵母细胞体外培养成熟技术。

建立电子病历系统,打破学组间的信息壁垒,所有团队成员都能访问患者的病历,确保信息流通,避免遗漏重要信息。定期召开病例讨论会,基于患者的具体情况,团队共同讨论,评估治疗的风险与收益,制订个性化的治疗和管理方案,降低并发症的发生风险,并对已经发生、不可避免的并发症进行早期管理。

第五节　多学组协作

多学科诊疗模式是近年来逐渐被推广的一种医学诊疗模式,旨在集中临床多学科的力量,为疑难病患者制订规范化、个体化、精准化的综合诊疗方案。其核心是以患者为中心、以多学科为依托,最大程度地为患者提供合理、有效、便捷的医疗服务,提高医疗效率,最大化地利用医疗资源。生殖医学中心诊疗过程中涉及术前评估、ART 用药、超促排卵、取卵、胚胎培养及日间手术干预等方面,为此生殖医学中心精益医疗引入了多学组协作的概念。多学组协作依托于一个拥有各专业最优秀医疗技术的团队,通过综合考虑各专业意见,从而制订出个性化的诊疗方案。生殖医学中心不仅对疑难病例多学组协作管理,而且对非疑难助孕患者也给予多学组协作的管理,从各专业领域角度、多方面预防可能发生的风险,根据临床实际情况及时调整方案。多学组协作诊疗流程便捷,通过组内沟通和诊间转诊即可完成多学组协作。不同专业组间的壁垒被成功打破,通过对患者病情进行系统分析和综合治疗,为患者量身定制最佳的个性化治疗方案,使患者就医更加便捷高效(图 4-5-1)。

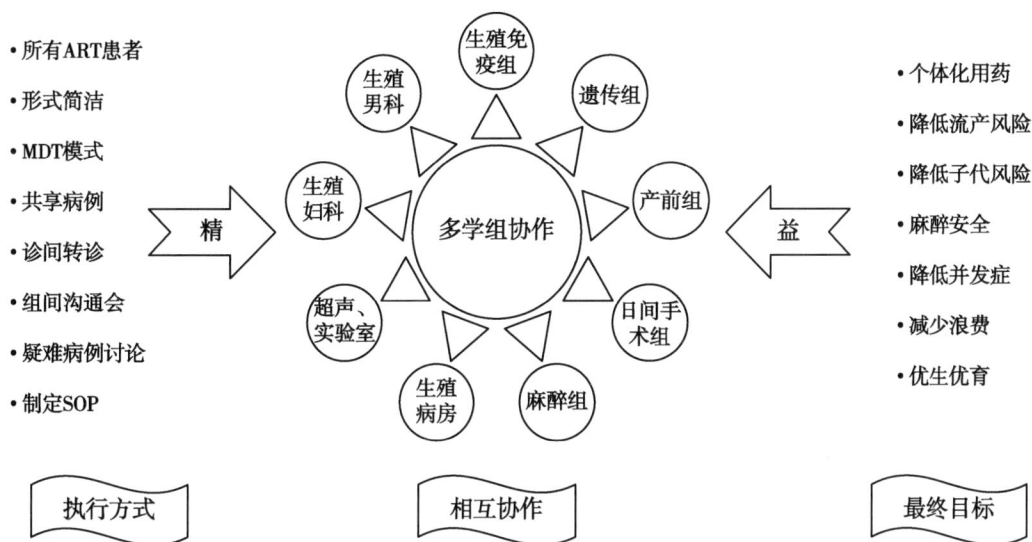

图 4-5-1　ART 的多学组协作管理

一、以 PGT 为中心的多学组协作流程

胚胎植入前遗传学检测技术作为辅助生殖领域的一项重大突破,有效地预防了遗传病的传递,提高了生育质量。对于接受 PGT 的患者而言,其诊疗过程更为复杂,需要多学组团队的紧密协作,具体协作内容与分工如下:①基因检测实验室与生殖遗传组医生沟通检测病种;②根据遗传疾病筛查结果,生殖遗传组医生与周期医生确定是否行 PGT 助孕,同时遗传组医生与患者签署知情同意书,并交代相关技术的局限性和可能的风险;③胚胎实验室反馈胚胎情况;④胚胎实验室与基因检测实验室沟通样本情况;⑤胚胎实验室与生殖遗传组医生沟通检测结果;⑥生殖医生、遗传医生、胚胎实验室确定移植胚胎顺序;⑦产前实验室与胚胎实验室沟通产前诊断结果。通过多学组的密切协作,可快速为患者解答疑惑并制订个体化诊疗方案,最终确保 PGT 助孕的顺利进行(图 4-5-2)。

二、以 PGT 为中心的多学组协作模式

在 PGT 关键风险防控管理上,生殖医学中心采用多学组协作的模式(图 4-5-3)。

1. 患者管理　各组别通过病历共享可详细了解患者的一般检查状况和病因分析;通过

每日例会沟通患者入组、检测方式、胚胎结果分析及可移植胚胎判定等相关事宜。

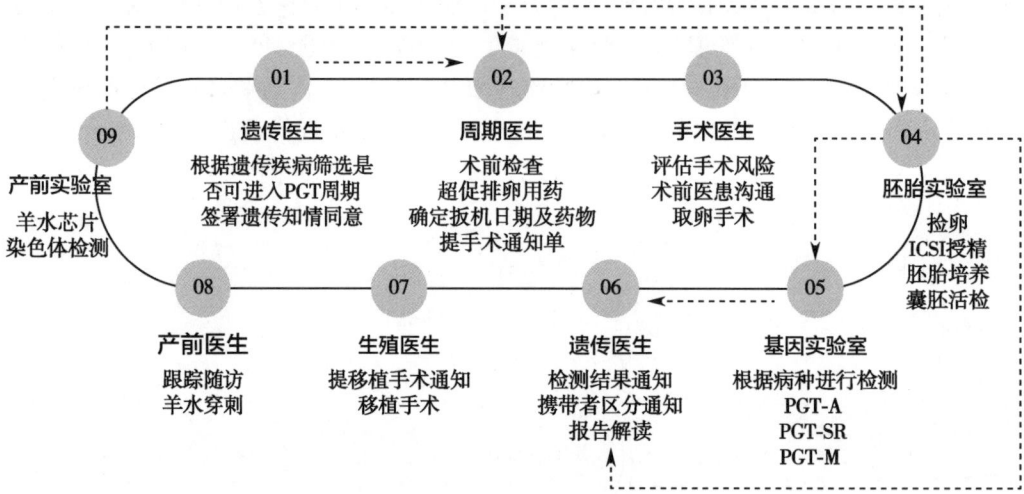

图 4-5-2　以 PGT 为中心的多学组协作管理

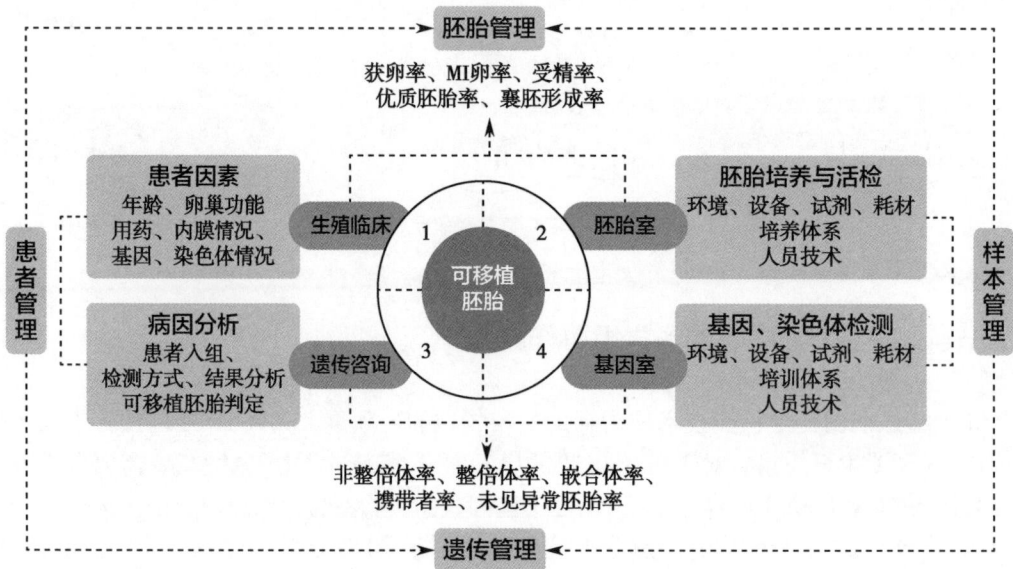

图 4-5-3　多学组协作模式下的风险防控管理

2. 胚胎管理　临床医生与胚胎实验室共享病史、及时沟通,确保获卵率、MⅡ卵率、受精率、优质胚胎率、囊胚形成率。

3. 样本管理　胚胎实验室与基因实验室密切协作确保胚胎培养和胚胎细胞的基因与染色体检测顺利进行。

4. 遗传管理　基因实验室与遗传医生再次沟通协作,完善 PGT 助孕的闭环管理。

(孙爱军、周远征、陶陶、甄璟然、张洪洋、潘袁、

张馨月、刘彦红、奚琦、罗丽丽、田甜)

第五章

生殖医学中心精益管理的目标

生殖医学中心开始实施精益管理之前,要认识到其无法达到完美的精益状态,也不能说已经完成了精益管理。日常工作总会有新的问题出现,需要解决;也总会存在一些浪费,需要消除。因此,生殖医学中心实践精益理念,或者说正在实施精益管理,但需要持续改进,不断精益求精。严格来说,并不存在完美的精益生殖医学中心。从这个角度来说,精益生殖医学中心可以理解为"正在系统地运用精益方法和工具进行管理和改进的生殖医学中心"的简称。

一、看到的和看不到的精益生殖医学中心

生殖医学中心在实施精益管理和精益医疗过程中,不断追求完美,努力改善或消除所有形式的浪费,尽可能使用最少资源做到最好的水平。每一个精益生殖医学中心都有其特色之处,如果有机会进入一家正在实践精益理念的生殖医学中心,看到的和看不到的精益管理是什么样的呢?

(一) 看到的精益管理

1. 各种体现精益管理文化的标记　物质文化可映射出一个团队精神面貌。精益生殖医学中心会考虑科室外观和内部环境的布局,为患者提供一个舒适的就诊环境;利用植物绿化调节工作环境的色彩、保持清新的空气,调整适当的照明度和适宜的温度,控制噪声等,提升患者的就诊体验;保持环境卫生,为患者提供一个整洁、温馨、舒适的诊疗环境,给患者带来心灵的慰藉。精益生殖医学中心会设计适合自己的标志,并将标志融入环境设计布局中,通过文化来塑造品牌、建立信誉、传播形象,提升竞争力。

2. 医务人员的精神面貌与亲和力　医务人员是为患者服务的群体。精益生殖医学中心会加强员工和员工关系管理,所有人都会关注患者的需求,充分体现精益医疗的核心目标。同时,员工的医疗技能、日常言行、着装仪态以及精神风貌等属于行为文化,都是科室文化的核心体现。员工的得体行为能够显著提升患者对医护团队的亲切感和信任感,从而在无形中增强科室的软实力。为了达到这样的目标,精益生殖医学中心需要定期对员工进行服务礼仪、沟通技巧和患者关怀方面的培训,强化服务意识,提升沟通技巧。通过持续的教育和发展,员工能够更好地理解其行为对中心形象的影响。

3. 直观的精益管理工具或方法　精益工具是落实精益思想,实施精益管理的重要抓手。精益生殖医学中心会落实相关工具的应用,如看板法、目视化信息、标准操作规程、5S/6S 管理等。这些方法可以粘贴在墙壁、门或设备上,也可能体现在医务人员的操作过程中。例如,生殖医学中心的标志粘贴是明确的精益文化标识。实验室门上张贴的海报,地板上的行进路线,其他表示仪器设备运行的卡片,护士熟练的、标准的操作采血流程,实验室技术人员对仪器设备的标准操作,可展示检测过程的可视化的显示器等。这些精益工具都正在发挥作用。

4. 方便患者就诊的标识　目视法是精益工具中常用的方法。精益生殖医学中心会从患者的角度出发,考虑患者到达医院后在哪挂号或取号,在哪报到或诊室在哪,如何了解一些就诊须知或 ART 技术相关知识等问题。在精益生殖医学中心,电脑或电视显示宣传片或指示就诊信息,方便患者随时收听或收看;利用信息化手段,张贴 ART 技术相关知识或就诊

须知二维码,方便患者随时扫码查阅;安排前台或服务台工作人员,随时可以为患者提供指导或发放就诊指导卡等。精益生殖医学中心要永远站在患者的角度换位思考,深入考虑到底什么是完美的就诊体验,对患者感同身受,这样才有助于中心的发展。另外,精益生殖医学中心还会考虑对于一个 ART 周期患者,什么样的就医体验才算是一次完美的医疗服务,设身处地地构建患者价值流程图的理想状态,还可以不断追问自己,中心或员工如何运作才能不断进行精益改进。

5. 缩短诊疗时间　缩短患者诊疗时间是精益医疗的核心理念之一。精益生殖医学中心会通过各种技术或管理方法来尽可能地减少患者的等待时间。例如,利用信息化技术,患者可以按照预约的时间来院就诊,不用提前到院排队等候。中心会根据患者提前预约和挂号数量,在不同的工作岗位上提前安排更多的人员。如护理采血岗,每天 8∶00—10∶00 患者人数较多,集中采血的时间增开采血窗口,减少患者的等待时间;对于周期中患者,第二天需要采血的,中心会安排第二天早班护士提前上班,7∶00 开始采血,在当天就诊采血开始前,完成前一天周期患者的采血服务,减少患者的等待时间。

(二) 看不到的精益管理

1. 就诊前的精细化管理　事实上,精益生殖医学中心对患者的服务在患者到达医院前就已经开始了。例如,患者在哪里可以挂号,如何到达生殖医学中心,在哪里可以停车。针对这些问题,患者都可以通过电话咨询、网络或短信提醒等多种渠道获得指示信息,不必多次向不同的人询问相同的内容。精益生殖医学中心还会考虑患者到达生殖医学中心那一刻的感受,就诊或手术的相关步骤或安排。例如,手术咨询、日程安排、注意事项(如术前禁食)等,会在患者就诊或术前交代清楚,以避免出现误解、返工或延误的情况,提高患者的就诊体验。

2. 对物品的精益管理　精益生殖医学中心的结构布局应该是紧凑的,物品摆放具有一定逻辑性并且整齐。首先,员工在使用时,物品均在身边最近的位置,避免长距离取用物品,减少运动浪费。其次,精益物品管理避免过多或过少的采购。过多采购导致库存浪费,甚至会出现试剂耗材过期的情况;过少采购会导致影响患者的诊疗。物品采购和使用的精益管理,能够带来服务效率和质量的提高。

3. 诊疗团队的协作　精益生殖医学中心注重多学组协作。患者在生殖医学中心就诊时,需要面对不同的医务人员,如前台接待人员、接诊医生、手术医生、采血护士等。而医务人员需要确认患者的身份、了解患者的病史、确定治疗方案、签署知情同意书等。精益生殖医学中心是通过诊疗团队协作服务每一位患者,如建档、交代注意事项、采血、各类实验室检测、胚胎室人员对配子和胚胎的操作、必要时的多学组会诊、随访等。在 ART 助孕的过程中,需要确保术前所有的准备工作和质量控制步骤是否都严格执行;患者是否知情同意,真正了解全部内容及其核心;过程中是否交代保护患者免受伤害;是否所有的员工都明确自己的职责、熟知知情同意书以及工作的标准程序。另外,团队协作还要考虑是否所有人能以患者为重,而非仅仅考虑自己的责任问题;是否所有的临床医生都在执行最有利于患者的循证临床实践。精益生殖医学中心可以游刃有余地解决以上问题。

4. 管理和思维模式　虽然参观精益生殖医学中心可以看到精益管理的相关元素,但是在更多的情况下,一家精益生殖医学中心所使用的核心方法很难在一次参观中直接观察到。

例如,能直接观察到一家精益生殖医学中心的设计过程和思维模式吗? 能从一次参观看出员工是如何解决问题吗? 因此,如果时间充足,可以与精益生殖医学中心的领导或员工进行接触或互动,这样才能更深入地了解精益管理的精髓。学习精益生殖医学中心的管理和思维模式,不可照搬表层的技术或方法,而应领会到精益生殖医学中心的本质。

5. 持续改善　精益生殖医学中心,每天都在关注患者,从患者的角度考虑如何来提升就诊体验、如何提升诊疗质量等。除为患者提供门诊诊疗或手术外,精益生殖医学中心还会考虑为正在等待的家属提供服务,例如,如何方便家属获取患者的状态信息以减轻焦虑、术后诊疗和后续跟进是否安排了预约等。精益生殖医学中心会从多个角度尝试为患者提供尽可能完善的诊疗过程,同时考虑好临床诊疗和服务两个方面,改善患者的就诊体验。精益生殖医学中心也会转换全新的视角,通过观察每一天的临床实践和分析是否存在浪费而做出改进,进一步考虑如何臻于完善。

精益生殖医学中心关注患者,将患者就诊时间降至最低;注重价值流,减少浪费。事实上,当精益管理的实施情况有所进步或者彻底改变时,患者在精益生殖医学中心的就诊过程中会发现很多方面不同寻常或出人意料。精益生殖医学中心的领导和员工会经常设想患者在诊疗过程中应该经历或不应该经历的过程并不断改进,这样才能取得更大的进步。

二、精益生殖医学中心注重持续改进

建立精益生殖医学中心,可以参考精益管理通用原则,应用常用精益工具和方法;同时,精益生殖医学中心的持续改进,应该关注但不限于以下几个方面:文化建设、关注患者、中心管理、尊重员工、基础设施、技术设备、减少浪费和持续改善。

(一) 文化建设

文化建设是精益管理的一个重要组成部分,优秀的团队文化不仅能培养员工形成乐观向上、团结协作的工作作风,还可帮助员工规范日常行为,形成内部的向心力、凝聚力;不仅能成为促进中心发展的内在动力,还可以建立信誉、传播形象,塑造品牌。

1. 物质文化　舒适的环境布局、便捷的服务设备、先进的医疗设备等都直观展现中心的管理和服务水平,给患者带来心灵的慰藉,映射出团队精神面貌和技术水平,为精益生殖医学中心塑造良好形象提供了有力支撑。

2. 制度文化　优秀的管理体系、完善的规章制度、严格的工作守则等要素是规范员工行为、塑造中心形象、保障中心运营、推动精益生殖医学中心长远发展的重要保证。精益制度文化作为中心的核心构架,体现了中心的道德标准、价值观念等,是规范医疗行为的重要保障。

3. 行为文化　员工的言谈举止、着装仪态、精神风貌以及得体行为能够显著提升患者对医护团队的亲切感和信任感,从而在无形中增强精益生殖医学中心的软实力。

4. 精神文化　服务理念、核心价值观、愿景是创造精神文化的重要内容,是精益医学中心推进物质文化建设的内在动力,落实制度文化建设的内在准则,实施行为文化建设的内在目标。

文化建设与中心发展战略紧密配套,与中心各方面工作协调发展,形成合力,可进一步提升生殖医学中心发展的核心竞争力。

(二) 关注患者

1. 关注诊疗服务 精益生殖医学中心总是富有热情并且认真地对待每一位患者和家属,目的就是为其提供完善且无损害的医疗服务。生殖医学中心各个岗位都有其专业的标准操作流程,但是针对特殊情况也应该有特殊情况处理原则,并且提倡个体化诊疗。关注患者的诊疗服务就是将患者的需求置于所有活动和决策的核心。通过聆听患者的需求,感受患者的心理,为患者提供精准的诊断,向患者建议最合理的治疗方案,帮助患者尽快实现愿望。

2. 关注患者和家属的时间 精益生殖医学中心要尽可能避免浪费患者的时间。要做好这一点,需要站在患者的角度思考,进而利用信息化等多种技术或手段进行改善。例如,就诊前,生殖医学中心医生的信息是否容易检索;预约挂号是否在医院官网上容易找到;医院的地址和生殖医学中心具体的位置,患者是否能提前清晰明了;到达医院后,患者是否能清楚地知道应在几楼或哪个诊室就诊;就诊后,患者在家里想咨询信息,途径是否畅通。精益生殖医学中心设身处地从患者的角度出发,在诊前、诊中、诊后的过程中,努力为患者减少时间的浪费。

3. 关注患者心理需求 精益生殖医学中心致力于为患者提供全方位的关怀,除了先进的诊疗技术,更需重视患者的心理需求。不孕不育患者往往承受着来自社会、家庭、经济、职业、工作等多方面的心理压力,事关隐私或婚姻问题,更加需要理解和支持。精益生殖医学中心医生和其他员工在医疗诊治过程中,也应提供心理安抚和情感支持,帮助患者缓解焦虑情绪,增强治疗信心。这样做,一方面可以提升医疗服务的整体体验,另一方面可以让患者放下心理压力,进一步提升辅助生殖诊疗的成功率。

4. 关注改善工作流程 精益生殖医学中心要不断改善工作流程,其目的也是方便最终服务对象——患者及其家属。新的设计和流程要从临床实际出发,从患者的角度出发进行设计,还要进行测试,以确保可以满足患者的需求。精益生殖医学中心不能通过假设,而是要真正询问以理解患者的需求,还要意识到不同患者会有不同的需求和想法,尽可能满足更多的患者需求。

5. 关注患者的实时反馈 精益生殖医学中心要及时跟踪患者的实时反馈,而不是仅仅依赖正式的问卷调查或随访。反馈不仅是为了及时改善患者就诊体验,也是为了改善工作流程,避免未来患者出现不满意的情况。

更多关注患者的方面都在临床诊疗过程中,要多倾听、多观察、多发现,以持续改善的方法提升精益水平。虽然这样的目标看似难以实现,但是精益生殖医学中心依然要把避免错误作为自己的努力方向,从而避免对患者造成任何伤害,减少各种形式的浪费。

(三) 中心管理

1. 积极学习与传播精益理念 精益生殖医学中心的领导应该了解精益理念是如何做到不仅能改善中心管理措施,提质增效,还能使中心越来越具有竞争力。领导班子要能够积极学习精益思想、精益理念、精益管理和精益经验等;同时将这些措施积极传达到生殖医学中心的每一位员工,不能单独使用一些方法或手段让员工致力于片面地建设或改善。

2. 加强团队凝聚力　精益生殖医学中心不能仅依赖几个关键领导和个人来推动精益改善和持续改进,领导的作用在于加强生殖医学中心的团队凝聚力。精益生殖医学中心会设立一个精益小组负责维持精益管理活动和提供精益培训。该小组的任务是培训中心全体人员,让每一个人都理解精益管理思想,都可以在自己的岗位上发现问题,做出改进。精益小组拥有自己的工作流程,而不是替代员工直接参与到具体的工作之中。精益生殖医学中心会根据患者数量、实际工作量以及时间需求来确定每一个岗位的员工数量,从而确保工作的安全和高质量。最佳的安排方式是在不同的时间段安排不同的员工数量。岗位工作量不足时,员工会积极地提出,中心也会及时调整岗位员工数量或安排其他工作。要想实现这样的工作模式,需要团队有极大的凝聚力,不因个人心思而改变。

3. 营造精益工作流程　精益生殖医学中心的领导应该知道,精益管理的成功不仅仅来自精湛的技术和卓越的临床服务,还要注重员工的积极参与和营造完善的工作流程。这里涉及的就是一套完整的精益领导方式或模式,所有的领导或精益小组都要贯彻落实这一套方法。例如,倾听患者的需求、邀请员工提出可以改善的流程、深入现场考察、流程过程的改进和审核等;在改进过程中,所有涉及的岗位和员工全体参与等。参与提出建议或意见,也可以作为选择员工、岗位评价或判定是否取得进步的标准。精益生殖医学中心应该在各个岗位寻求工作流程改进,多方面追求精益求精,而不是只改善与患者有关的流程。

4. 降低成本,提高绩效　精益生殖医学中心会精打细算,降低成本。有效控制成本可以提升中心运营效率,提高医疗资源利用率,还可以促进中心的可持续发展。精益管理的核心理念就是消除一切形式的浪费。例如,每一个岗位每天使用垃圾袋的数量也会纳入精益管理中,减少浪费。

精益生殖医学中心的管理也是一门艺术,其将问题视为学习的机会,并认为关键的竞争优势是掌握学习和解决问题的能力。领导与员工可以跨学科合作学习,共同解决问题,视情况分享最佳案例。跨学组实现患者合理流动,在必要时为了满足患者需求而转诊,不会出现个人损失的情况。中心通过提升临床诊疗水平,提高 ART 技术成功率,树立自己的品牌,吸引更多的患者;可以在竞争中游刃有余,开拓更多新业务。

(四) 尊重员工

尊重每一位员工,无论对精益生殖医学中心还是患者来说,员工都是真正的价值源泉。因此,中心对员工的管理,不是想方设法地加以裁减,也不是考虑如何降低员工成本支出。生殖医学中心精益管理的实施和持续改进不会导致裁员或降薪;相反还可以给员工带来更多的机会与成长。精益生殖医学中心会让每一位员工都加入精益管理改进工作中,可以提出自己的想法和意见,并且支持其为患者提供完善医疗服务的愿望;会帮助每一位员工清楚认识到并非所有的工作都能增值,每个员工都应该致力于消除那些被定义为浪费的工作,从而可以有更多的时间来服务患者。精益生殖医学中心不会给员工安排太多的工作,以便让员工能够保证高质量地完成自己的岗位任务,同时也不至于无所事事。当本可以避免的错误发生时,员工也不会因体系问题而受到责备,不会为失败受到惩罚。员工可以为在一个精益的团队里贡献自己的力量而感到自豪,因为他们能够感受到自己的价值,感受到自己受到尊重,感到自己的工作对患者产生的影响。精益生殖医学中心的管理要求员工有责任感,激励每一个员工做得更好才是真正的尊重。

(五) 基础设施

精益设计符合员工工作流程和患者就诊流程。精益生殖医学中心在场地设计上会考虑尽量减少患者和所有工作人员的损耗；其设计理念就是要支持工作流程和价值流，而不是让各岗位和员工为了适应环境而调整自己的工作流程。精益生殖医学中心从不掩饰不合理的工作流程，如应用花坛、假山、喷泉、大理石等掩盖存在的问题，这不是精益方法。精益理念更注重基础设施对员工和患者功能性和有效性的设计和应用。精益生殖医学中心在基础设施装修和设计上，会更早地让员工参与进来，如从画图纸开始，就让员工从工作流程出发来设计。

(六) 技术设备

1. 新技术新项目的开展　精益生殖医学中心新技术新项目的开展，从开始准备到临床开展全过程贯穿精益理念，涉及岗位的员工都会深入参与进来，从不同的角度来讨论可能出现的问题，最终实现技术的稳步开展，消除对患者的潜在影响。精益生殖医学中心还需要花时间在新技术的培训上，确保新技术能被有效地运用。

2. 设备自动化和智能化　精益生殖医学中心会有完善的仪器设备标准操作流程，包括从采购到应用，实现精益管理。中心会有完善的信息化系统，尽可能实现操作自动化等，以便工作更轻松和不容易出错。

(七) 减少浪费

精益生殖医学中心认为每一个岗位、每一个流程都可能存在浪费，员工个人并不是问题或浪费的罪魁祸首。因此，鼓励员工主动面对浪费，提出问题；采取主动修复问题、减少浪费的态度，而不是隐瞒问题和粉饰太平；致力于从根本上解决问题，而不是权宜之计。例如，中心会要求员工从工作出发，发现问题和风险，随时上报组长或管理者。这样以便及时解决问题，避免同样的问题或风险再次发生。

(八) 持续改进

精益生殖医学中心是永远不会安于现状的，其目标也不是优于行业平均水平、名列前茅或赢得相关嘉奖，而是努力变得更好。对于精益生殖医学中心来说，完美当然是一个难以实现的目标，但这是唯一可以接受的目标。相信每一个生殖医学中心都可以遵循精益的管理模式去力争提升自己的管理水平，实现可持续发展。精益生殖医学中心尊重员工，努力减少浪费，持续改进，定能为患者提供越来越好的服务。

（孙爱军、刘睿智）

参 考 文 献

［1］ 马克·格雷班, 著. 精益医院世界最佳医院管理实践. 3 版. 张国萍, 王泽瑶, 译. 北京: 机械工业出版社, 2022.

［2］ 蔺宇, 齐二石. 精益管理理论与应用. 北京: 机械工业出版社. 2023.

［3］ 罗伟, 戴肆. 精益医疗. 北京: 机械工业出版社, 2021.

［4］ 张巧燕, 夏梦娜. 浅析医院员工关系管理. 医院管理论坛, 2016, 33 (3): 64-65.

［5］ 唐新梅, 孙建平, 浦建芬. 现代医院员工关系管理探析. 医院管理论坛, 2014, 31 (7): 51-53.

［6］ 杨帆. 医院员工心理契约与离职倾向关系的实证研究. 现代医院管理, 2013, 11 (1): 66-68.

［7］ 李文星. 员工培训与发展对企业绩效的影响与回报分析. 中国商界, 2024,(8): 154-156.

［8］ 徐文静. 医院绩效管理与运营成本控制策略. 财讯, 2024,(20): 70-72.

［9］ 朱胤, 石泳钊, 张英. 医院绩效管理. 北京: 清华大学出版社, 2021.

［10］ 郭黎勇. 丰田精益管理: 员工关系管理 (图解版). 北京: 人民邮电出版社, 2015.

［11］ 李科, 王润五, 肖明涛, 等. AI 时代重新定义精益管理: 企业如何实现爆发式增长. 北京: 人民邮电出版社, 2019.

［12］ 用友平台与数据智能团队. 一本书讲透数据治理: 战略、方法、工具与实践. 北京: 机械工业出版社, 2021.

［13］ 陈忆金, 奉国和. 数据资源管理. 北京: 机械工业出版社, 2024.

［14］ 胡琳莉, 黄国宁, 孙海翔, 等. 辅助生殖技术临床关键指标质控专家共识. 生殖医学杂志, 2018, 27 (9): 828-835.

［15］ 中华人民共和国国家卫生健康委员会. 卫生部关于修订人类辅助生殖技术与人类精子库相关技术规范、基本标准和伦理原则的通知. 2003.

［16］ 中华人民共和国中央人民政府. 关于深入推进"互联网＋医疗健康""五个一"服务行动的通知. 2020.

［17］ 王蕊, 吴亮, 赵悦淑, 等. "互联网＋辅助生殖"信息系统促进生殖医学健康发展. 中国数字医学. 2017, 12 (4): 118-119.

［18］ 陈春妮. "互联网＋医疗"模式下医院信息化建设技术分析. 数字通信世界. 2023 (10): 57-59.

［19］ WANG R, PAN W, JIN L, et al. Artificial intelligence in reproductive medicine. 2019, 158 (4): R139-R154.

［20］ 周广德, 戚珊珊, 杨雪娇, 等. 以精益文化促进医院高质量发展实践. 中国医院, 2023, 27 (1): 102-104.

［21］ 冯和源, 段欣玉, 王轩获, 等. 医院制度建设与管理实践研究. 中国医院, 2024, 28 (4): 33-35.

［22］ 叶奕庆, 袁贞明, 钱霁新. 面向辅助生殖的专科化电子病历设计与实现. 中国数字医学, 2018, 13 (2):

67-69.

［23］孙正怡. 人类胚胎培养室体系质量控制. 中国实用妇科与产科杂志, 2018, 34 (6): 591-594.

［24］曾冬梅, 张正军. 精益管理在医院档案管理中的应用. 兰台世界, 2012,(S4): 53-54.

［25］岑秋贤. 新形势下大数据技术在医院文书档案高质量管理中的应用探索. 兰台内外, 2024,(6): 57-59.

［26］黄国宁, 刘东云, 韩伟. 辅助生殖技术实验室的建设及其质量控制. 中国实用妇科与产科杂志, 2010, 26 (10): 755-758.

［27］黄国宁. 胚胎实验室全流程管理的核心监控指标. 中华生殖与避孕杂志, 2024, 44 (7): 686-690.

［28］杜湧瑞, 张云山. 质量管理系统在体外受精实验室中的应用. 国际生殖健康/计划生育杂志, 2013 (6): 498-501.

［29］廉颖, 刘平, 乔杰. 辅助生殖技术实验室的质量控制体系. 中华生殖与避孕杂志, 2018, 38 (8): 636-639.

［30］李蓉蓉, 赵亚玲, 王倩. 运用精益管理工具, 提升实验室管理. 中国处方药, 2020, 18 (4): 38-40.

［31］胡琳莉, 孙莹璞. 辅助生殖临床技术的全面质量管理. 中国实用妇科与产科杂志, 2018, 34 (6): 581-583.

［32］方丛, 梁晓燕. 胚胎实验室质量控制. 生殖与避孕, 2018, 38 (8): 640-642.

［33］华志超, 周远荣. 精益思想在实验室管理中的应用. 中国检验检测, 2021, 29 (1): 68-69.

［34］AGARWAL A, GUPTA S, SHARMA R. Andrological evaluation of male infertility: a laboratory Guide. Cham: Springer, 2016.

［35］Practice Committee of American Society for Reproductive Medicine, Practice Committee of Society for Assisted Reproductive Technology. Revised guidelines for human embryology and andrology laboratories. Fertil Steril, 2008, 90 (5 Suppl): S45-59.

［36］TOMLINSON M J, HARBOTTLE S J, WOODWARD B J, et al. Association of biomedical andrologists-laboratory andrology guidelines for good practice version 3-2012. Hum Fertil (Camb), 2012, 15 (4): 156-173.

［37］LONG S, WOODWARD B, TOMLINSON M. Sperm toxicity testing: UK best practice guideline from the Association of Biomedical Andrologists. Br J Biomed Sci, 2018, 75 (2): 53-60.

［38］刘平, 乔杰. 生殖医学实验室技术. 北京: 北京大学医学出版社, 2013.

［39］孙青, 黄国宁, 孙海翔, 等. 胚胎实验室关键指标质控专家共识. 生殖医学杂志, 2018, 27 (9): 836-851.

［40］ESHRE Special Interest Group of Embryology, Alpha Scientists in Reproductive Medicine. The Vienna consensus: report of an expert meeting on the development of ART laboratory performance indicators. Hum Reprod Open, 2017, 2017 (2): hox011.

［41］黄国宁, 孙海翔. 体外受精-胚胎移植实验室技术. 北京: 人民卫生出版社, 2012.

［42］WIRKA K A, MALDONADO ROSAS I, ANAGNOSTOPOULOU C, et al. Taking a closer look at the key performance indicators in an assisted reproductive technology laboratory: a guide for reproductive professionals. Panminerva Med, 2022, 64 (2): 200-207.

［43］Alpha Scientists In Reproductive Medicine. The Alpha consensus meeting on cryopreservation key performance indicators and benchmarks: proceedings of an expert meeting. Reprod Biomed Online, 2012, 25 (2): 146-167.

［44］中国医师协会生殖医学专业委员会. 人类卵母细胞与胚胎玻璃化冷冻中国专家共识 (2023 年). 中华生殖与避孕杂志, 2023, 43 (9): 879-886.

［45］王秀霞, 李达. 辅助生殖技术实验室质量控制与风险管理. 北京: 人民卫生出版社, 2021.

［46］中国妇幼保健协会辅助生殖技术监测与评估专业委员会精子库与生殖男科学组专家共识工作组. 人类冷冻精液质量安全专家共识. 中国计划生育和妇产科, 2021, 13 (7): 6-11.

［47］张洲, 杨杰, 孙莹璞, 等. 自身精子冷冻保存的中国专家共识. 生殖医学杂志, 2023, 32 (3): 316-322.

［48］中华医学会生殖医学分会. 临床诊疗指南: 辅助生殖技术与精子库分册 (2021 修订版). 北京: 人民卫
生出版社, 2021.

［49］曾勇, 宋成, 张微. 配子/胚胎操作和管理的安全性. 国际生殖健康/计划生育杂志, 2012, 31 (1): 20-22.

［50］世界卫生组织. 人类精液检查与处理实验室手册. 北京: 人民卫生出版社, 2023.

［51］高天, 张绪柱. 精益医疗管理中国实践. 济南: 山东大学出版社: 2019.

［52］BENTO F, ESTEVES S, AGARWAL A, 著. 辅助生殖技术医疗机构质量管理——实践指南. 马彩虹,
乔杰, 译. 北京: 北京大学医学出版社, 2015.

［53］董立杰, 董立志. 精益管理法. 北京: 企业管理出版社, 2021.

［54］周灿权, 罗璐. 重视辅助生殖技术相关风险及其防治和管理. 中国实用妇科与产科杂志, 2023, 39 (10):
961-965.

［55］沈浣, 吴丹. 对接受辅助生殖技术治疗的患者进行零缺陷管理. 国际生殖健康/计划生育杂志, 2012,
31 (1): 26-28.

52检